症例から学ぶ
和漢診療学

第3版

寺澤捷年

千葉中央メディカルセンター
和漢診療科　部長

医学書院

著者略歴

1970年	千葉大学医学部卒業
1971年	千葉大学医学部第1内科学教室
1979年3月	同大学院修了　学位取得(医学博士)
8月	富山医科薬科大学附属病院
	和漢診療部　部長(講師)
1990年	同　教授
1993年	同　医学部和漢診療学講座　教授
1999～2001年	同　医学部長
2002～2004年	同　副学長・附属病院長
2005年	千葉大学大学院医学研究院
	和漢診療学講座　教授
2010年	千葉中央メディカルセンター
	和漢診療科・部長
1965年より	千葉大学東洋医学研究会に所属,
	藤平　健，小倉重成，伊藤清夫の諸先生に師事
	WHO研究協力センター長(1982～2005)
	和漢医薬学会理事長(2003～2007)
	日本東洋医学会会長(2009～2011)
	東亜医学協会理事長(2007～)

症例から学ぶ和漢診療学

発　行	1990年6月1日	第1版第1刷
	1997年6月1日	第1版第9刷
	1998年2月15日	第2版第1刷
	2011年3月15日	第2版第10刷
	2012年1月1日	第3版第1刷©
	2022年11月15日	第3版第5刷
著　者	寺澤捷年(てらさわかつとし)	
発行者	株式会社　医学書院	
	代表取締役　金原　俊	
	〒113-8719　東京都文京区本郷1-28-23	
	電話　03-3817-5600(社内案内)	
印刷・製本	大日本法令印刷	

本書の複製権・翻訳権・上映権・譲渡権・貸与権・公衆送信権(送信可能化権を含む)は株式会社医学書院が保有します．

ISBN978-4-260-01386-4

本書を無断で複製する行為(複写，スキャン，デジタルデータ化など)は，「私的使用のための複製」など著作権法上の限られた例外を除き禁じられています．大学，病院，診療所，企業などにおいて，業務上使用する目的(診療，研究活動を含む)で上記の行為を行うことは，その使用範囲が内部的であっても，私的使用には該当せず，違法です．また私的使用に該当する場合であっても，代行業者等の第三者に依頼して上記の行為を行うことは違法となります．

JCOPY　〈出版者著作権管理機構　委託出版物〉
本書の無断複製は著作権法上での例外を除き禁じられています．複製される場合は，そのつど事前に，出版者著作権管理機構(電話 03-5244-5088，FAX 03-5244-5089，info@jcopy.or.jp)の許諾を得てください．

私を今日あらしめた
両親にささげる。

第 3 版 序

　本書は1990年に初版が出版された。幸い多数の方々のご支持を頂き第9刷を刊行するに到ったが，引用文献の更新と不十分な諸点の書き換えが必要であったことから，1998年に改訂第2版を刊行した。爾来，13年が経過したが，この間に医学教育モデル・コア・カリキュラムが設定され（2001年），「和漢薬を概説できる」ことが目標として掲げられた。薬学教育においても6年制への移行に伴い伝統医学教育の充実が図られつつあり，薬剤師国家試験への出題も具体化される動きにある。

　このような伝統医学を巡る新たな動きは，実は国民の強い要請に基づくものである。いわゆる西洋医学が主流をなす我が国の医療体系であるが，国民は伝統文化の1つとして和漢薬の有用性を認識しており，医療を提供する側に，正しい情報提供と東西の医学の適切な活用求めているのである。

　我が国は世界に誇る国民皆保険制度を有しており，しかも147種類の漢方エキス製剤と約200種類の生薬が医療保険でカバーされている。このような医療制度をもつ国は我が国を措いてない。東西の両医学の長所を伸ばし，短所を補完することの重要性は筆者が日々の臨床で実感しているところである。

　しかし，漢方医学のパラダイムと西洋医学のパラダイムはまったく異なっている。したがって，漢方医学を適切に活用するには，この異なったパラダイムの理解が必要であることはいうまでもない。本書はこのもう1つのパラダイムを理解して頂くための入門書である。

　大変に喜ばしいことに，広く漢方製剤が臨床応用され，水準の高いエビデンスが得られるようになるに伴い，その薬理作用の研究も大いに進展していることである。しかも分子生物学や免疫学などの目覚ましい進歩が漢方製剤や生薬の作用機序の解明に新たな知見を提供している。

　そこで，近年のこのようなさまざまな成果を追加収録する必要が生じてきた。これが改訂第3版を刊行するにいたった最大の理由である。改訂に当たって「臨床の眼」の文献はすべて1995年以後のものに刷新した。さらに改

訂第2版で新設した第8章「証」決定演習は思考のステップの記述が不親切であったことから，これをより明確なものにするために全面的に書き改めた。

　この改訂作業に当たっては千葉大学医学部附属病院・和漢診療科の仲間のご協力を得た。執筆協力者の一覧を掲げ，感謝の意を捧げたい。

　2011年12月

著者識す

改訂第 3 版協力者

千葉大学医学部附属病院和漢診療科
並木隆雄
笠原裕司
地野充時
平崎能郎
岡本英輝
小川恵子
木俣有美子
植田圭吾
王子　剛
島田博文
高橋久美子

　以上の方々には各項目の「臨床の眼」最新の文献調査にあたりご協力を得た。記して感謝の意を表する。

初版推薦の序

　漢方，寺澤捷年教授命名するところの「和漢診療学」，の学習書として，これほどに充実し，かつ整った書物に，私は未だかつてであったことがない。

　氏は，生体が罹患している状態とその漢方的観察のしかたおよび処置を「気血水の概念による病態の把握」，「五臓の概念による病態の把握」，「陰陽，虚実，寒熱，表裏による病態の認識」，「六病位による病態の認識」の4つの概念に区分して，それぞれの病態並びに認識の要点を，現代医学的並びに漢方的な表現を駆使して，明快に説いた。かつそれを実証する典型的な治験の症例を挙げ，その診断に役立つ独創的な診断基準をスコアとして示した。それに加えて，それぞれの治療方剤と生薬とを表示した上，臨床の眼として，新旧にわたる各方面での治験や臨床ならびに基礎研究をも摘録している。まことに簡明かつ適切，歯切れのよいこと痛かつ快。にも拘らずいうべき要点，落としてはならぬポイントは，間違いなく網羅されている。

　この書の中でも，氏が最も苦心したところは，虚実ではなかったろうか。私自身，長い間もやもやとして，もう1つという所で説明しきれなかったものが，まことに鮮やかに説きあかされている。まさに脱帽である。

　この書は，和漢診療学に入門する人々にとって，またとない名著であるとともに，漢方熟達の士にとっても，読んでいて思わず膝を打たせる快著である。絶賛を惜しまぬ所以である。

　1990年4月

　　　　　　　　　　　　　　日本東洋医学会名誉会員・医学博士　　藤平　健

第2版 序

　本書は，1990年に初版本が出版された．幸いに多数の方々にご愛読いただき，1997年に第9刷を刊行するまでになった．

　しかし，出版から7年半が経過し，引用文献が古くなり，新たな情報を紹介する必要が生じた．また表現が不十分な点や補足したい箇所も目についた．

　そこで改訂作業に入ることとしたが，本書は別記したようにオーストリアからの留学生・Helmut Bacowsky先生の協力によって英語とドイツ語に翻訳され，また中国からの留学生・黎昌琼先生によって中国語に，そして韓国からの留学生・曺基湖先生によって韓国語に翻訳された．このような事情により，これら翻訳本の元となった本書を全面改訂することは，さまざまな不都合を生じる事態となった．

　今回の改訂に当たっては「臨床の眼」に引用した文献類を新しいものに入れ替え，保険薬価収載の漢方製剤の不備を補い，演習症例を若干追加することにした．

　方剤一覧の冒頭に「薬務公報」に筆者が記した，「証」の考え方を載せたが，厚生省当局も漢方製剤は漢方医学の理念に基づいて適正に使用するように求めている．

　本書が漢方医学の正しい認識のための1つの教材となることを期待している．

1998年1月

著者識す

初版本・翻訳書の出版社一覧

KAMPO　Japanese-Oriental Medicine　　　Standard MacIntyre
　　　　Insights From Clinical Cases　　　Tokyo
　　　　KATSUTOSHI TERASAWA　　　　ISBN 915719-05-7 C3047

KAMPO　Praxis der Traditionellen　　　　Karl F. Haug Verlag
　　　　fernöstlichen Phytotherapie　　　Heidelberg, Germany
　　　　anhand von klinischen　　　　　ISBN 3-7760-1359-1
　　　　Fallbeispielen

和漢診療学：黎昌琼 訳　　　　　　　　成都科技大学出版社，成都，中国
　　　　　　　　　　　　　　　　　　　ISBN 7-5616-3442-O/R・197

서양의학자의　한방진료학(西洋医学者の漢方診療学)：曹基湖 訳
　　　　　　　集文堂，ソウル，韓国
　　　　　　　ISBN 89-303-0570-9

初版 序

　先年，京都で開催された第17回国際内科学会議において，西ドイツの医史学者 P. Unschuld 教授は東洋の医学と西洋の医学の比較論について講演し，東洋の多神教的パラダイムと欧米のキリスト教的一神教のパラダイムにこそ両医学の根本的な成立基盤の相違があると喝破した．すなわち，欧米に発達した近代医学は単一の価値観に照らして是か非かを決定するところに安定を求めるが，他方，東洋の医学は時と場合に応じて，その時点で判断基準を変化させるという多元的な価値観の世界に秩序と安定を求めているというのである．

　翻って，今日のわが国の医療状況をみると高齢化社会を迎え疾病構造は大きく様変りしつつある．すなわち結核をはじめとする感染症は優れた抗生物質の登場によって制圧され，これに替って自己免疫疾患，悪性腫瘍，老齢化に伴う退行性の疾患（動脈硬化性の心腎疾患，痴呆症），肝硬変症，慢性呼吸器疾患などが臨床的に取り扱いの難しい疾病として浮上してきている．

　このような医療状況を反映して，漢方製剤が医療の現場で広く用いられるようになった．近年の統計によると，その数字は全医薬品生産高の約2％（年間1250億円）に達したと報じられている．しかし，漢方製剤は本来的には欧米医学とはパラダイムの異なる独特の理念にしたがってこそ治療効果もあがり，また安全性が高まるものである．

　基本的にパラダイムの異なる東洋と西洋の医学の間に何らかの橋渡しをすることが今や緊急の課題となっている．アプローチするパラダイムが異なるとはいえ病める人は1人である．ここに両者の連係を可能にする途が拓けると私は考える．しかもわが国の医師は私自身も含めてすべて欧米系の近代医学の教育を受け，卒後の修練も経ている．この臨床経験をも生かし，かつ東洋の叡智を活用する具体的方策が展開できるならば，それは両医学の橋渡しの1つの方法論となりうるのである．

　「和漢診療学」はまさしくこのような理念を具体的に推進する新たな学問領域に他ならない．そこでは東洋の伝統が継承され，しかも自然科学的方法

論によるより客観的で実証的な世界が拡がっている。

　私はこの「和漢診療学」を過去10年間に亘って富山医科薬科大学・医学部の学生諸君に講義してきた。本書はその講義ノートに加筆したものであり，「和漢診療学」開拓史の1つの足跡である。

　本書が医学書院から出版されるに当たっては昭和61年～62年に同社の「看護学雑誌」に「和漢診療の実際」を連載させていただいたご縁による。この企画を担当された故吉見輝之氏にあらためて深甚の謝意を表したい。また医学書院と私との縁を取り持ち終始声援を送って下さったヒマラヤ遠征隊の隊友でもある武田誠氏にも厚く御礼を申し上げたい。

　本書の企画・制作に当たっては尾島茂氏，永吉脩氏のご指導とご助言を得た。特に尾島・武田両氏とは約2年間にわたり本書をどのような構成で書き進めるか談論風発の夜を幾度となく過した。今となっては楽しい思い出である。本書が旧来の漢方医学の教科書とは異なった味が出せたとすればそれは尾島・永吉・武田の諸氏に負うところが大きい。また本書の校正作業に当たっては，本学学生で元朝日新聞記者九鬼伸夫氏のご協力を得た。記して感謝の意を表したい。

1990年4月

著者識す

目 次

第1章　はじめに —————————————————————1

1　和漢診療学における生体の理解 …………………………………5
1．生体の恒常性維持と気血水の概念 ……………………………5
2．気血水の生成 ……………………………………………………5
3．五臓の概念 ………………………………………………………7
4．五臓の相関関係と気血水の消長 ………………………………8
5．気血水の循環 ……………………………………………………9
6．五臓の代謝作用と気血水の相関 ………………………………10

2　和漢診療学における病態の認識 …………………………………11
1．病的機転の認識 …………………………………………………11
2．病態の認識 ………………………………………………………12

第2章　気血水の概念による病態の把握 ——————————————15

1　気　虚 ………………………………………………………………16
2　気　鬱 ………………………………………………………………22
3　気　逆 ………………………………………………………………31
4　血　虚 ………………………………………………………………41
5　瘀　血 ………………………………………………………………49
6　水　滞 ………………………………………………………………60

第3章　五臓の概念による病態の把握 ——————————————73

1　肝の異常 ……………………………………………………………74
2　心の異常 ……………………………………………………………79
3　脾の異常 ……………………………………………………………83
4　肺の異常 ……………………………………………………………88
5　腎の異常 ……………………………………………………………92

第4章　陰陽・虚実・寒熱・表裏による病態の認識 ―― 97
　1　陰陽の認識 …………………………………… 98
　2　虚実の認識 …………………………………… 102
　3　寒熱の認識 …………………………………… 111
　4　表裏の認識 …………………………………… 117

第5章　六病位による病態の認識 ―― 121
　1　**太陽病期の病態と治療** ……………………… 124
　2　**少陽病期の病態と治療** ……………………… 132
　3　**陽明病期の病態と治療** ……………………… 152
　4　**太陰病期の病態と治療** ……………………… 164
　5　**少陰病期の病態と治療** ……………………… 181
　6　**厥陰病期の病態と治療** ……………………… 189

第6章　診察の実際 ―― 195
　1．望　診 ……………………………………… 196
　2．聞　診 ……………………………………… 203
　3．問　診 ……………………………………… 205
　4．切　診 ……………………………………… 206

第7章　証：診断と治療のプロセス ―― 223
　1．証の定義 …………………………………… 224
　2．証の決定 …………………………………… 226
　3．漢方方剤のベクトル論的位置づけ ……… 227
　4．証と西洋医学的病名との関連 …………… 228

第8章　「証」決定 演習 ―― 229
　1．アトピー性皮膚炎 ………………………… 230
　2．頸腕症候群の肩こり，頭痛 ……………… 231

3. ネフローゼ症候群……………………………………234
4. 非定型好酸菌症………………………………………236
5. 虚弱児の反復性上気道炎……………………………238
6. 慢性頭痛………………………………………………240
7. 腰痛を伴う間歇性跛行………………………………242

〔付〕
〔1〕 漢方製剤使用上の一般的注意事項 …………………………247
〔2〕 漢方製剤一覧表 ………………………………………………255
〔3〕 方剤一覧 A(保険薬価基準収載方剤) …………………………267
〔4〕 方剤一覧 B(保険薬価基準未収載方剤) ………………………351
〔5〕 富山大学附属病院和漢診療科健康調査表 ……………………365

索引 事項／疾患・症例／方剤 …………………………………………373

症例目次

全身倦怠感・軽度肝機能障害に補中益気湯　16
頻尿，尿失禁，夜尿に小建中湯　19
意識消失を伴う腹痛発作に香蘇散　22
気管支喘息に柴朴湯と八味地黄丸の兼用　25
常習性頭痛に柴胡疎肝湯　27
ベーチェット病に清熱補気湯　28
動悸・めまいに桂枝加竜骨牡蛎湯と苓桂朮甘湯　31
胃腸虚弱と下肢の冷えに良枳湯と補中益気湯　35
胃切除後の冷汗，嘔気，食欲不振に良枳湯　36
右肩甲間部痛と頭痛に肘後方・奔豚湯　37
左下腹部痛と月経不順に芎帰膠艾湯　41
尋常性乾癬に当帰飲子　45
多発性関節痛に疎経活血湯と薏苡仁湯　45
月経痛に桂枝茯苓丸　49
皮膚蟻走感とのぼせ症に加味逍遙散　53
視床梗塞後遺症に疎経活血湯　54
不妊症に当帰芍薬散　54
関節リウマチと皮疹に薏苡附子敗醬散　56
起立性低血圧と全身倦怠感に苓桂朮甘湯　61
膝関節痛・心肥大に防已黄耆湯　65
呼吸困難に木防已湯　67
半身の疼痛発作に苓桂甘棗湯合呉茱萸湯　68
めまい感に真武湯　69
右側胸部痛・チック様症状に抑肝散　74
肩こり，高血圧，糖尿病に三黄瀉心湯　79
持続する軟便に啓脾湯　83

反復するアフタ性口内炎に清熱補気湯　84

アレルギー性鼻炎に麻黄附子細辛湯　88

老人の持続する咳嗽に滋陰降火湯　89

腰痛，性欲の減退に牛車腎気丸　92

肩こり，高血圧症に黄連解毒湯　99

気管支喘息に四逆湯と茯苓杏仁甘草湯　100

不眠に柴胡加竜骨牡蛎湯　102

腹部膨満感に大建中湯　104

慢性肝炎に柴胡桂枝乾姜湯　111

感冒後の咳嗽に麻杏甘石湯　113

慢性の下痢に四逆湯　114

夜間の異常発汗に防已黄耆湯　118

頭痛と肩こりに大黄牡丹皮湯　119

桂枝湯証　125

葛根湯証　126

麻黄湯証　127

桂麻各半湯証　128

小青竜湯証　129

帯状疱疹に葛根湯　130

咳嗽発作に麦門冬湯　132

糖尿病性下痢症に半夏瀉心湯　136

胃癌術後の肩甲間部痛に延年半夏湯　138

網膜色素変性症に柴胡桂枝湯　141

アレルギー性鼻炎に柴胡桂枝乾姜湯　143

前脊髄動脈症候群に桂枝茯苓丸　146

食中毒の下痢に葛根黄連黄芩湯　148

大後頭神経痛に五苓散　149

頭痛に白虎加桂枝湯　153

中枢性高体温症に白虎加人参湯　154

陽明病期に陥った感冒に白虎加人参湯　　155
多発性関節痛と手指のしびれに大承気湯　　156
四肢の筋力低下・脱力に桃核承気湯　　157
非A非B肝炎に茵蔯蒿湯　　159
心窩部のつかえ感と胸内苦悶感に人参湯　　165
食後の腹痛と夜尿症に小建中湯　　169
月経不順・下肢の湿疹に当帰芍薬散　　172
関節リウマチに桂枝加朮附湯　　175
麻痺性イレウスに厚朴生姜半夏甘草人参湯　　177
感冒に麻黄附子細辛湯　　181
遷延した下痢に真武湯　　183
少陰病期の感冒性下痢症に真武湯　　185
不眠症に黄連阿膠湯　　185
慢性閉塞性肺疾患に茯苓四逆湯　　189
アトピー性皮膚炎　　230
頸腕症候群の肩こり，頭痛　　231
ネフローゼ症候群　　234
非定型抗酸菌症　　236
虚弱児の反復性上気道炎　　238
慢性頭痛　　240
腰痛を伴う間歇性跛行　　242

第1章

はじめに

1. 和漢診療学における生体の理解
    1. 生体の恒常性維持と気血水の概念
    2. 気血水の生成
    3. 五臓の概念
    4. 五臓の相関関係と気血水の消長
    5. 気血水の循環
    6. 五臓の代謝作用と気血水の相関
2. 和漢診療学における病態の認識
    1. 病的機転の認識
    2. 病態の認識

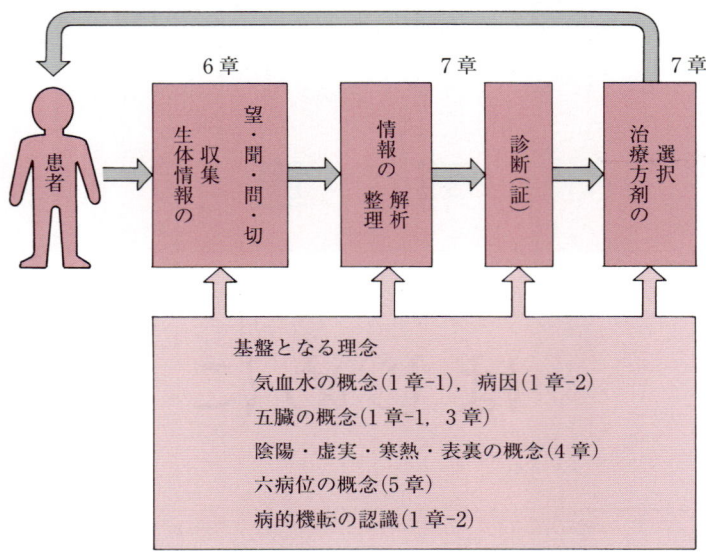

図1　和漢診療学における診断・治療のプロセス

　和漢診療学はその基本的理念において近代欧米系医学とは異なっている。したがって，この診断・治療の体系を理解し，実際の臨床の場で的確に応用するためにはいくつかの要件がある。

　和漢診療学における診断・治療のプロセス(図1)は，第1には，生体からどのような手段を用いてどのような種類の情報を収集するかということである。

　第2には，得られた情報をどのように整理し，解析するかという点である。

　第3には，これらの解析結果をもとにその時点で考えうる最も的確な病態の診断をいかに下すかということ。

　第4には，この診断結果をもとにいかに最善の治療方剤を選択するかという点である。

　このようなプロセスは近代医学における場合と手続きにおいては相違がない。しかしすべてのプロセスは和漢診療学に特有の基本となる理念に基づいて実行される。治療方剤の構成や薬効も例外ではなく，この基本的理念に基

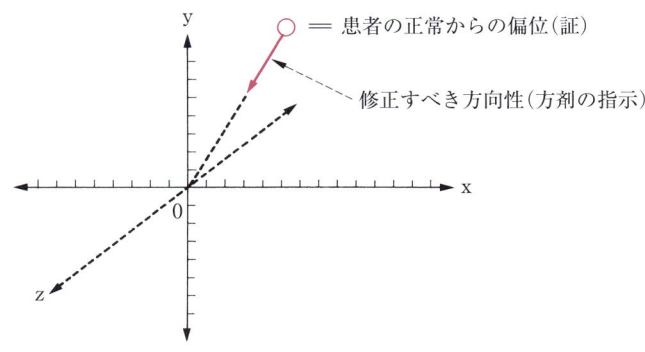

図2　病態の空間認識

づいて成立しており，この理念によって把握された生体の歪みに対応して，これを正常化させるために用いられるのである．したがってまず第1に，この基盤的理念をよく理解することが要件となる．

　和漢診療学における最終診断を証（しょう）という．証とは「患者が現時点で表している症状を，和漢診療学の基本的概念を通して整理・解析して得られる診断であり，治療の指示である」．ここで「現時点で」と規定する理由は，疾病状態は常に流動するものとしてこの医学の体系では考えるからである．また「診断であり，治療の指示である」とする理由は，図2のように歪みのない状態を原点と想定し，患者の病態の正常からの偏位を基盤的理念により認識するので，診断が完結した時点で治療すべき方向性が即座に指示されるからである．より正確に証を弁別することが第2の要件ということができる．

　第3の要件は，方剤の性格（方格）を知ることである．各種の治療方剤は証と相対した偏位を想定して構成されており，各々の作用ベクトルを保有している（図3）．

　したがって，各種の方剤の性格（方格）をできるだけ多く知識として貯えておくことが治療精度を向上させる要件である．このためには本書の末尾の方剤の項を参照しつつ，各種の症例報告などを熟読玩味するとよい．

　和漢診療学における診断・治療の体系は，このように密接に連携して環を形成しており，どこを解説の糸口としても書物の構成は可能であるが，本書では正常状態の生体の理解からその変調の認識，そしてこれをもとに診断と

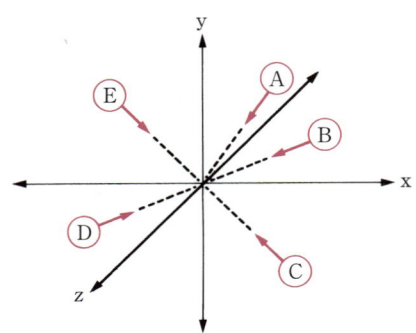

図3　方剤の作用ベクトルの種々相

治療のプロセスへと構成した。

　各々の概念の理解を容易にするために症例を用いたが，各症例の提示においては未だその時点では記していない身体所見の用語や病態の専門用語による記述がなされている。したがって，最初に本書を読む場合には，このような専門的用語には拘泥せずに，症例全体のニュアンスを大まかに把握して読み進んでいただきたい。そして，本書を一度通読した後に，再度各症例を精読していただければ理解は一段と深まるものと考えている。

1 和漢診療学における生体の理解

1 生体の恒常性維持と気血水の概念

> 生体を維持する三要素
> 気：生命活動を営む根源的エネルギー ── 生体の機能の維持
> 血：生体を物質的に支える赤色の液体 ⎫
> 水：生体を物質的に支える無色の液体 ⎬ 生体の構造の維持

　和漢診療学においては，生体の恒常性は気血水の三要素によって維持されると考える。気とは，生命活動を営む根源的なエネルギーである。気の概念は古代中国における自然観照法が医学にも導入されたものである。今日，自然の営みに関連して天気，気候，陽気，電気，磁気などの用語が用いられるが，いずれも働きや動きの表象で，目にみえないエネルギーを想定している点で共通している。このように気は目でみることができず，その働きを介して表現される無形のエネルギーである。

　生命の場において，気は精神活動を含めた機能的活動を統一的に制御する要素である。他方，生体の物質的側面を支える要素が血と水である。血は気の働きを担って生体を循行する赤色の液体と定義され，また水（または津液）は気の働きを担って生体を滋潤し，栄養する無色の液体と定義される。

　このように和漢診療学においては，精神的な要素も身体的要素も共に気血水の概念によって統一的に理解される。すなわち精神と身体を不即不離のものとする「心身一如」の体系がここに形成されているのである。

2 気血水の生成

> 気 ＝ 先天の気 ＋ 後天の気
> 　＝ 腎の気 ＋ 呼吸・消化吸収により得られる気

　生命活動を営む根源的エネルギーである気は，先天の気と後天の気によって構成されている。先天の気とは，誕生に際して父母から与えられた気であ

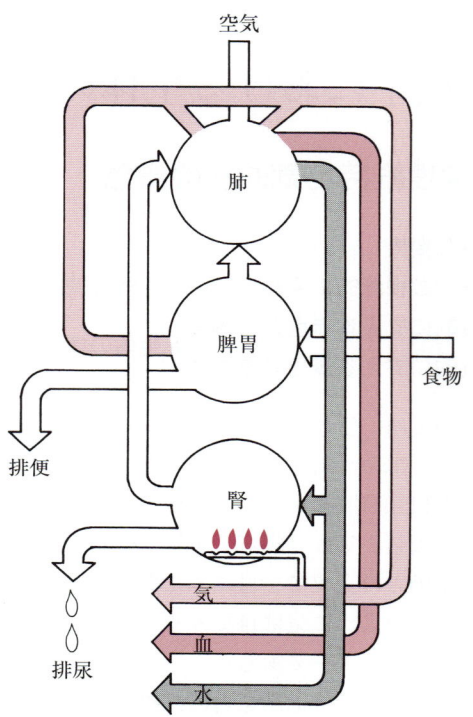

図4　気血水の生成と循環を示す模式図
口から摂取された食物や水は'水穀の気'として脾胃から吸収される。その一部は全身を巡る気に，そして一部は肺に行き赤色化して血となる。肺は呼吸によって空気を体内に摂り入れ全身を巡る気を供給し，また血を生成し，さらに腎の火によって蒸気化された水を固めて'水'として体内に戻す。

り，腎が保有し，また生後は腎が生成する生命エネルギーであって，成長，発育，生殖を制御する。後天の気は生誕の後に自然界から摂り入れられる気であり，呼吸作用によりもたらされる宗気と飲食物の消化吸収により得られる水穀の気からなっている。

　血と水はいずれも水穀の気が転化したものである。すなわち水穀の気の一部が肺で赤色化したものが血であり，赤色化せず無色のまま液化したものが水である。気血水の生成過程を図4に示す。

3 五臓の概念

> 五臓 ＝ 肝・心・脾・肺・腎
> 心身一如の機能単位であって，西洋医学の各臓器の概念とは異なったものである。

　気血水の生成を示す図4において，腎，脾，胃，肺の役割を記したが，和漢診療学における主要臓器，五臓についてその特徴的概念を整理してみたい。これら五臓の概念は近代医学で用いられる概念と異なっているが，それはわが国，江戸期に近代医学の翻訳移入に際し，五臓の名称を便宜的に当てはめた結果であって，この混乱の責は和漢診療学の側にはない。

❶ 肝：精神活動を安定化させる。
　　　新陳代謝を行う。
　　　血を貯蔵し，全身に栄養を供給する。
　　　骨格筋のトーヌスを維持する。
　　　失調病態 痙攣発作，易怒性，栄養不良，眼精疲労，爪の成長障害。

❷ 心：意識水準を保つ。
　　　覚醒・睡眠のリズムを調整する。
　　　血を循環させる。
　　　失調病態 失神，不眠，逆上感，不安感，動悸，舌炎。

❸ 脾：食物を消化吸収し，水穀の気を生成する。
　　　血の流通をなめらかにし，血管からの漏出を防ぐ。
　　　筋肉の形成，維持を行う。
　　　失調病態 焦躁感，抑うつ，易疲労，筋力低下，出血傾向，食欲低下，下痢，口角炎。

❹ 肺：呼吸により宗気を摂取する。
　　　水穀の気の一部を赤色化し，血を生成し，また一部を水に転化する。
　　　皮膚の機能を制御し，その防衛力を保持する。
　　　失調病態 憂うつ，易感染性，鼻閉，呼吸困難，病的な発汗。

❺ 腎：成長，発育，生殖能を制御。
　　　骨・歯牙の形成，維持。

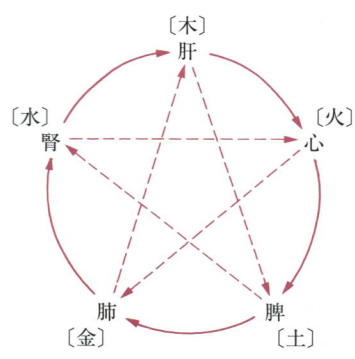

図5 五行説による相生と相剋
一例として肝をみると，肝の作用は心に対しては促進的に，脾に対しては抑制的に働く。怒り（肝）は精神活動（心）を活発にはするが，食欲を低下させ消化を抑える（脾）ので結局は体力を消耗してしまう。

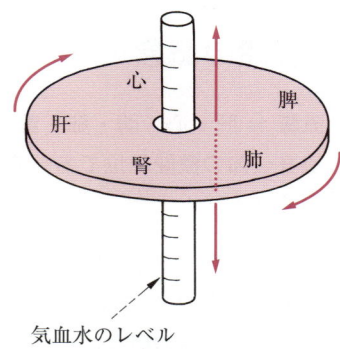

図6 五臓の作用と気血水の量的変動

水分代謝の調整，呼吸能の維持，思考力，判断力，集中力の維持。
失調病態 易驚性，発育不良，インポテンツ，骨代謝異常，水分代謝異常，排尿障害，腟炎，難聴。

4 五臓の相関関係と気血水の消長

　上述した五臓は有機的な相互制御システムの中に置かれている。これは宇宙の森羅万象が5つの成分により成り立ち，互いに関連し合うという五行論の影響下に成立した理念である。図5に示すように木火土金水の五行に肝心脾肺腎が相当し，相生相剋関係を形成する。

　このような五臓の作用によって気血水が生成し，生体の恒常性が維持されていくが，気血水の量は決して恒常的なものではなく，日内で変動し，季節や外的環境，外乱因子，誕生から死に至る時系列により平衡レベルを変動させる。これを模式的に図示すると図6のようになる。

　五臓は互いにリンクした相生と相剋関係にあるので，1つの臓器の機能失調は他にも必ず影響をおよぼし，次の新たな平衡状態を形成するのである。

5 気血水の循環

- 気は経絡(けいらく)を主たる経路として全身を秩序をもって巡る。体表部を巡る気を衛気(えき)という。
- 血は脈管中を巡る。体表部を巡る血を営血(えいけつ)という。

　生命活動の根源的エネルギーである気は，経絡と呼ばれるルートを主たる経路として全身を巡ると考えられている。

　血と水は経絡とは別の脈管内を循環する。

　生体を外的侵襲から守る体表部には特別な関心が払われており，この防衛機序にあずかる気を特に衛気と呼び，血を営血という。図7には衛気と営血の模式図を示した。衛気は脈管外を巡り，営血は脈管内を循行すると定義されている。

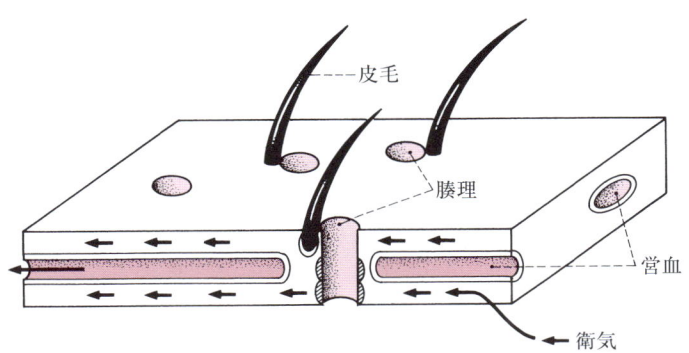

図7　和漢診療学における体表部防衛機構
腠理(そうり)は皮膚表面と体内を結ぶ孔。衛気と営血により孔の開閉が制御され，その機能が失調すると外邪の侵入を受けやすくなり，また異常な発汗，盗汗などが生じると考える(観念論を図示したものである)。

6 五臓の代謝作用と気血水の相関

> 五臓の作用 ＝ 代謝エネルギー ＋ 構造的要素
> 　　　　　＝ 気 ＋ 血・水
> 　　　　　＝ 陽気 ＋ 陰液

　五臓が正常な機能を営み，生体の恒常性を維持するためには代謝活動を行うエネルギーが必要である．これを陽気という．陽気は本質的には気に他ならないが，五臓の代謝を活発にし，熱を生じるので，陰陽論に基づき陽気といわれる．他方，五臓の構造的要素，すなわち代謝を調節する因子と代謝を受ける物質を陰液という．陰液は本質的には血と水であり，陽気の無制限な活動を抑制(調節)する作用を有する．このように五臓の機能は陽気と陰液のバランスの上に成り立っている(図8)．

　陽気と陰液の量的バランスの失調は病的状態といえるが，その失調状態には次のような諸型がある．各々の失調状態における症候と治療については，3章(73頁)に詳説する．

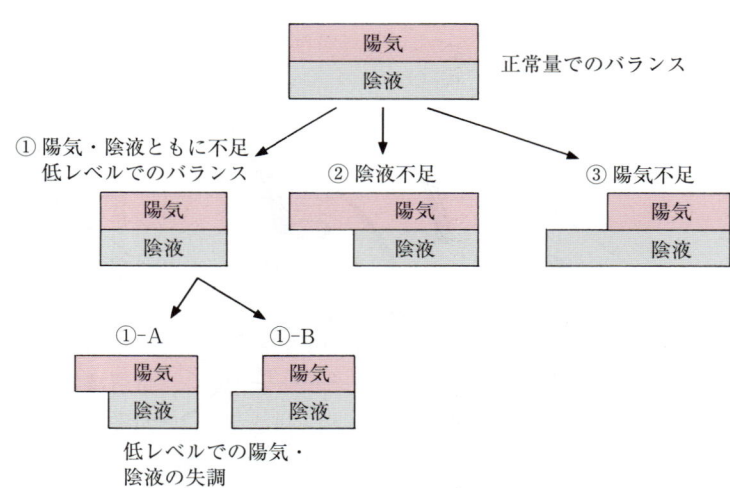

図8　五臓(肝・心・脾・肺・腎)における陽気と陰液の相対的関係
①，②，③ 型の間には当然のことながらさまざまの移行型がある．

2 和漢診療学における病態の認識

1 病的機転の認識

> 病的機転には三群がある
> 内因：怒・喜・思・憂・恐・悲・驚（七情）
> 外因：風・寒・暑・湿・燥・火（六淫）
> 不内外因：生活上の不摂生，外傷

　生体には個体を維持する能力が備わっており，病的機転が作用した場合にはこれを排除する自然治癒力が発働する。気血水が健全に保たれ，その循行が滞りなく行われていれば病気にならないという理念である。この気血水の健全性を損なう因子を病因とし，これに内的なものと外的なものを想定している。

　内的な病的機転には感情的なストレスとして7種があり，怒・喜・思・憂・恐・悲・驚が七情として位置づけられている。このような精神的負荷が疾病を生じるという考え方は先に記した五臓論との関連において意義づけられる。例えば，怒りは肝の働きを一次的に損なうことにより，二次的に気血水の失調を招くという考え方である。このような心身一如の病因論は，今日の心身医学の発想と深く関連するものといえる。

　外的な因子としては6種の要素があげられるが，いずれも環境因子としての性質をもつものである。

❶ 風：目にみえない伝播性の病因。感冒，インフルエンザなどの感染症は風によるものと考えられている。また特発性の顔面神経麻痺，三叉神経痛，脳卒中なども風に侵された病態である。
　　　共通症状 頭痛，発熱，悪寒，時にしびれや運動・知覚の麻痺。

❷ 寒：寒冷刺激。寒冷な生活環境あるいは労働環境，冷房機器による人為的な寒冷刺激，いわゆる冷房病や，各種の関節炎，悪寒を強く伴う熱性疾患はいずれも寒に侵された病態である。
　　　共通症状 発熱，頭痛，関節痛，筋肉痛，下痢，腹痛。

❸ 暑：暑熱刺激。過度に高温の生活・労働環境。炎天下における労働や

運動で生じた熱射病や血清電解質異常は暑に侵された病態である。
　共通症状　全身倦怠感，意識障害，頭痛，嘔吐，下痢，高体温と四肢末梢の循環不全。
❹ 湿：高湿度刺激。高湿度の生活，労働環境。多量のアルコール飲料の摂取。水田での長時間労働などで生じる関節炎などは湿に侵された病態である。
　共通症状　四肢倦怠感，関節痛，朝のこわばり，食欲不振，胸内苦悶感，尿量減少，下痢。
❺ 燥：低湿度，乾燥性の生体侵襲作因。加湿せずに行う酸素吸入，高高度飛行などにより生じる咳嗽，口鼻の乾燥などは燥に侵された病態である。
　共通症状　眼球充血，口鼻乾燥，咳嗽。
❻ 火：火傷を生じるような高温度刺激。過量の灸治療などにより起こる。
　共通症状　精神不穏，動悸，発汗過多，眩暈，頭痛。

　これらの諸因子は単独で生体に加わることもあるが，複合して生体を侵すことも少なくない。例えば，風と湿の複合的侵襲は関節リウマチに類似の病症を惹起する。また風と寒の複合的侵襲によって特発性の顔面神経麻痺を起こすと考えられている。

2 病態の認識

　各種の作因が生体の恒常性を乱した場合にその病態を捕える方法にはいくつかの局面がある。図9にはこれらを図示した。実際の臨床の場では1つの最も病態を説明しやすい概念を選び，診断と治療を行うが，治療効果の十分得られない場合には他の概念へと逐次変換していく。

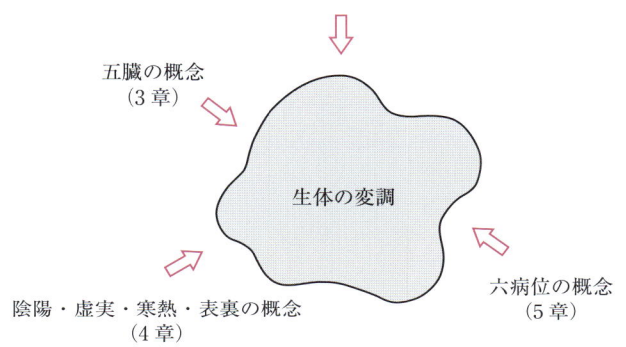

```
           気血水の概念(2章)
               ↓
   五臓の概念
    (3章)  ↘
          ┌─────────┐
          │         │
        → │ 生体の変調 │ ←
          │         │
          └─────────┘
    ↗                  ↖
陰陽・虚実・寒熱・表裏の概念    六病位の概念
       (4章)              (5章)
```

図9　病態認識の種々相

○臨床の眼○

〔1〕わが国は地理的には温帯に属するが，南北に分布し，また太平洋側と日本海側に分かれ，特に冬の気候には大きな差がある。

　北陸地方では寒と湿に侵されることが多く，このために治療薬剤として附子や白朮などが多用される傾向にある。

　北海道地方は，冬期の暖房設備の完備により，燥に侵される事例が多いと聞いている。

　すなわち気候・風土により病的状態の出現形式が異なり，治療法にも相違が生じるということである。

〔2〕最近では人工的な病的侵襲も考慮されなければならない状況である。クーラーの普及による，いわゆる冷房病などはその一例である。次章で記す気虚や血虚の傾向をもつ人は特に侵されやすい。

〔3〕病因として精神活動を取り上げている点は，和漢診療学の優れた理念である。最近，心療内科の領域で和漢診療学が注目されつつある。

第2章

気血水の概念による病態の把握

1. 気　虚
2. 気　鬱
3. 気　逆
4. 血　虚
5. 瘀　血
6. 水　滞

1 気虚

病態の要点

　気虚（ききょ）は生命活動の根源的エネルギーである気の量に不足を生じた病態であり，次の2つの過程によりもたらされる．

　① 気の産生障害：先天の気を貯蔵し再生産する腎，外気を取り込む肺，食物を消化吸収する脾のいずれかの障害により気の産生が低下した場合．

　② 気の消耗：内因・外因・不内外因などの病的機転に対し，生体の恒常性を保つために気を消費し，このために気の量が低下した場合．

　いずれの場合においても，その結果もたらされる精神・身体的異常としては，精神活動の低下，全身の倦怠感，神経循環無力症，内臓下垂，性欲の低下など，生命体としての活力の低下として表現される．

典型的症例

全身倦怠感・軽度肝機能障害に補中益気湯

　40歳，男性，公務員．主訴は全身倦怠感，易疲労，後頭部痛，肩こり，目の乾燥感である．2カ月前，年度末の歓送迎会が連日続き，疲労感を覚えながらも深酒した．最近，異常な全身倦怠感が出現し，集中力もなくなり，気持ばかり焦って仕事がはかどらないとのことで来院した．

　身長172 cm，体重72 kg，体温36.6°C，血圧124/84 mmHg，脈拍72/分．顔面はやや紅潮し，眼球結膜の充血もある．脈は弦，弱．舌は正常紅舌で，湿潤した白黄苔に厚く被れている．腹力は中等度で図10に示すような所見がある．また下肢が冷え，脱肛の傾向がある．

　肝機能検査ではAST 38 KU，ALT 32 KU，γ-GTP 135 IU/l，貧血はなく，赤沈その他には異常はない．

　肝・胆の超音波エコー検査では軽度の脂肪肝の所見である．

軽度の胸脇苦満 ----
心下痞鞕

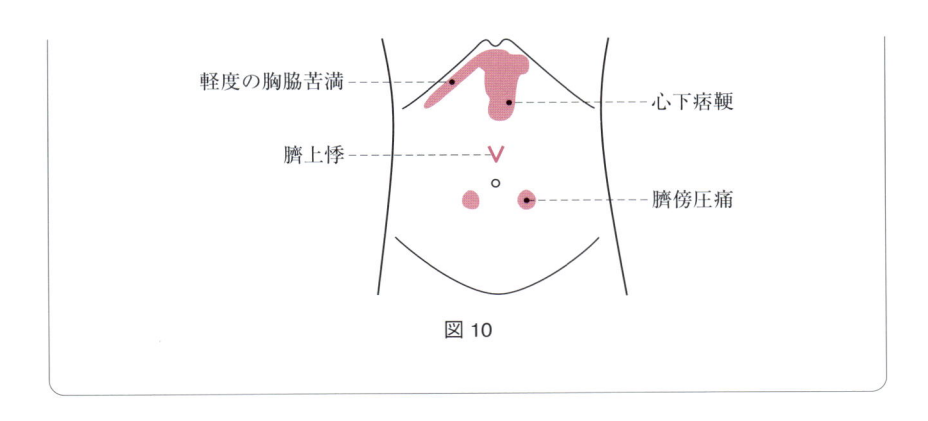

臍上悸 ----
臍傍圧痛

図 10

検 討 次項に記す気虚スコアは，脱肛の 10 点を加え，脈弦弱を 4 点として合計 44 点である。気虚で胸脇苦満を軽度に伴う例では補中益気湯が第 1 選択になる。この他，柴胡桂枝湯，柴胡桂枝乾姜湯も考えられるが，これらの方剤ではスコアが 40 点を超えることは少ない。

治療経過 補中益気湯を投与し，飲酒を禁じ，適度の運動をするように勧めた。服薬当日より熟睡感が得られるようになり，1 週間後には全身倦怠感，眼の乾燥感が半減した。4 週間後には思考力，判断力も従前以上に増した感じとなり，肩こり，後頭部痛も消失した。また肝障害も GOT 25 KU，GPT 18 KU，γ-GTP 76 IU/l となり，4 カ月後に廃薬した。

•• 気虚の診断基準

気虚スコア			
身体がだるい	10	眼光・音声に力がない	6
気力がない	10	舌が淡白紅・腫大	8
疲れやすい	10	脈が弱い	8
日中の睡気	6	腹力が軟弱	8
食欲不振	4	内臓のアトニー症状[1]	10
風邪をひきやすい	8	小腹不仁[2]	6
物事に驚きやすい	4	下痢傾向	4

判定基準 総計 30 点以上を気虚とする。いずれも顕著に認められるものに該当するスコアを全点与え，程度の軽いものには各々の 1/2 を与える。

注 1) 内臓のアトニー症状とは，胃下垂，腎下垂，子宮脱，脱肛などをいう。
注 2) 小腹不仁とは，臍下部の腹壁トーヌスの低下 (220 頁) をいう。

●● 気虚の治療方剤

類	特異的症候	適応となる方剤
人参湯類	上腹部痛,胸痛,下痢傾向,心下痞鞕	人参湯
	頭痛,嘔吐,腹痛,下痢傾向,胃部振水音,心下痞鞕,冷え	呉茱萸湯
	食欲不振,胃部膨満感,冷えの傾向は少ない	四君子湯
	食欲不振,悪心,嘔吐,胃部振水音	六君子湯
	心窩部のつかえ,胃液の逆流,動悸,浮腫傾向,胃部振水音	茯苓飲
	頭重,頭痛,めまい感,冷え症,食後に倦怠感が増強	半夏白朮天麻湯
	顔色不良,精神不安,不眠,出血傾向	帰脾湯
	食欲不振,倦怠感,微熱,軽い胸脇苦満	補中益気湯
	夏まけ,夏やせ,食欲不振,下痢傾向,時に微熱	清暑益気湯
桂枝湯類	盗汗,皮疹,首筋のこり,軽い両側腹直筋の攣急	桂枝加黄耆湯
	臍周囲痛,両側腹直筋の攣急,浅黒い皮膚,時に手足のほてり	小建中湯
	盗汗,臍周囲痛,全身倦怠感,浸出性の炎症,皮疹	黄耆建中湯
	腹痛(側腹部痛・下腹部痛),冷え症,痔出血,性器出血	当帰建中湯

●● 気虚を改善する生薬

　気虚を改善する生薬のうち,代表的なものを次表に掲げる。さまざまな漢方方剤にこれらの生薬は配剤されており,気の産生・供給が常に治療上配慮されていることがわかる。

生薬	薬能など	代表的方剤
人参	脾を補い,気を益す。津液を産生する	人参湯,呉茱萸湯
黄耆	気を益し,五臓の作用を高める。体表の防衛力を高め,汗を止め,水腫を去る	補中益気湯,黄耆建中湯
白朮	脾を補い,気を益す。過剰の津液を取り除く	人参湯,四君子湯
茯苓	津液の過剰を修正する 脾の作用を高める。精神を安定させる	四君子湯 茯苓飲
甘草	脾を補い気を益す。解熱,解毒,肺を潤し,鎮咳する	人参湯,小建中湯
大棗	脾を補う。精神を安定させる	六君子湯,小建中湯
粳米	脾を補い,津液を産生する	附子粳米湯
膠飴	脾胃腸を補い,腹痛を緩める。肺を潤し,鎮咳する	小建中湯

> **参考症例**

頻尿,尿失禁,夜尿に小建中湯

　8歳,女児。主訴は頻尿,尿失禁,夜尿である。生後1カ月で乳児化膿性股関節炎(左)の手術。4歳,臼蓋形成術,内反骨切り術。6歳,転子下矯正骨切り術。7歳,プレート抜去など数多くの手術歴がある。

　頻尿,日中の尿失禁,夜尿は幼児期より続いている。夜間は熟睡し,失禁に気づかず寝ていることがある。夜尿は一晩に2～3回みられ,身体が冷えると増悪する。

　自覚的には遊んでいても疲れやすく,水をよく飲む。

　身長124 cm,体重27 kg。手掌に発汗がみられる。脈は細・弱。舌は正常紅舌で,中等度の白苔がみられる。腹力はやや弱。両側腹直筋の緊張と臍傍および臍下の圧痛を認める。

　小建中湯エキスを投与した。

　2週間の服薬で日中の1回毎の失禁量が減少した。しかし夜間尿は不変。4週間の服薬で日中の失禁はほとんどなくなり,これまで1時間毎にトイレに通っていたが我慢できるようになり1日6～7回の排尿回数となった。

　8週後,桂枝加竜骨牡蛎湯エキスを併用。

　10週後には日中の頻尿は改善し,失禁はまったくみられなくなった。夜間尿も1回程度になり,易疲労も改善した。

　服薬3カ月後,夜尿のない日もみられるようになり,活発になり,よく遊ぶようになった。

検　討　日中の尿失禁を膀胱括約筋のアトニー症状の1つとしてとらえると,気虚スコアは36点。気虚で腹直筋が両側にわたり緊張している場合には,小建中湯,黄耆建中湯,当帰建中湯が適応となる。

臨床メモ

　大建中湯が術後のイレウスに奏効することが多数報告されている。18頁の気虚の治療方剤には載せていないが,人参湯の仲間である。

●臨床の眼●

〔1〕補中益気湯は，気虚の病態に用いる代表的な方剤の1つであるが，その臨床効果が多くのランダム化比較対照試験（RCT）によって確かめられている。
- 加藤士郎ほか：肺癌に対する補中益気湯とクラリスロマイシンの併用効果，漢方と免疫・アレルギー，13：83，1999
- 谷口彰治ほか：帯状疱疹後神経痛に対する補中益気湯の予防効果，*Progress in Medicine*，22：863，2002
- 古江増隆ほか：気虚を有するアトピー性皮膚炎患者に対するカネボウ補中益気湯の効果—多施設二重盲検法による検討—，アレルギー，54：1020，2005
- 斎藤信也ほか：胃癌・大腸癌の手術侵襲に対する漢方補剤TJ-41の効果について，日本臨床外科学会雑誌，67：568，2006
- 篠塚成順，巽浩一郎ほか：COPDにおける全身性炎症と補中益気湯投与の有用性評価，厚生労働省科学研究研究費補助金難治性疾患克服研究事業呼吸不全に関する調査研究，平成18年度分担研究報告書：94，2007
- Shinozuka N, Tatsumi K, et al.: The traditional herbal medicine Hochuekkito improves systemic inflammation in patients with chronic obstructive pulmonary disease. *Journal of the American Geriatrics Society*, 55：313, 2007
- 西村元一：大腸癌手術例の栄養・免疫状態に対する補中益気湯の臨床効果の検討，*Progress in Medicine*，29：84，2009

〔2〕気虚の病態は虚弱児や，高齢者の易感染性などと密接に関連するが，その治療方剤の1つである補中益気湯の免疫調整作用が明らかにされている。
- 竹田和由ほか：補中益気湯によるNK細胞活性化機構の解析，漢方医学，24：63，2000
- 田島俊児ほか：漢方補剤・補中益気湯はラット肺胞マクロファージのTNF-α産生を増強する，薬理と治療，29：239-243，2001
- Satoh N, et al.: A randomized double blind placebo-controlled clinical trial of Hochuekkito, a traditional herbal medicine, in the treatment of elderly patients with weakness N of one and responder restricted design, *Phytomedicine*, 12：549-54, 2005

〔3〕補中益気湯により，Immuno-compromised hostや外傷患者におけるMRSA感染の予防効果が得られることが報告されている。
- 鈴木淳一，ほか：Immuno-compromised hostに対する補中益気湯の免疫栄養改善効果—MRSA対策をめざして—，*Progress in Medicine*，22：1362，2002

- 植田俊夫ほか：補中益気湯(TJ-41)の MRSA 保菌抑制効果の検討：第一報, *Progress in Medicine*, 19：1000, 1999

〔4〕補中益気湯は，悪性腫瘍の化学療法に伴う副反応を軽減させる効果があることが報告されている．
- 伏木弘ほか：制癌剤の副作用軽減に対する補中益気湯の試み，産婦人科漢方研究のあゆみ, 21：82, 2004
- 藤原道久ほか：卵巣癌化学療法(TJ療法)における骨髄抑制に対する補中益気湯の有用性，現代産婦人科, 56：15, 2007

〔5〕補中益気湯はアトピー性皮膚炎における皮膚症状の改善に有効であり，局所外用剤の使用量を減じさせるという報告がある．
- 竹村司ほか：補中益気湯のアトピー性皮膚炎に対する有用性の検討　ステロイド外用薬使用量の変化について, *Progress in Medicine*, 29：1441, 2009
- Kobayashi H, et al.: Efficacy and safety of a traditional herbal medicine, hochu-ekki-to in the long-term management of kikyo (delicate constitution) patients with atopic dermatitis: A 6-month, multicenter, double-blind, randomized, placebo-controlled study. *Evidence-based Complementary and Alternative Medicine*, 7：367-373, 2010

〔6〕インフルエンザワクチンによる抗体産生において，補中益気湯が増強効果を有するという報告がある．
- 高木康博ほか：インフルエンザワクチン接種後のB型株に対する抗体産生を高める漢方方剤について－高齢マウスにおける効果－, *The Japanese Society for Vaccinology*, 6：72, 2002

〔7〕帰脾湯がアルツハイマー型認知症に有効とする報告がある．
- Higashi K, et al：Effect of kihito extract granules on cognitive function in patients with Alzheimer's-type dementia, *Geriatrics & Gerontology International*, 7：245-251, 2007

〔8〕小児の難治性感染症において，小建中湯が有効であったとの報告がある．
- 金子達：小児の感染症に漢方を使うわけ　小児感染症における漢方治療　小児耳鼻科における難治性感染症への漢方併用療法について，小児疾患の身近な漢方治療, 5：32, 2006

〔9〕茯苓飲によるダイエット効果の報告がある．
- 周偉ほか：スポーツ選手のダイエットに及ぼすTJ-69(ツムラ茯苓飲)の効果，漢方と最新治療, 12：347, 2003
- 入江祥史：肥満症に茯苓飲が奏効した1例，漢方研究, 436：94, 2008

2 気　鬱

病態の要点

　気鬱（きうつ）は生命活動の根源的エネルギーである気の循環に停滞を来した病態である。停滞した部位により次のような症状を呈する。
　頭部：抑うつ，頭冒感。
　咽喉部：閉塞感・絞扼感。喉に物がへばりついた感じ。
　胸部：胸中苦悶感，息が十分吸えない感じ。
　季肋部：重圧感，何か物がつまり，つかえた感じ。
　腹部：膨満感，ガスがたまった感じ。
　四肢：腫脹感を伴うしびれ。
　気鬱に伴い，疝痛や鈍痛を伴うことがある。また，いずれの部の気鬱においても，程度の差こそあれ抑うつ傾向を伴い，訴えが執拗である。症状は時間的に消長し，愁訴の部位が移り変わることが多い。

典型的症例

意識消失を伴う腹痛発作に香蘇散

　49歳，主婦。主訴：意識消失を伴う腹痛発作。約25年前に腹部膨満感と下腹部痛が出現。下腹部痛は発作性に起こり，臍周囲の動悸，全身の発汗，悪寒を伴った。悪心，嘔吐，頭痛などはない。発作時には便意を催し，便所に行くが，排便時に意識消失を来し，便器にしゃがみこんだまま，数分間失神するのを常とした。脳波，心電図などの精査を受けたが異常なく，治療（精神安定剤）の効果なく症状は推移した。

　15年前，宗教的治療（術者の手を腹部にかざすというもの）を約1週間受けたところ，著効があり，その後10数年間，発作から解放されていた。

　4年前，便秘が20日間以上続いたのを契機に諸症状が再発。諸治に応じないため，当診療部を受診した。

　身長148 cm，体重53 kg，体温36.5℃，血圧104/80 mmHg，脈拍

72/分。

顔貌は抑うつ状で，冷えっぽいが，頬にはわずかに赤味がある。皮膚は乾燥傾向。脈は弦，やや弱。舌は淡白紅で，湿潤した白苔が中程度。腹力は軟で図 11 に示すような所見がある。

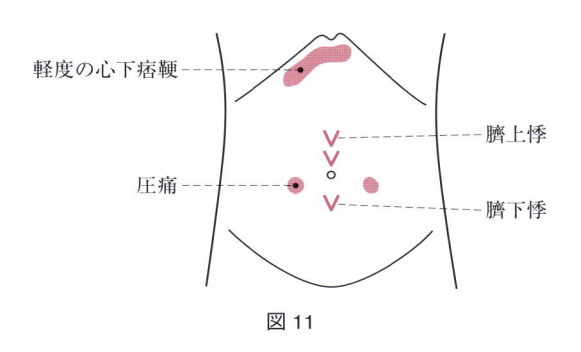

軽度の心下痞鞕
臍上悸
圧痛
臍下悸

図 11

脳波，心電図に異常はない。腹部単純 X 線写真ではガス像はほとんどみられない。

検　討　この症例の主訴からは，腹部症状を呈する"てんかん"がまず考えられたが，いわゆる間脳症候群にみられる 6＆14 Hz の陽性棘波も誘発されず，西洋医学的には過敏性腸症候群の一型と考えられる病態である。

これを和漢診療学的にみると，腹部の膨満感が終始一貫して訴えられており，抑うつ傾向もみられる。また，これだけの一見すると激しく劇的な症状が，1週間の宗教的暗示療法で消失し，その後 10 数年間，寛解していたことは，器質的病変よりは機能性の病態であり，まさしく腹部の気鬱の病態と理解される。

治療経過　腹部の気のうっ滞を改善する香蘇散を投与したところ，服薬 2 日目から効果が得られ，腹部膨満感，便秘が改善し，投与 4 週目には抑うつ傾向も含めて諸症状はすべて消失した。

方剤の解説　香蘇散は香附子，紫蘇葉，陳皮，生姜，甘草の五味からなり，気鬱を改善する代表的方剤である。特に肝の気のうっ滞を取り除くので，怒りを基盤とする病態が目標となる。本症例も結婚を契機として発症しており，嫁姑の葛藤，結婚生活における過剰適応などが推測される。

気鬱の診断基準

気鬱スコア			
抑うつ傾向[1]	18	時間により症状が動く[2]	8
頭重・頭冒感	8	朝起きにくく調子が出ない	8
喉のつかえ感	12	排ガスが多い	6
胸のつまった感じ	8	噯気（げっぷ）	4
季肋部のつかえ感	8	残尿感	4
腹部膨満感	8	腹部の鼓音	8

判定基準 いずれも顕著に認められるものに当該スコアを与え，程度の軽いものには各々の1/2を与える。

総計30点以上を気鬱とする。

注1）抑うつ傾向とは，抑うつ気分，物事に興味がわかない，食欲がない，食物が砂をかむようで美味しくないなどの諸症状からその程度を判定する。
注2）「時間により症状が動く」とは，主訴となる症状が変動すること。

気鬱の治療方剤

類	特異的症候	適応となる方剤
香蘇散類	胃腸虚弱，食欲不振，頭痛，鼻閉，精神不安	香蘇散
	側腹部膨満感，胸脇苦満，腹部鼓音，肩こり，精神不安	柴胡疎肝湯
	頭重感，のぼせ感，不眠，腰痛，下肢の冷え，下腹部の圧痛	女神散
半夏厚朴湯類	咽喉の閉塞感・異物感，胃腸虚弱，腹部膨満感	半夏厚朴湯
	上記に加え，胸脇苦満，口の苦み，微熱	柴朴湯
	頭痛，頭冒感，胃腸虚弱，胃部振水音，腹部膨満感	半夏白朮天麻湯
その他	抑うつ，不眠，精神不安，胸脇苦満，臍上悸	柴胡加竜骨牡蛎湯
	抑うつ，精神不安，のぼせ感，暑がり，下腹部の圧痛	黄連解毒湯
	抑うつ，肩こり，頭重感	葛根湯

この他，分心気飲，六鬱湯，分消湯，橘皮枳実生姜湯，烏薬順気散，梔子豉湯，厚朴生姜半夏甘草人参湯など。

気鬱を改善する生薬

気鬱を改善する生薬を知っておくと，さまざまな方剤の薬能が理解しやす

くなり，また症例に応じてこれらの生薬を加減することができる。代表的な気鬱改善生薬を列挙する。

生薬	薬能	方剤
枳実	胸脇部の気を巡らす	四逆散，柴胡疎肝湯，橘皮枳実生姜湯
木香	気を巡らし，痛みを止める	分消湯，女神散
厚朴	気を巡らし，気逆を治す。胸満，腹満を治し，湿を除く	半夏厚朴湯，柴朴湯
半夏	気逆を治し，気を巡らす。胃を調整し，嘔吐を止める。湿を除く	半夏厚朴湯，分心気飲
陳皮	気を調整し，脾の作用を高める。湿を除く	半夏白朮天麻湯
紫蘇葉	気を巡らし，胃腸を調整する。発汗し，表を解す	香蘇散
縮砂	気を調整し，胸内の気滞を除く	分消湯，枳縮二陳湯，六鬱湯
香附子	肝の気滞を去り，気を巡らす。月経を整え，痛みを止める	香蘇散，柴胡疎肝湯
川芎	瘀血を去り，気を巡らす。風を除き，痛みを止める	柴胡疎肝湯，女神散
柴胡	肝の気滞を去る。解熱，五臓の作用を高める。表を解す	柴胡加竜骨牡蛎湯，柴朴湯
梔子	胸内の熱を去り，苦悶感を除く	黄連解毒湯

参考症例

1. 気管支喘息に柴朴湯と八味地黄丸の兼用

16歳，男子高校生。気管支喘息の和漢薬治療を求めて来院。幼少時に中耳炎を繰り返し6回の鼓膜切開を受けた。5歳時にアデノイド摘出術の既往がある。7歳頃より喘息発作が出現。季節の変わり目に発作が重積しやすいが，喘息は通年型で，気管支拡張剤（テオフィリン200 mg，1日2回）を主体に加療を受けてきた。易疲労があり，気分がすぐれず，友人との交遊も少なく，自宅にこもりがちであるという。

家族は両親，本人と妹の4人家族。アレルゲンはIgE RAST法で，ハウスダスト，ダニといわれている。

身長172 cm，体重67 kg，血圧128/80 mmHg。顔面は色白で，水肥り。眼光に生気が乏しく，消極的な印象を受ける。後咽頭壁は発赤し，

慢性咽頭炎の所見がある。肺野には軽度の乾性ラ音がある。脈は弦，虚実間。舌は舌尖部に赤味が強く，腫大し，湿潤した厚い白苔に被われている。腹力はやや充実しており，図12に示すような所見で小腹不仁をみる。

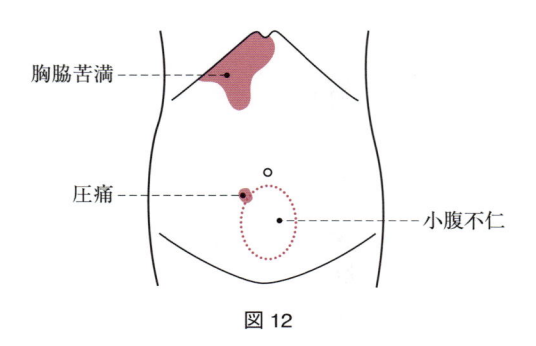

胸脇苦満
圧痛
小腹不仁

図12

　この他に手掌と足蹠に発汗が著明で，手足の冷えを認める。また胸骨上窩を中心にいつも何かがひっかかった感じを自覚する。便通は正常。小便は日中5〜6回。
　柴朴湯に八味地黄丸を兼用とした。テオフィリンは従前どおりの用量とし，喘息日誌をつけてもらうことにした。
　2週間の服薬により，喉の閉塞感が軽減。夜も熟睡できるようになった。以後順調に経過していることが喘息日誌より確認できた。3カ月後にテオフィリンは不要となった。
　初診時の末梢血の好酸球数は780/mm^{3}であったが，1年後には321/mm^{3}となった。現在続服中で1年8カ月を経過している。

検討 本症例の気鬱スコアは抑うつ傾向(18点)，胸骨上窩のつかえ感(12点)，胸のつまった感じ(4点)，時間により症状が動く(8点)で合計42点である。
　また気虚スコアは22点で，気鬱に気虚，特に腎の気の衰えを一部合併した病態と考えられる。
　胸骨上窩〜咽喉部の気鬱には半夏厚朴湯，蘇子降気湯などが用いられるが，本症では右季肋部の抵抗と圧痛(胸脇苦満という)が明らかで，脈，舌の

所見と併せて，少陽病期，胸脇苦満型の小柴胡湯の適応病態も併存している。そこで，半夏厚朴湯と小柴胡湯の合剤である柴朴湯を用いたものである。

さらに腎の気の衰えがあり，腎は呼吸機能の維持に当たり，特に吸気作用と関係すること（92頁）から八味地黄丸を兼用した。

参考症例

2. 常習性頭痛に柴胡疎肝湯

27歳，男性，会社員。常習性頭痛と全身倦怠感を主訴に来院。頭痛は中学生の頃から出現した。平素から肩がこるが，後頭部のこりが強くなると両側の眼の奥が痛み出す。鎮痛剤の服用によって，この段階で疼痛が軽減することもあるが，月に2～3回は眼痛が頭全体のズキズキする割れるような痛みに進展し，嘔気，嘔吐を来し，治まるのに2日程かかる。このため月に一度位は会社を休んでしまうという。最近，気づいたことだが，両側腹部の膨満感とひきつれ感を感じる日に頭痛発作が起こるようだともいう。

この他に全身倦怠感が常時みられ，頭に物をかぶせられた感じが常にあって気分がすぐれない日が多い。また，下痢，軟便で，排ガスも多いという。

身長175 cm，体重60 kg，血圧116/64 mmHg。眼科的所見では，視力（右1.2，左1.0），眼圧（右19 mmHg，左16 mmHg），乳頭部の異常などはない。

顔色は良好で，応答も明朗である。脈は弦，虚実間。舌は暗赤紅で，舌尖部に赤味が強く，やや乾燥した白黄苔に被われている。

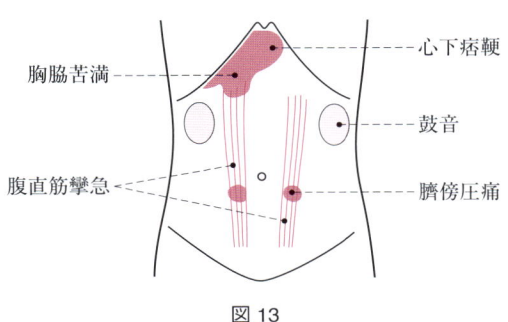

図13：胸脇苦満，心下痞鞕，鼓音，腹直筋攣急，臍傍圧痛

腹力は中等度で，**図 13** に示すような所見がある。
　この他に，両足の冷えを他覚的に認め，また後頸部から両肩にかけての筋の著しいこりをみる。柴胡疎肝湯を投与し，増悪因子となる炭酸飲料とビールの飲用を禁じたところ，約 5 カ月で諸症状は改善した。

検討　本症例は頭痛という，一見して気鬱とは判断しにくい主訴であったが，気鬱スコアは抑うつ傾向（9 点），頭冒感（8 点），時間により主訴となる頭痛に消長がある（8 点），排ガス（6 点），腹部の鼓音（8 点）で合計 39 点である。
　胸脇苦満を伴った側腹部を主とした腹部の気鬱には柴胡疎肝湯がよい。本方には香蘇散の主薬である香附子が配合されている。

参考症例

3. ベーチェット病に清熱補気湯

　41 歳，主婦。ベーチェット病に伴う全身倦怠感と全身の疼痛を主訴に受診。
　10 年前，諸関節痛があり，整形外科で関節リウマチの診断を受け加療。翌年より口腔にアフタが出現。
　6 年前，突然に両眼の視力が低下し失明。膠原病によるものとされ，ステロイド治療を受けたが，視力は回復しなかった。4 カ月後，当院眼科を受診。ブドウ膜炎を指摘され，シェーグレン症候群によるものと診断された。その後，診断はベーチェット病に変更され，コルヒチンの投与を受けた。ステロイドは眼科受診時に中止された。
　5 年前，幻視を主とする精神症状が出現し，当院精神科を併診。
　2 カ月前より，めまい感，耳鳴，全身倦怠感，下痢が出現。下痢はコルヒチンの中止により改善したが，他の諸症状は悪化し，諸治に応じないため，当診療部に紹介され入院となった。
　身長 157 cm，体重 50 kg，血圧 118/80 mmHg。顔面は苦悶状で，頬部に赤味がある。口渇があり，冷水を多飲する。全身の疼痛は関節部に限らず，身体の所々に時と日を変えて出現する。口腔内にアフタが 2 個あり，口唇は乾燥。耳鳴りは後頭部に低調音が持続する。不眠がある。
　脈は虚，やや弦。舌は紫赤色で亀裂が数条あり，やや乾燥した白苔に

被れている。腹力は軟で、小腹不仁を認める。

　赤沈は1時間値13 mm，CRP 0.6 mg/dl，RA（−），TPHA（−），抗核抗体（−），抗 DNA 抗体（−），免疫グロブリン（G，A，M）正常でベーチェット病そのものはこの時点では活動性が低いものと考えられた。

　清熱補気湯を投与した。

　これにより3日後には口内炎が改善，食欲も増し，全身の疼痛，倦怠感も半減した。しかし耳鳴りと不眠，抑うつ状態が残存したため，香蘇散エキスを併用したところ，入院10日目には諸症状が著明に改善し，4週間後に退院となった。

検　討　清熱補気湯は，気虚を改善する四君子湯の加減方である。また胃の虚熱をさます効能がある。本方は直接的に気鬱を改善するものではなく，気虚と胃熱を修正し，その結果として気の巡りをよくし，気鬱を改善したものと考えられる。

○臨床の眼○

[1] 半夏厚朴湯は気鬱を改善する代表的な方剤の1つであるが，月経困難症に対する有用性も示唆されている。
- 齋藤絵美ほか：北里東医研診療録から半夏厚朴湯が有効であった月経困難症の3例，漢方の臨床，53：1360，2006

[2] 半夏厚朴湯の機能性ディスペプシアに対する有用性が近年注目されている。
- 及川哲郎ほか：半夏厚朴湯の使用目標とその臨床効果との関連について機能性ディスペプシア患者における検討，日本東洋医学雑誌，59：601，2008
- 加藤士郎ほか：胃食道逆流症に伴う呼吸器症状に対する半夏厚朴湯の有用性，漢方と最新治療，14：333，2005

[3] 半夏厚朴湯が認知症高齢者の誤嚥性肺炎の予防や高齢者の咳反射改善に有効であることが示されている。
- Iwasaki K, et al.：A pilot study of banxia houpu tang, a traditional Chinese medicine, for reducing pneumonia risk in older adults with dementia, *Journal of the American Geriatrics Society*，55：2035，2007

・Iwasaki K, et al.：A traditional Chinese herbal medicine, banxia houp-tang, improves cough reflex of patients with aspiration pneumonia, *Journal of the American Geriatrics Society*, 50：1751, 2002

〔4〕半夏厚朴湯と香蘇散の使用目標は重複する部分が多く，鑑別が容易ではないが，半夏厚朴湯は交感神経が亢進している症例の交感神経活動を抑制し，香蘇散は副交感神経が亢進している症例の交感神経活動を促進する作用があることが示唆されている。

・Wakasugi A, et al.：Differentiation between Hangekobokuto and Kososan based on pupillary dynamics: Evaluation of autonomic nerve function, *Journal of Traditional Medicines*, 23：132, 2006

〔5〕気管支喘息，アトピー性喘息に対する柴朴湯の有用性がランダム化比較試験によって明らかになっている。

・Urata Y, et al.：Treatment of asthma patients with herbal medicine TJ-96: a randomized controlled trial, *Respiratory Medicine*, 96：469, 2002

・西澤芳男ほか：柴朴湯の抗不安効果に基づく抗気管支喘息治療効果：抗不安薬との他施設無作為前向き比較検討試験，日本東洋心身医学研究，17：20, 2002

・西澤芳男ほか：予期不安に基づく気管支喘息による症状悪化に対する柴朴湯の多施設無作為二重盲検試験，日本東洋心身医学研究，19：37, 2004

〔6〕柴朴湯は舌痛症の治療にも有効であることが報告されている。

・山田剛也ほか：舌痛症に対する柴朴湯の臨床評価，歯科薬物療法，17：18, 1998

・Bessho K, et al.：Effectiveness of Kampo medicine（Sai-Boku-To）in treatment of patients with glossdynia, Oral Surgery, Oral Medicine, Oral Pathology, *Oral Radiology, and Endodontology*, 86：682, 1998

・山田剛也ほか：口腔外科における柴朴湯の応用－舌痛症における臨床的効果の応用－，漢方と最新治療，8：261, 1999

〔7〕香蘇散の抗うつ効果は視床下部のオレキシン神経系を介して発現されることが動物モデルにおいて示唆されている。

・Ito N, et al.：A possible mechanism underlying an antidepressive-like effect of Kososan, a Kampo medicine, via the hypothalamic orexinergic system in the stress-induced depression-like model mice, *Biological & Pharmaceutical Bulletin*, 32：1716, 2009

3 気　逆

病態の要点

　気逆（きぎゃく）は気の循環の失調であり，身体中心部から末梢へ，あるいは上半身から下半身へ巡るべき気が逆流したために生じる。次のような諸型がよくみられる。
　① 腹部を起点に絞扼感・不安感が上行し，胸内に突き上げて動悸を生じ，さらに上行して頭痛・失神を起こすもの（奔豚気）。
　② 胸部を起点に咳嗽・胸満感を伴って咽喉部から顔面に上行し，咽喉部絞扼感，顔面紅潮，怒責などを起こすもの（咳逆上気）。
　③ 心窩部の不快感で発し，胃液を吐出するもの（水逆・嘔逆）。著しい悪心を伴わないのが特徴。
　④ 四肢末梢を起点として冷痛が中枢側へ波及するもの（厥逆・厥冷）。
　いずれも発作性の要素をもつが，非発作性に遷延した病像を呈することもある。程度の差こそあれ，気虚の状態を伴うものである。

典型的症例

動悸・めまいに桂枝加竜骨牡蛎湯と苓桂朮甘湯

　34歳，主婦。発作性に起こる動悸とめまい感を主訴に来院。
　約6カ月前，雨の交差点を自分の運転する車で通行中，先行車の急停車にブレーキが間に合わず追突。幸い大した怪我にもならず，示談も成立したが，この事故を契機に1日に数回の動悸発作に襲われるようになった。発作の内容は，心窩部や臍の辺りから何か球のようなものが胸へ突き上げてくる。数秒で胸に達すると徐々に脈が速くなり，動悸が生じ，胸苦しさと不安感，めまい感が起こる。
　軽い発作の時には，この状態が10〜20分続いた後にまったく平常に戻るが，強い発作の時には不安感が強く，顔面の熱感，めまい感に襲われ，失神しそうになり，2〜3時間就床しないと治まらない。悪心，嘔吐は伴わない。

近医を受診し心電図などの精査を受けたが異常はなく，精神安定剤（ジアゼパム）の投与を受けた。この結果，発作の程度は軽くなりよく眠れるようになったが，発作の回数はほとんど変わらず，1日1〜2回は動悸発作がある。
　身長 152 cm，体重 45 kg，血圧 108/72 mmHg，体温 36.7°C，脈拍 72/分整。
　顔面はやや紅潮し，下肢が冷えている。顔貌は正常。手掌，足蹠に発汗がみられる。脈は弱く，舌は正常紅で白苔が少し被い，腹力はやや軟弱で，図 14 に示すような所見が得られた。

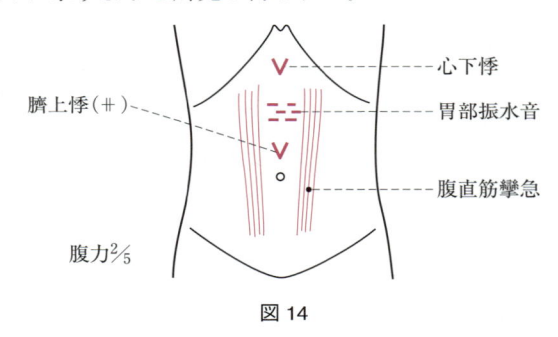

```
臍上悸(＃)　　　　　　　　　心下悸
　　　　　　　　　　　　　　胃部振水音
　　　　　　　　　　　　　　腹直筋攣急
腹力 2/5
```

図 14

　ホルター心電図で発作時の所見を捕えたところ，平常時 70/分の脈拍が数分のうちに漸増し，約 120/分になり，この時本人は動悸を自覚する。10 数分の後に脈拍は徐々に低下し，再び平常に戻る。発作時には過換気はなく，動脈血の血液ガス分析，脳波，血液生化学などの諸検査には異常がない。

検討　本症は発作性頻拍症に似るが，脈拍が漸増する型をとることから否定される。また過換気症候群も鑑別を要するが，発作に先行して過換気はなく，血液ガス分析に異常のないことからも否定される。心臓神経症あるいは不安神経症と一般には診断される病態である。
　和漢診療学的には，本症は気逆（奔豚気）の病態である。奔豚気は多くの例で，驚愕や恐怖を強く覚える出来事を契機に発症するが，本症例も交通事故の加害者となったことが引き金となっている。

治療経過　桂枝加竜骨牡蛎湯エキスと苓桂朮甘湯エキス，各 7.5 g を同時服用とし，三分服で投与し，また，前医を継承してジアゼパム 2 mg の頓用も

行った。

　服薬当日より下肢の温まりを自覚し，第2日目には軽い発作が1回のみとなった。以後2週間のうちに発作は3回みられただけで，ジアゼパムは10 mgを服用したに止った。投薬1カ月後には発作はまったく起こらなくなり，3カ月で廃薬した。

　本症は苓桂甘棗湯の適応病態と考えられたが，エキス製剤が市販されていないことから桂枝加竜骨牡蛎湯と苓桂朮甘湯で代用したものである。

●● 気逆の診断基準

気逆スコア			
冷えのぼせ[1]	14	物事に驚きやすい	6
動悸発作	8	焦躁感に襲われる	8
発作性の頭痛	8	顔面紅潮	10
嘔吐(悪心は少ない)	8	臍上悸[2]	14
怒責を伴う咳嗽	10	下肢・四肢の冷え	4
腹痛発作	6	手掌足蹠の発汗	4

判定基準 いずれも顕著に認められるものに当該のスコアを与え，程度の軽いものには各々の1/2を与える。

　総計30点以上を気逆とする。

注1)　冷えのぼせとは，上半身に熱感があり，同時に下肢の冷感を覚えるもの。暖房のきいた室内に入ると誘発されるものがあり，これも14点を与えてよい。
注2)　臍上悸とは，正中部の腹壁に軽く手掌を当てた際に触知する腹大動脈の拍動をいう。

●● 気逆を改善する方剤

	特異的症候	適応となる方剤
桂枝と甘草を配剤するもの	易驚性，焦躁感，動悸，臍上悸	苓桂甘棗湯
	心下支結，心窩部痛，嘔吐	艮枳湯
	顔面紅潮，咳嗽，下肢の冷え，尿量減少	苓桂味甘湯
	立ちくらみ，胃部振水音，冷えのぼせ，尿量減少	苓桂朮甘湯
	発作性ののぼせ，拍動性の頭痛	桂枝加桂湯
	精神不安，不眠，臍上悸	桂枝加竜骨牡蛎湯
	発作性の動悸，焦躁感，臍上悸	奔豚湯（肘後方）
	拍動性の頭痛，下痢，心窩部痛	桂枝人参湯
	悪心，嘔吐，胃痛，冷えのぼせ	黄連湯
	冷えのぼせ，精神不安，便秘	桃核承気湯
その他	喘鳴，咳嗽，冷えのぼせ	蘇子降気湯
	精神不安，発作性ののぼせ	加味逍遥散
	痙攣性の咳嗽，悪心，嘔吐，のぼせ，口渇	越婢加半夏湯
	頭痛，胃痛，胃部振水音	呉茱萸湯

●● 気逆を改善する生薬

気逆を改善する生薬を次表に列挙した。これらの生薬はさまざまな方剤に配剤されており，例えば桂枝と甘草の組み合わせは，柴胡桂枝湯，柴胡桂枝乾姜湯などにもみられる。このような方剤ではそれが主徴とならないにせよ，気逆の傾向があることを知る必要がある。

生薬	薬能	代表的方剤
桂皮	血と気の巡りをよくし，気逆を治す。解表する	苓桂甘棗湯，桂枝人参湯
紫蘇葉	気を巡らし，胃腸を調整し，気逆を治す	参蘇飲
半夏	心下の水滞を除き，気逆を治す。嘔吐を止める	越婢加半夏湯
五味子	肺の機能を調整し，鎮咳し，気逆を治す	苓桂味甘湯
呉茱萸	脾胃の寒を温め，気逆を治す	呉茱萸湯
黄連	心と脾胃の熱を去り，気逆を治す	黄連湯，三黄瀉心湯
川芎	気血を巡らし，気逆を治す。風を去り，痛みを止める	女神散，川芎茶調散

参考症例

1. 胃腸虚弱と下肢の冷えに良枳湯と補中益気湯

39歳，男性，建築設計士。胃腸虚弱と下半身の冷えを主訴に来院。生来の虚弱体質で，20年来，胃腸が弱く，頻繁に胃がもたれたり，心窩部痛が起こる。酒や冷たい飲物を飲むと，すぐに下痢をする。吐き気や胸やけはない。またかぜをひきやすく，1年に2～3回はかぜのために数日寝込んでしまう。

5～6年前から腰から下の冷えを強く自覚するようになり，特に膝は冬場には氷のようだという。下半身は冷えるものの，冬に暖房の入っている部屋にいると上半身，特に顔面はひどくほてる。

この他，易疲労，眠りが浅く，寝起きが悪い，立ちくらみなどの症状がある。

便通は1日1回，普通便，夜間尿1回，食欲は普通である。

既往歴として，19歳で十二指腸潰瘍，25歳の時，尿潜血(＋)で遊走腎と診断されている。

他覚所見は，やせ形，中背で，顔面が紅潮，神経質な印象を受ける。脈は細・緊・弱。舌は正常紅舌で薄い白苔に被れている。腹力はやや軟弱で図15に示すような所見がみられる。心下支結と臍上悸が明らかである。

良枳湯を主方にし補中益気湯を兼用した。

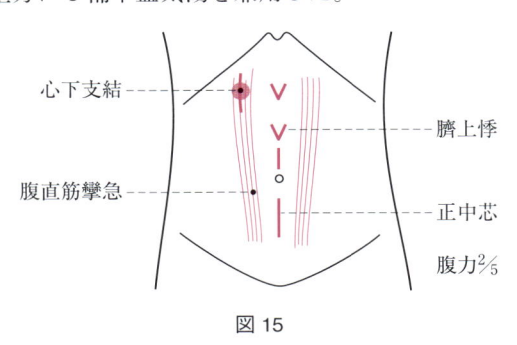

図15
（心下支結，腹直筋攣急，臍上悸，正中芯，腹力2/5）

なお初診時の血液生化学，血算には異常がなく，検尿で尿潜血(卌)，赤血球多数。X線上，腎の下垂と胃下垂を認めた。上部消化管内視鏡検査では十二指腸球部の変形をみた他には異常がなかった。

服薬開始の当日より，下肢の温まりを感じ安眠できるようになった。約1カ月後には，胃をほとんど意識することがなくなり，気分も落着いた。現在6カ月間服用中であるが，遊走腎のためと考えられる尿潜血の陽性が持続しており，続服中である。

検討　気虚スコアは44点でかなり顕著な気虚の病態であるが，併せて，冷えのぼせが著しく，このために膝が氷のように冷たいとの訴えである。気逆スコアは冷えのぼせ（14点），顔面紅潮（10点），臍上悸（14点）で総計38点である。すなわち気虚と気逆の合併した病態と判断される。

　気逆の病態で，心窩部や季肋下部の痛みが発作性に起こり，心下支結と呼ばれる旁正中線上の上腹部に触れる筋の硬結と圧痛の存在は茯苓湯の主治する病態である。そこで本方を主に，気虚を治す補中益気湯を兼用した。補中益気湯には特に内臓の下垂を治す効果が知られているために，これを選んだものである。

　茯苓湯は気逆を主治する茯苓・桂枝・甘草・大棗（苓桂甘棗湯）に半夏・枳実・良姜を加え，気鬱を去り，気を降ろす作用を高めた方剤である。

参考症例

2. 胃切除後の冷汗，嘔気，食欲不振に茯苓湯

　64歳，主婦。20年前，胃穿通（後壁で膵に癒着）で胃切除術を受けた。以来，肉類，魚，卵，牛乳などを摂取すると食後に嘔気が起こり，最近では，この種の食物を目にしただけでも嘔気が出る。このため，主食の他は野菜や豆類しか食べられない。

　また食後2時間ほどで下肢がスーッと冷たくなり，額に冷汗が出る症状があり，夜間にも1～2度ある。このとき動悸も伴うという。

　3年前，天井がグルグルと回転するめまい発作に襲われた。加療により数カ月で発作は消失したが，これ以後，週に1～2度，前頭部を主とする拍動性の頭痛発作に悩まされるようになった。また，日頃，焦躁感や物事に異常に驚きやすい，眠りが浅い，便秘などの症状を伴う。

　身長154 cm，体重31 kg，血圧106/74 mmHg。やせ形で，顔色不良，眼光に力がない。脈は弦で虚実間。舌は淡白紅で，鏡面舌に近く，暗紫色調を帯びる。腹力はやや軟弱で，図16に示すような所見がある。

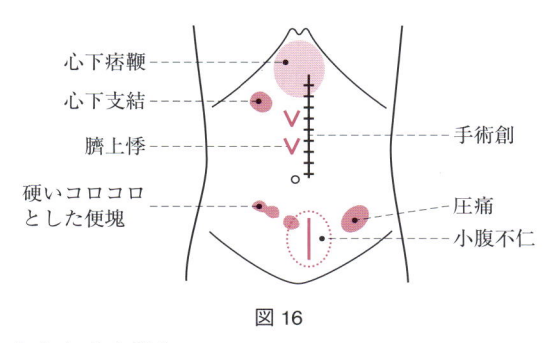

図中ラベル：
- 心下痞鞕
- 心下支結
- 臍上悸
- 硬いコロコロとした便塊
- 手術創
- 圧痛
- 小腹不仁

図 16

良枳湯加人参白朮を投与。

2週間後に来院した時には，別人のように明るい顔つきとなった。食後の心窩部不快感，嘔気は消失し，頭痛発作は半減した。しかし冷汗と，睡眠障害，便秘は不変であった。そこで桂枝加芍薬大黄湯エキスを併用した。2カ月後には，20年ぶりでサンマが食べられた。冷汗と頭痛発作も消失。4カ月後にはまったく快調となり，体重も36 kgに増加。2年後の現在，体重は41 kgとなり，順調に経過中である。

検討 本症例は後期ダンピング症候群の範疇に入る病症である。和漢診療学的には，一見すると気逆の病態を見逃しそうな病態であるが，スコアをとってみると，スーッとした下肢の冷え(4点)，発作性の頭痛(8点)，焦躁感(8点)，物事に異常に驚きやすい(6点)，臍上悸(14点)で総計40点となり，明らかな気逆の病態である。

心下支結と胃部症状を伴うことから良枳湯とし，気虚の病態で心下痞鞕を呈することから人参湯の趣旨を人参と白朮を加えることにより与えたものである。

参考症例

3. 右肩甲間部痛と頭痛に肘後方・奔豚湯

32歳，主婦。右肩甲間部痛と頭痛発作を主訴に来院。19歳の時，交通事故でむちうち症の既往がある。10年前，溝に落ちて右肩甲骨を強打した。以後，梅雨時などに打撲した部分に鈍痛を覚えた。7年前，第2子を出産した頃より打撲部よりは内側の右肩甲間部の激痛が出現するようになった。痛みは次第に増強し，縫物などをして右手を使いすぎる

と，背すじに沿って上下に放散し，首すじから腰まで疼痛が走る。昨年頃から，この放散痛が起こると頭痛を来し，頭全体が割れるように痛み，嘔吐を伴うようになった。鎮痛剤（セデス）を常用しているためか，最近は胃腸の調子も悪い。焦躁感に襲われ，あれもしなければ，これもしなければと気持ばかり先行して身体がついていかない。

　身長 156 cm，体重 50 kg，血圧 100/62 mmHg。顔面は生気に乏しく，頬部がわずかに紅潮。脈は弦弱。舌は淡白紅でやや腫大し，無苔。腹力は軟弱で，臍上と心下の腹動（拍動亢進）が著しく，心下部に抵抗と圧痛があり，特にこの部を立位で圧すると激痛（痃癖）がある。下肢の冷えが著しい。

　肘後方の奔豚湯を投与した。

　投与後2週間で顔色良好となり，肩こり，足の冷えが改善。頭痛は起こらなくなった。4週間後には肩甲間部痛もほとんどなくなり，他覚的には痃癖も消失した。

　3カ月後には諸症状は消失し，体重も 53 kg に増加。安眠できるようになり，すっかり元の元気を取り戻したようだという。本人の希望もあり，その後6カ月間同方を続投し，廃薬とした。

　なお，この間に施行した頸椎X線撮影，頸髄MRI，心電図には異常なく，ただ上部消化管の内視鏡で胃粘膜の軽度のびらんを認めたのみであった。

検　討　本症は右肩甲間部痛を主訴としたが，原因は不明であり，和漢診療学的にもこれにどう取り組むか思案した症例である。しかし頭痛発作を伴うことから，これを気逆ではないかと考えスコアを求めたところ，頭痛（8点），冷えのぼせ（14点），嘔吐（4点），焦躁感（8点），臍上悸（14点）の合計48点となり，気逆の病態で，奔豚気の一型と診断された。また本症の気虚スコアは30点であった。

　肘後方・奔豚湯は胃腸虚弱と痃癖を目標に著者が用いている方剤である。薬味の構成は呉茱萸，桂枝，半夏，生姜，人参，甘草である。桂枝＋甘草＋半夏は気逆を治す効能があり，呉茱萸＋生姜＋人参は脾の冷えを去り，気虚を改善する。

○臨床の眼○

[1] 急性アフタ性口内炎に対し，黄連湯の内服が有用であることが，口腔内ステロイド軟膏とのランダム化比較試験により明らかにされた。
  ・岡進：口内炎に対する黄連湯エキス剤の効果について，日本東洋医学雑誌，46：439，1995
[2] 呉茱萸湯が慢性頭痛に対して有効であることが，二重盲検ランダム化比較試験により明らかにされた。
  ・Odaguchi H, et al.: The efficacy of goshuyuto, a typical Kampo (Japanese herbal medicine) formula, in preventing episodes of headache, *Current Medical Research and Opinion*, 22：1587, 2006
[3] 呉茱萸湯が片頭痛の予防に有用であることが，塩酸ロメリジンとのオープン・クロスオーバー試験により示されている。
  ・丸山哲弘：片頭痛予防における呉茱萸湯の有用性に関する研究塩酸ロメリジンとのオープン・クロスオーバー試験，痛みと漢方，16：30，2006
[4] 三黄瀉心湯の降圧効果の機序の解明が進んでいる。
  ・Sanae F, et al.: Effects of Sanò-shashin-to and the Constituent Herbal Medicines on Theophilline-Induced in Arterial Blood Pressure of Rats. *Biological & Pharmaceutical Bulletin*, 24：1137, 2001
  ・竹村晴夫：大動脈平滑筋 A7r5 細胞における Ca^{2+} 動員及びイノシトール (1,4,5) 三リン酸に対する七物降下湯，釣藤散，三黄瀉心湯及び防已黄耆湯の効果，漢方医学，24：265，2000
[5] 奔豚気により出現したと考えられる身体表現性障害の症例が報告されている。
  ・千々岩武陽ほか：桂枝加桂湯が奏効した奔豚気病と思われる身体表現性障害の3症例，日本東洋医学雑誌，61：840，2010
[6] 呉茱萸湯の片頭痛への有用性に関する機序が解明されてきている。
  ・Fujita K, et al.：漢方薬の呉茱萸湯を投与した後の皮膚伝導度低下を伴った片頭痛の軽減2症例の報告，自律神経，45：148，2008
  ・Hibino T, et al.：片頭痛のための日本の伝統薬である呉茱萸湯はモルモット全血の血小板凝集を阻害する，*Journal of Pharmacological Sciences*, 108：89, 2008
[7] 閉経前乳癌治療後の更年期症状に対する，女神散の有用性が知られている。
  ・Kogure T, et al.：閉経前乳癌への外科術及び補助化学療法後の更年期症状に対する伝統的漢方薬，女神散/TJ-67 の有効性，*International Journal of Clinical Oncology*, 13：185, 2008
[8] 卵巣摘出後の骨量減少に対する女神散の有用性が示されている。

- 廣瀬雅哉ほか：卵巣摘除ラットの骨量減少に対する漢方薬の効果，産婦人科漢方研究の歩み，17：108，2000

〔9〕パーキンソン病に対する川芎茶調散の効果が知られている。
- 静間奈美ほか：パーキンソン病の運動障害に対する川芎茶調散の効果，日本東洋医学雑誌，51：1087，2001
- Kato A, et al.：カテコール-O-メチル基転移酵素に及ぼす川芎茶調散とCnidii Rhizomaの抑制効果，*Journal of Traditional Medicines*，21：34，2004

〔10〕舌痛症に対する，黄連湯の効果が知られている。
- 佃守ほか：器質的病変のない舌痛症に対する黄連湯の臨床効果，日本東洋医学雑誌，45：401，1994
- 山浦香ほか：黄連湯は口腔内異常感症に効くか，耳鼻咽喉科臨床，98補：56，1998

4 血　虚

病態の要点

血は生体の物質的側面を支える赤色の液体であるが，この血の量に不足を生じた病態が血虚（けっきょ）である。血虚は次のような過程によりもたらされる。

① 成長に見合った血の生成ができない。
② 消耗性疾患，外科的侵襲，悪性腫瘍などにより血が消費される。
③ 消化管出血，月経，不正性器出血，痔出血などにより血が体外に漏出する。
④ 薬剤，毒物，放射線などにより血の生成が障害される。

いずれの場合においても，その結果もたらされる精神・身体的異常としては，不眠，動悸，顔色不良，やせ，めまい感，目のかすみ，爪がもろい，皮膚が荒れる，抜け毛が多い，筋の攣縮，手足のしびれなどである。

典型的症例

左下腹部痛と月経不順に芎帰膠艾湯

37歳，主婦。左下腹部鈍痛，月経不順と月経の期間が長びくことを主訴に来院。4年前第2子妊娠中，血圧の上昇と浮腫がみられたが，無事出産した。しかし全身倦怠感，腰痛が残り，妊娠前に比べてひどく調子の悪い日が続いていた。出産7カ月後より月経の再来をみたが，以後，月経の周期がまったく不順で，3週間目に来たり，2カ月目に来たりする。また月経期間も8日間ぐらいで，その後も少量の出血が4～5日続く。最近，めまい感，左下腹部痛も加わり，体重もここ半年間で3kgもやせたとのことである。また不眠傾向にあり，眠りも浅い。

身長161 cm，体重46 kg，体温36.2°C，血圧124/88 mmHg。

顔面は蒼白で，やや黄色を帯び，眼光に力がない。黄疸は認めない。顔面の皮膚につやがなく，荒れている。全身の皮膚も乾燥しており，低

栄養状態である。爪床部の皮膚の荒れが全指にみられる。大便は便秘傾向で，小便には異常がない。

脈は弱く，舌は淡白紅舌で舌質が菲薄で，わずかに白苔がある。腹力は軟弱で，図17に示すような所見がある。

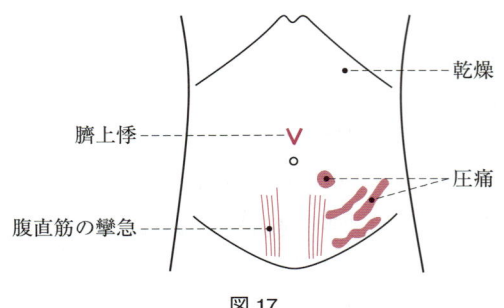

```
乾燥
臍上悸
圧痛
腹直筋の攣急
```

図 17

検査所見では赤血球数 365 万/mm³，ヘモグロビン 9.2 g/dl，Ht 32%，血小板 24 万/mm³，血清鉄 42 μg/dl，TIBC 382 μg/dl と小球性低色素性貧血で鉄欠乏性貧血の所見である。便潜血は陰性で，注腸造影X線所見では器質的な異常はない。

婦人科的精査でも器質的異常はないが，内診所見で軽度の子宮移動痛，および左付属器領域の軽度圧痛を認め，骨盤内うっ血が示唆された。また，分娩後，月経周期が不順になり，経血量も多く，さらに出血期間も長引くようになったという。血中プロラクチン，テストステロンは正常値で，LH-RH test での FSH と LH の反応パターンも正常であった。

検討 婦人科的には，妊娠，出産という女性特有の精神身体的な変化に伴って引き起こされた間脳下垂体ホルモン分泌系の機能失調による月経異常で，貧血状態がさらにそれらの異常を増幅させたものと考えられるが，和漢診療学的には，血虚の病態である。

治療経過 血虚の症候に加えて左下腹部に広汎な圧痛がみられるのは，芎帰膠艾湯の主治する病態である。同時に鉄剤を投与した。

服薬後は便通も整い，約1週間で左下腹部痛はほとんど消失した。

鉄剤は胃にもたれるとのことで，2週間の投与で中止した。

芎帰膠艾湯の3カ月間の投与により，月経が長引くこともなくなり，これ

と前後して赤血球数402万/mm³，Hb 11.0 g/dl となった．

6カ月後には体重も49 kgとなり，月経周期も，ほぼ30日型となり，皮膚症状，倦怠感も消失した．

方剤の解説 芎帰膠艾湯は川芎，甘草，艾葉，当帰，芍薬，乾地黄，阿膠の七味からなる方剤である．このうち川芎，当帰，芍薬，地黄は四物湯（しもつとう）と呼ばれ，血虚を治す基本的方剤である（正確には四物湯中の地黄は熟地黄）．艾葉と阿膠で止血作用を強化している．したがって，本方剤は出血傾向のある血虚の症例に用いる．この際，左下腹部の圧痛を伴うのが特徴的で，後に述べる瘀血の病態も兼ね備えたものに適応があるといえる．

●● 血虚の診断基準

血虚スコア			
集中力低下	6	顔色不良	10
不眠，睡眠障害	6	頭髪が抜けやすい[1]	8
眼精疲労	12	皮膚の乾燥と荒れ，赤ぎれ	14
めまい感	8	爪の異常[2]	8
こむらがえり	10	知覚障害[3]	6
過少月経・月経不順	6	腹直筋攣急	6

判定基準 いずれも顕著に認められるものに当該のスコアを与え，程度の軽いものには各々の1/2を与える．総計30点以上を血虚とする．

注1) 頭部のフケが多いのも同等とする．
注2) 爪がもろい，爪がひび割れる，爪床部の皮膚が荒れてササクレるなどの症状．
注3) ピリピリ，ズーズーなどのしびれ感，ひと皮かぶった感じ，知覚低下など．

血虚は，次のような病態に伴ってしばしばみられる．

(1) 諸種の貧血，血小板減少症
(2) 潰瘍性大腸炎，クローン病
(3) 子宮発育不全，稀発月経
(4) 子宮内膜症などによる性器出血
(5) アトピー性皮膚炎，湿疹，老人性皮膚瘙痒症
(6) 糖尿病性神経障害
(7) 膠原病に伴う中枢神経および末梢神経障害
(8) 関節リウマチ

● 血虚の治療方剤

	特異的症候	適応となる方剤
血を補う	体力低下，腹力軟弱で臍上悸（血虚を改善する基本的方剤）	四物湯
	不正性器出血，痔出血，尿路出血，腹力軟弱で左下腹部の圧痛	芎帰膠艾湯
	皮膚の枯燥を伴う瘙痒，湿疹	当帰飲子
血を補い，巡らす	皮膚炎，湿疹，口内炎，月経不順（四物湯と黄連解毒湯の合方）	温清飲
	血虚の病態を示す高血圧症，肩こり，頭重，めまい感	七物降下湯
	上半身の炎症（副鼻腔炎，扁桃炎），湿疹，手掌・足蹠の発汗	荊芥連翹湯
	上半身の炎症，神経症，抑うつ，易怒，湿疹，胸脇苦満	柴胡清肝湯
	腰痛，神経痛，多発性神経炎，多発関節痛	疎経活血湯
	兎糞，便秘，脱水傾向	潤腸湯
気血を補う	多関節痛，下肢筋力低下	大防風湯
	病後・術後の体力低下，貧血，倦怠感，盗汗，口内乾燥	十全大補湯
	病後・術後の体力低下，微熱，乾燥性の咳嗽，貧血	人参養栄湯
	精神不安，動悸，不眠，皮下出血，盗汗，貧血，血小板減少	帰脾湯

● 血虚を改善する生薬

　血虚を改善する生薬のうち，代表的なものを次表に掲げる。さまざまな漢方方剤にこれらの生薬は配列されており，血の産生・供給が常に治療上配慮されていることがわかる。

生薬	薬能	代表的方剤
熟地黄	血を補い，陰液を増す	前表に掲げた方剤の他に，当帰建中湯，薏苡仁湯，当帰四逆加呉茱萸生姜湯，当帰湯
芍薬	血を補い，骨格筋・平滑筋の攣急を緩め，痛みを止める	
当帰	血を補い，血を巡らし，腸を潤し，月経を整える	
何首烏	陰液を増し，血を補い，腎の気を益す	当帰飲子
阿膠	血を補い，出血を止め，陰液を増し，滋潤する	芎帰膠艾湯，黄連阿膠湯，温経湯
酸棗仁	気血を補い，精神を安定させる	酸棗仁湯
小麦	気血を補い，精神を安定させる	甘麦大棗湯

参考症例

1. 尋常性乾癬に当帰飲子

64歳，主婦。尋常性乾癬の和漢薬治療を希望して来院。約10年前，腹部，前胸部に貨幣状の発赤が出現，瘙みを伴い，次第に全身と四肢に散在性に拡がった。皮膚科で尋常性乾癬の診断を受け，PUVA療法を受けたが，一進一退で，特に冬期に悪化するということである。

身長155 cm，体重47 kg，体温36.3°C，血圧124/74 mmHg。

顔色は不良でやや蒼白。全身の皮膚は乾燥し，荒れており，軀幹部では腹部と腰背部，四肢では手背部を中心に落屑を伴う乾癬が散在している。夜間に瘙痒感が増し，このため睡眠が妨げられることがある。爪床部のささくれがあり，冬には足の踵が赤ぎれになる。また最近，物忘れがひどい。四肢末梢の冷えがある。

脈は弦・細。舌は正常紅舌で微白苔。腹力は軟弱で，左右の腹直筋が軽度に緊張している。血算，血液生化学，赤沈などに異常はない。

当帰飲子を投与した。

投与後2週間目頃より皮膚瘙痒感が半減し，熟睡できるようになった。

1カ月後に皮疹の隆起が減少し，赤色調が薄れてきた。

3カ月の服用で，軀幹部の皮疹は半減し，1年後にはわずかに手背に皮疹が出没するのみとなった。3年後の現在も続服中である。

検討 本症例は血虚スコア41点で明らかな血虚の病態である。四肢の冷えがあり，身体に熱感がなく，瘙痒感の強いことから，当帰飲子を選択した。当帰飲子は四物湯に止痒，補気の効能のある黄耆，防風などを加えた方剤で，老人性皮膚瘙痒症，体力の低下した者の乾燥性の湿疹によく用いられる。

参考症例

2. 多発性関節痛に疎経活血湯と薏苡仁湯

59歳，主婦。両肘・両手関節痛を主訴に来院。4年前に両手関節痛が出現。手指の腫脹と朝のこわばりが続いてみられるようになった。近医にて非ステロイド系抗炎症剤の投与を受け，一時，疼痛は軽快したが，

胃潰瘍を併発したため服薬は2カ月で中止し，以後はパップ剤と，鍼灸治療を受けて痛みをしのいできた。

しかし半年前より右肘関節痛，2カ月前より左肘関節痛も出現したため，当診療部を紹介された。

身長162 cm，体重65 kg，体温36.6°C，血圧124/82 mmHg。赤ら顔で，浅黒い皮膚色を呈している。疼痛関節はわずかに腫脹し，熱感がある。手掌足蹠は角質が肥厚し，冬には赤ぎれになる。頭部にフケが多く，洗髪しても翌日にはフケが出るともいう。口渇はなく，尿利の異常もない。また浮腫傾向もない。脈は中等度，舌は舌質が薄く，微白苔。腹力は中等度で，図18に示すような所見がみられる。

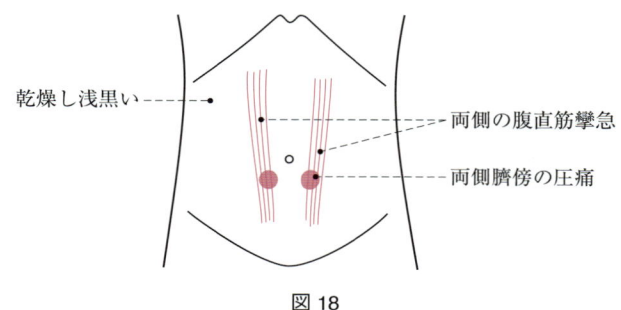

乾燥し浅黒い
両側の腹直筋攣急
両側臍傍の圧痛

図18

握力：右16 kg，左14 kg。赤沈は1時間値42 mm，CRP 2.2 mg/dl，RAテスト（−），抗核抗体（−），抗DNA抗体（−），CH_{50} 正常。手関節，手指骨，肘関節のX線写真では骨破壊像はなく，ほぼ正常。

疎経活血湯と薏苡仁湯を隔日・交互投与とした。

約1カ月の服用で関節の疼痛は半減し，赤沈値は32 mm/時。CRP 1.2 mg/dl となった。約6カ月後には諸症状も軽快し，握力も右21 kg，左20 kgに改善した。以後，続服中である。

検　討　本症例は，旧RA診断基準ではprobable RAで，sero-negativeな症例と考えられる。NSAIDsの長期投与に耐えられない症例は決して稀ではなく，ステロイドの局注などで対応されていることが多い。このような症例には和漢薬治療はぜひとも試みられるべきである。

さて，本症例は，フケが多い（8点），赤ぎれ（14点）の計22点で，血虚の傾向がある。しかも口渇や尿量減少のないことから，越婢加朮湯や，桂枝二

越婢一湯は考えにくく，また冷えを伴わないことから附子剤である桂枝加朮附湯，桂枝芍薬知母湯は適応とならない。瘀血の病態（次節）も併存することから，疎経活血湯と薏苡仁湯としたものである。

薏苡仁湯は薏苡仁，蒼朮，麻黄，桂枝，当帰，芍薬，甘草で構成されており，当帰と芍薬は血虚を改善し，麻黄，桂枝，蒼朮，薏苡仁は抗炎症作用を発揮する。

疎経活血湯は血虚を改善し，微小循環障害を修正し，しかも鎮痛効果も期待できる方剤である。

○臨床の眼○

〔1〕放射線照射貧血モデルマウスに対する四物湯の効果検討で，多成分が造血機能促進効果に関与していることが示唆された。
  ・Liang Qian-D, et al.: Effects of Four Si-Wu-Tang's Constituents and Their Combination on Irradiated Mice, *Biological & Pharmaceutical Bulletin*, 29：1378, 2006
〔2〕十全大補湯のエストロゲン関連子宮内膜発癌の抑制効果は，その成分の1つである四物湯によるものであり，エストロゲン関連 COX-2 および c-fos, IL-1α, TNF-α の発現阻害が関与していることが示唆されている。
  ・Tagami K, et al.: Preventive Effect of Juzen-taiho-to on Endometrial Carcinogenesis in Mice Is Based on Shimotsu-to Constituent, *Biological & Pharmaceutical Bulletin*, 27：156, 2004
〔3〕四物湯の止痒効果や抗炎症効果につき，モデルマウスにおける濃度依存性ヒスタミン遊離抑制効果などが示されている。
  ・Dai Y, et al.: Antipruritic and Antiinflammatory Effects of Aqueous Extract from Si-Wu-Tang, *Biological & Pharmaceutical Bulletin*, 25：1175, 2002
〔4〕温清飲の止痒性作用には，皮膚 NOS1 の発現と NO 産生の阻害が関与していることが示唆された。
  ・Andoh T, et al.: Repeated Treatment with the Traditional Medicine Unsei-in Inhibits Substance P-Induced Itch-Associated Responses Through Downregulation of the Expression of Nitric Oxide Synthase 1 in Mice, *Journal of Pharmacological Sciences*, 94：207, 2004
〔5〕自然発生高血圧症卒中好発性ラットにおいて，黄連解毒湯・五苓散・七物降下湯が抗高血圧効果により卒中発生を抑制することが明らかにされている。

- Kiga C, et al.: Effects of traditional Japanese (Kampo) medicines (orengedokuto, goreisan and shichimotsukokato) on the onset of stroke and expression patterns of plasma proteins in spontaneously hypertensive stroke-prone rats, *Journal of Traditional Medicines*, 25：125, 2008

[6] 七物降下湯はアルギニン代謝に影響し，血清中のNOSの基質であるアルギニン量を増加させ，血圧を低下させることがマウスの実験で明らかにされている．
- Sakuma Z, et al.: Enhancement of Serum Nitric Oxide by Shichimotsu-koka-to (Kampo Medicine), *Biological & Pharmaceutical Bulletin*, 21：1079, 1998

[7] 七物降下湯の脳卒中発症予防効果は，自然発生高血圧症卒中好発性ラットにおいて，O_2^-産生系に対する阻害作用とO_2^-捕捉消去作用の両方が関与していることが推察されている．
- 樋口行人ほか：七物降下湯の脳卒中易発症性自然発症高血圧ラット(SHRSP)の脳卒中予防とフリーラジカル関連酵素活性に対する効果，日本薬理学雑誌，108：13, 1996

[8] 嗅覚障害マウスを用いた検討で，人参養栄湯には記憶学習能の改善が認められ，脳内モノアミン含量の低下抑制および嗅球のnerve growth factor (NGF)含量増加傾向が観察されている．
- SongQing-Hu: Effects of Ninjin-yoei-to (Rensheng-Yangrong-Tang), a Kampo medicine, on brain monoamine and nerve growth factor contents in mice with olfactory bulb lesions, 和漢医薬学雑誌，18：64, 2001

[9] 薏苡仁湯および疎経活血湯には，アジュバント関節炎ラットの関節腫脹・炎症を抑制する作用のあることが明らかになっている．
- 織田真智子：アジュバント関節炎ラットに対する漢方薬の作用，THE BONE, 16：561, 2002

[10] 帰脾湯は，アルツハイマー型認知症患者においてMini-Mental State Examinationスコア(特に見当識，注意力)を有意に改善することが示されている．
- Higashi Keiko: Effect of kihito extract granules on cognitive function in patients with Alzheimer's-type dementia, *Geriatrics & Gerontology International*, 7：245, 2007(再掲)

5 瘀 血

病態の要点

　生体の物質的側面を支える血（けつ）の流通に障害を来した病態を瘀血（おけつ）という。流通の障害とは，流速の低下，うっ滞，流通の途絶などである。血管外に漏出した血（脳内出血，腹腔内出血，皮下出血など）も血の作用を果たし得ないので，瘀血病態として認識される。

　瘀血の病態は気・水の異常と関連して出現することが多く，治療に際してもこの点での配慮が重要である。

　瘀血の成因には外的なストレス（寒，湿，熱），打撲，手術の他に，精神的ストレス，運動不足，睡眠不足，高脂肪・高蛋白食，便秘などがある。

　瘀血の症候は精神身体症状により構成され，不眠，嗜眠，精神不穏，顔面の発作的紅潮，筋痛，腰痛などがある。他覚症候は顔面の色素沈着，眼瞼部のくま，可視粘膜の暗赤紫化，毛細血管拡張，臍傍・下腹部の圧痛，月経の異常，痔疾などである。

典型的症例

月経痛に桂枝茯苓丸

　48歳，主婦。月経痛を主訴として来院。3年前から月経開始の前日になると頭痛，腰痛が出現するようになった。月経痛も強く，食事も3日間くらい満足に摂れない状態で寝込んでしまう。婦人科で精査を受けたが，器質的な異常はないとのことでホルモン剤や鎮痛剤による加療を受けた。しかし一時的に軽快するものの根治せず，止むを得ず市販の鎮痛剤（セデス）を常用するようになった。また，ふだん便秘が強く，センナを常用している。

　身長156 cm，体重62 kg，血圧140/84 mmHg。顔面は赤ら顔で，下眼瞼の内側部にくまがあり，顔面にシミが多い。下半身が冷えやすく，毎年冬には小趾に凍瘡ができる。

脈は弦でやや有力(実)。舌は舌尖部に赤味が強く，暗紫調で，湿潤した白苔に被われている。腹力は中程度で，図19のような所見がある。

血算，血液生化学には異常がない。

全血粘度は (37°C 384 sec^{-1}) で 4.12 Cp と著明に上昇している。

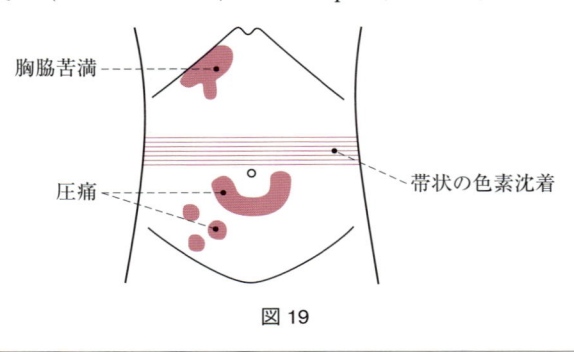

図中ラベル：胸脇苦満／圧痛／帯状の色素沈着

図 19

検討 年齢と共に増強する月経痛の背後には，骨盤腔内子宮内膜症，子宮腺筋症，子宮筋腫，さらに慢性骨盤内炎症などの病変を認める例が多い。本症例ではこれらの器質的疾患は否定されており，プロスタグランディン(PG)異常分泌による機能性月経困難症と考えられる。抗PG作用を有する鎮痛剤は有効であるが，効果は一時的であり，高年婦人に対するホルモン剤の長期連用はその副作用の点で注意が必要である。本症例は眼瞼部のくま，冷えのぼせ，月経に伴う障害，臍傍部の特徴的な圧痛点の存在などから，典型的な瘀血の病態である。頭痛，腰痛もこの病態と関連して出現しているものと理解される。

子宮腟部のリピドー着色も瘀血と関連するといわれているが，本症例では未検討である。

治療経過 桂枝茯苓丸(煎剤)に大黄 1.0，冬瓜子 3.0 を加えて投与した。

投与翌日より便通が整い，投与後 20 日後に発来した月経時には症状が半減し，鎮痛剤が不要となった。

約 6 カ月の服用により，諸症状は消失した。

方剤の解説 桂枝茯苓丸は瘀血病態を改善する桃仁，牡丹皮，芍薬と，気逆を治す桂枝と茯苓によって構成されている。体力中程度の瘀血病態の患者に最も頻用される方剤である。

婦人科疾患に限らず，慢性肝炎，膠原病，気管支喘息，打撲症などに広く

用いられる。

　本症例では右回盲部付近の圧痛と便秘傾向をみたことから，大黄牡丹皮湯の適応もあると考え，大黄と冬瓜子を加えたものである。

•• 瘀血の診断基準

瘀血スコア					
	男	女		男	女
眼瞼部の色素沈着	10	10	臍傍圧痛抵抗　左	5	5
顔面の色素沈着	2	2	臍傍圧痛抵抗　右	10	10
皮膚の甲錯[1)]	2	5	臍傍圧痛抵抗　正中	5	5
口唇の暗赤化	2	2	回盲部圧痛・抵抗	5	2
歯肉の暗赤化	10	5	S状部圧痛・抵抗	5	5
舌の暗赤紫化	10	10	季肋部圧痛・抵抗	5	5
細絡[2)]	5	5			
皮下溢血	2	10	痔疾	10	5
手掌紅斑	2	5	月経障害		10

（科学技術庁・研究班）

判定基準 20点以下　非瘀血病態，21点以上　瘀血病態，40点以上　重症の瘀血病態。スコアはいずれも明らかに認められるものに当該のスコアを与え，軽度なものには1/2を与える。腹部の圧痛点は，図20に示すとおりである。

注1）　皮膚の荒れ，ザラツキ，皸裂。
注2）　毛細血管の拡張，くも状血管腫など。

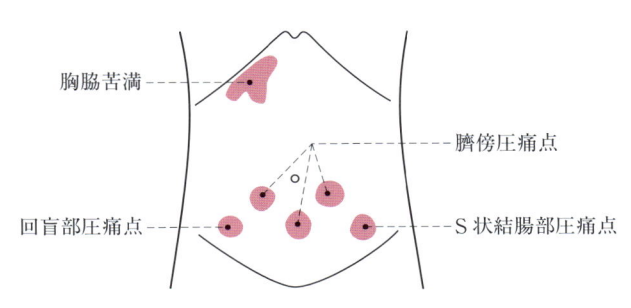

図20　瘀血の腹部症候

（胸脇苦満／臍傍圧痛点／回盲部圧痛点／S状結腸部圧痛点）

・寺澤捷年ほか：瘀血証の症候解析と診断基準の提唱，日東洋医誌，34：1，1983

●● 瘀血の治療方剤

虚実	特異的症候	備考	適応となる方剤
実証	下腹部・深部の圧痛，精神症状		抵当湯
	頭痛，めまい感，肩こり，下腹部痛		通導散
	臍傍部圧痛，S状結腸の擦過痛	気逆を伴う	桃核承気湯
	臍傍部と回盲部の圧痛・腫塊		大黄牡丹皮湯
	回盲部の圧痛・腫塊，腹部膨満感，食欲不振		腸癰湯
虚実間証	打撲による腫脹・疼痛		治打撲一方
	臍傍の圧痛，腫塊	気逆を伴う	桂枝茯苓丸
	精神不安，軽度の胸脇苦満	気逆，気鬱を伴う	加味逍遥散
	関節痛，知覚・運動麻痺，神経痛	血虚の傾向あり	疎経活血湯
虚証	左下腹部の圧痛，貧血，諸種の出血	血虚を伴う	芎帰膠艾湯
	冷え症，月経痛，貧血	血虚，水滞を伴う	当帰芍薬散
	腹部・下肢の冷ń，回盲部圧痛		薏苡附子敗醤散
	下腹部深部の圧痛，痩せ		大黄䗪虫丸

●● 瘀血を改善する生薬

生薬	薬能	代表的方剤
牡丹皮	瘀血を除き，血行を改善する。熱をさます	桂枝茯苓丸
桃仁	瘀血を除き，血栓を解消し，腸の乾きを潤す	桃核承気湯
芍薬	血行を改善し，瘀血を除く。熱をさます	桂枝茯苓丸，当帰芍薬散
当帰	血を補い，血行を改善し，腸を潤し，月経を整える	当帰芍薬散
川芎	血行を改善し，気の巡りをよくし，風を除き，痛みを止める	当帰芍薬散
牛膝	瘀血を除き，痛みを止める。血行を改善する。肝腎を補う	牛車腎気丸
大黄	瘀血を除き，血行を促す。熱をさます。宿便を除く	大黄牡丹皮湯，桃核承気湯
紅花	血栓を解消し，血行を改善する。月経を発来させる	通導散，治頭瘡一方
玄参	陰液を補い，熱をさまし，血行を改善する	清熱補気湯
敗醤	瘀血を除き，血行を改善する。熱を去り，排膿する	薏苡附子敗醤散
䗪虫	血栓を解消し，瘀血を除く	大黄䗪虫丸
水蛭	血栓を解消し，瘀血を除く	抵当湯

参考症例

1. 皮膚蟻走感とのぼせ症に加味逍遙散

52歳，看護師。2年前より，特に原因と思われることなしに，皮膚の蟻走感が出現。当初は両下肢に，入浴後に限ってみられたが，約1年前より全身に症状が出現した。皮膚科を受診したところ，アレルギー性の皮膚炎といわれ，抗ヒスタミン剤の投与を受けた。抗ヒスタミン剤は多少とも有効であるが，副作用の眠気のために業務に支障を来してしまい，指示された量は服用できないでいた。また服用している時は症状が軽快するが，中断すると前と変わらない状態になってしまうため，当診療部を受診した。

身長165 cm，体重52 kg，体温36.7℃，血圧120/72 mmHg。やや赤ら顔で，顔面および全身の皮膚は茶褐色を帯びている。上半身に汗をかきやすい。

蟻走感のある皮膚には，皮疹も発赤もないが，皮膚画紋症がみられ，血管運動神経の異常が示唆される。

この他，のぼせ症で，下肢が冷える。また時々発作的に全身が熱くなり，しばらくすると冷水を浴びせられたような悪寒が現れる。

脈は弦・弱。舌は舌尖部が紅く，やや乾燥した白苔がみられる。腹力はわずかに弱く，図21のような所見がある。

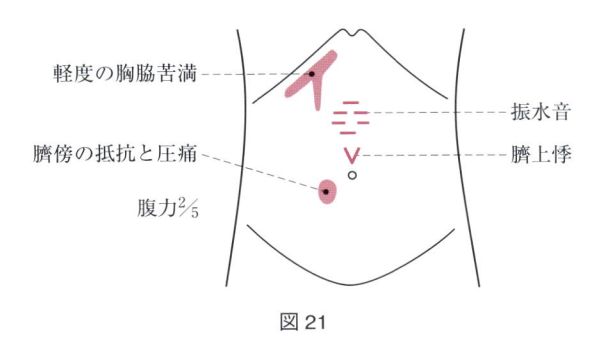

図21

軽度の胸脇苦満
臍傍の抵抗と圧痛
腹力 2/5
振水音
臍上悸

血液学的ならびに血液生化学的諸検査には異常を認めない。

加味逍遙散を投与したところ，服薬2日目より蟻走感が半減し，約7カ月の治療でほぼ寛解し，廃薬とした。

参考症例

2. 視床梗塞後遺症に疎経活血湯

　57歳，男性。自営業。左上下肢痛と異常感覚を主訴に来院。約1年前，朝起きたところ，左顔面を含む左半身の触覚と痛覚の低下に気づいた。歩行は可能であった。その2日後に右後頭部の激痛が出現。この頭痛は午後5時から8時頃まで連日続いた。

　発症後2週間目に近くの総合病院内科を受診。脳血管障害の診断の下に約4カ月間の入院加療を受けた。後頭部痛は入院4～5日後に消失。左半身の触覚と痛覚の低下も約1カ月で回復した。しかし，その頃から左肩関節，肘関節を中心に運動時痛とチクチク感，大腿部の深部の鈍痛，足の腫脹感と痛覚過敏，灼熱感が出現。カルバマゼピン（テグレトール）などによっても改善せず，この症状を残したまま退院した。しかし自宅に戻り，立ち仕事や，物を運ぶなどの作業をしたところ，諸症状が悪化したため，知人の勧めで当診療部を受診。

　神経学的には左 Th_{1-4} 領域の背部と前胸部に島状の触覚と痛覚の脱失域があり，このレベルより下で半身に全知覚の低下を認める。左足底部に痛覚過敏と錯感覚がある。深部反射は正常。病的反射はなく，筋力は保たれている。

　身長162 cm，体重62 kg，血圧142/80 mmHg。脈は弦・細で虚実中間。舌は暗紫色で，湿潤した白苔がある。腹力は中等度で，右臍傍の圧痛と小腹不仁，軽度の心下痞鞕を認める。

　入院後のMRIで，右視床後外側部に虚血性病変を認め，この部を責任病巣と考えた。75 g OGTTは境界型を示したが，他の血液生化学検査などには異常はなかった。

　疎経活血湯を投与した。投与開始後，約2週間で左上肢の関節痛と違和感が半減し，6週後には足底部の錯感覚をわずかに残すのみで退院となった。

参考症例

3. 不妊症に当帰芍薬散

　27歳，主婦。3年前に結婚。結婚10カ月目に子宮外妊娠にて左卵管

切除を受けた。さらに9カ月後，右卵管の狭窄を指摘され，切除縫合術を受けた。

以後，月経は不順で1～3カ月に1度の乱調である。内分泌検査でプロラクチンの分泌の不足を指摘されている。

漢方薬は不妊症に効くことがあると知人に勧められて来院した。

身長159 cm，体重60 kg，体温36.2°C，血圧120/70 mmHg。顔色不良で，冷え症。特に両下肢の膝から下は氷のように冷たく，本人も冷えを自覚する。冬には電気アンカを常用している。入浴すると数分間はよいが，すぐに下肢が冷えてしまうという。

頭痛はないが，肩こりが強い。時に下腹部痛があり，特に月経時には1～2日は起きていられないほどである。

便秘はない。時に尿の出が悪くなり，手指の朝のこわばり，下腿の浮腫傾向もみられる。

脈は沈・細・弱。舌は淡白紅・歯痕舌で，湿潤した白苔が軽度みられる。腹力は軟弱で，図22に示すような所見がある。

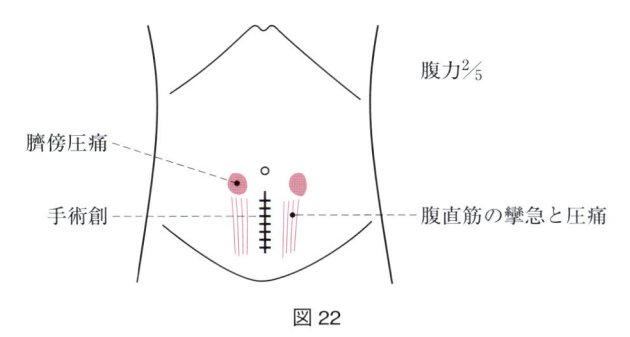

図22

検査成績では赤血球数386万/mm³，Hb 9.8 g/dl，Ht 31%。血液生化学ではChEのみ0.48 ΔpHと低下している。

当帰芍薬散を投与した。服薬開始は12月24日であったが，服薬開始後，1週間で下肢の冷えが軽減した。その後月経が発来しないため，3月14日妊娠反応を施行したところ陽性で，婦人科を紹介した。

婦人科では妊娠8週相当の胎児を超音波検査で確認された。

以後も当帰芍薬散を続服し，11月24日，無事，第1子(♂，3,240 g)を出産した。

参考症例

4. 関節リウマチと皮疹に薏苡附子敗醬散

66歳，主婦。両膝関節痛と皮疹を主訴に来院。7年前，両手指関節痛，膝関節痛が出現。関節リウマチの診断を受け，非ステロイド系消炎剤の投与を受けた。併せて金製剤（シオゾール）10 mg の筋注を4回受けたところ，全身に粟粒状の痒疹が出現。このためシオゾールの注射は中止されたが，皮疹は消褪せず，次第に色素沈着を伴った斑状の融合疹として軀幹部に存続した。皮膚科にて慢性蕁麻疹の診断を受け，以後，抗ヒスタミン剤（ポララミン）を投与された。瘙痒感は消失したが，皮疹は不変。関節痛は手指関節については軽減したが，膝関節痛は増悪したため知人の紹介で当診療部を受診した。

身長 148 cm，体重 40 kg，血圧 160/92 mmHg。顔色は浅黒く冷えっぽい。四肢末梢に冷えがあり，両膝は変形腫脹し，熱感を伴う。脈は弦で渋。舌は淡白紅で紫色調が強く，微白苔。腹力は軟で，図 23 に示すような所見がある。

皮疹は暗褐色で，平坦に隆起し，小さな不整形の島状をなしている。

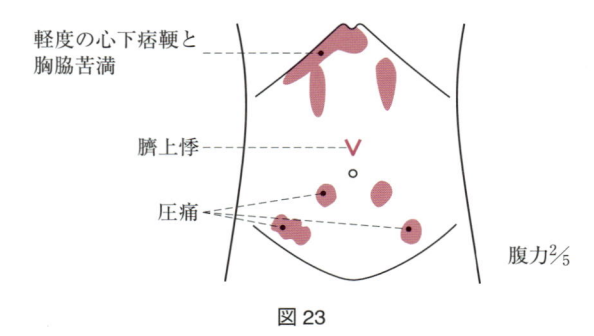

図 23

リウマチは Class Ⅱ，Stage Ⅲ で，赤沈値は1時間値 45 mm，CRP（＋），RA（♯），RAHA 160 倍，ワーラーローズ 32 倍，抗核抗体（−），抗 DNA 抗体（−），C_3 63 mg/dl，C_4 27.6 mg/dl，SS-A 抗体（−），SS-B 抗体（−），ハプトグロビン 231 mg/dl。

薏苡附子敗醬散を投与し，前医を継承してスリンダク（クリノリル）3 tab を併用。投与開始後2週間で，ランスバリー指数は 34% から 26% に改善。

皮疹に著変がないことから温清飲エキスを兼用。これによって入院4週後には皮疹が消失。膝関節痛も著明に改善したため，退院となった。

○臨床の眼○

〔1〕瘀血病態についての解明が進んでいる。
　a）レムナント様リポ蛋白と瘀血との関連
　　・Takaya Y, et al.：Association of remnant-like lipoprotein particles cholesterol with "oketsu" syndrome, *Journal of Traditional Medicines*, 23：147, 2006
　b）瘀血と自律神経活性との関連
　　・Shibahara N, et al.：Correlation between "oketsu" syndrome and autonomic nervous activity: a diachronic study on the same subjects, 和漢医薬学雑誌, 19：81, 2002
　c）瘀血とNO代謝物との関連
　　・引網宏彰ほか：瘀血病態における血漿NO代謝産物とトロンボモジュリンの検討, 和漢医薬学雑誌, 14：444, 1998
　d）瘀血と赤血球変形能との関連
　　・Hikiami H, et al.：瘀血病態における赤血球変形能とそれの赤血球粘弾性との関係, 和漢医薬学雑誌, 13：156, 1996
〔2〕駆瘀血薬の薬理学的側面が解明されつつある。
　a）駆瘀血薬と血小板凝集能
　　・高野静子ほか：健常成人における桂枝茯苓丸と当帰芍薬散の血小板凝集に対する影響, 日本東洋医学会誌, 56：561, 2005
　b）桂枝茯苓丸と血管内皮機能
　　・Sekiya N, et al.：Keishi-bukuryo-gan preserves the endothelium dependent relaxation of thoracic aorta in cholesterol-fed rabbit by limiting superoxide generation, *Phytotherapy Reserch*, 16：524, 2002.
　　・Kasahara Y, et al.：Effects of Keishi-bukuryo-gan（Gui-Zhi-Fu-Ling-Wan）on endothelial function in spontaneously hypertensive rats, 和漢医薬学雑誌, 18：113, 2001
　c）治打撲一方の抗酸化能
　　・中永士師明：治打撲一方服用による酸化度・抗酸化力の変化について, 日本東洋医学雑誌, 61：847, 2010
〔3〕駆瘀血薬の作用機序が解明されてきている（エストロゲン様作用）。
　　・Hayasaki T, et al.：Investigation of the pharmacological effect of toki-

shakuyakusan by global transcriptioeal analysis in humans, *Journal of Traditional Medicines*, 27：66, 2010
・Watanabe K, et al.：Agonistic or antagonistic action of Kampo medicines used for menopausal symptoms on estrogen receptor subtypes, ERα and ERβ, *Journal of Traditional Medicines*, 23：203, 2006

〔4〕虚血や循環不全，血管炎，血栓症，動脈硬化性病変などが想定される病態であれば，瘀血を改善する方剤を積極的に試みるべきである。
・内田智夫：下肢深部静脈血栓症の腫脹に対する桂枝茯苓丸の治療効果，静脈学，20：1，2009
・後藤博三ほか：Effect of Keishibukuryogan on Silent Brain Infarction over 3 Years，日本東洋医学会誌，59：471，2008
・横川晃治ほか：下肢閉塞性動脈硬化症における桂枝茯苓丸の有効性，Progress in Medicine，27：2625，2007
・Fujita K, et al.：Efficacy of keishibukuryogan, a traditional Japanese herbal medicine, in treating cold sensation and numbness after stroke：clinical improvement and skin temperature normalization in 22 stroke patients, *Neurologia Medico-Chirurgica*, 50：1, 2010
・嶋田豊：脳血管障害後遺症患者の機能低下と自立度低下に対する当帰芍薬散の効果，厚生労働科学研究費補助金長寿科学研究事業高齢者の脳血管障害の進展予防を目的とした漢方薬によるテーラーメード医療の開発，平成18年度分担研究報告書，22，2007

〔5〕慢性疼痛性疾患の一部は，瘀血と関連があることが知られている。
・引網宏彰ほか：リウマチ性多発筋痛症に対する漢方治療経験，日本東洋医学会誌，61：699，2010
・藤永洋ほか：線維筋痛症は和漢診療学では瘀血病態を呈する，臨床リウマチ，21：146，2009

〔6〕糖尿病に対する，駆瘀血薬の効果が示されている。
 a)糖尿病性腎症の改善効果
・Nakagawa T, et al.：Amelioration of kidney damage in spontaneously diabetic WBN/Kob rats after treatment with Keishi-bukuryo-gan, 和漢医薬学雑誌，20：156，2003
 b)糖尿病ラットの血管機能に対する効果
・Goto H, et al.：Effects of two formulations for overcoming oketsu on vascular function and expression patterns of plasma proteins in spontaneously diabetic rats, *Journal of Traditional Medicines*, 22：237, 2005

〔7〕駆瘀血薬の更年期障害に対する効果が知られている。

a) 駆瘀血薬の不眠に対する効果
  ・Terauchi M, et al.: Effects of three Kampo formulae: Tokishakuyakusan (TJ-23), Kamishoyosan (TJ-24), and Keishibukuryogan (TJ-25) on Japanese peri-and postmenopausal women with sleep disturbances, *Archives of Gynecology and Obstetrics*. Dec 2010〔Epub ahead of print〕
b) 桂枝茯苓丸のホットフラッシュと末梢循環に対する効果
  ・Ushiroyama T, et al.: Comparing the effects of estrogen and an herbal medicine on peripheral blood flow in post-menopausal women with hot flashes: hormone replacement therapy and gui-zhi-fu-ling-wan, a Kampo medicine, *The American Journal of Chinese Medicine*, 33：259, 2005
c) 加味逍遙散による不安・うつへの効果
  ・Yasui T, et al.: Changes in circulating cytokine levels in midlife women with psychological symptoms with selective serotonin reuptake inhibitor and Japanese traditional medicine. *Maturitas*, 62：146, 2009

〔8〕当帰芍薬散の妊娠・出産に関連した効果が知られている。
  a) 子宮内発育遅延の改善
    ・Takei H, et al.: The Herbal Medicine Tokishakuyakusan Increases Fetal Blood Glucose Concentrations and Growth Hormone Levels and Improves Intrauterine Growth Retardation Induced by Nω-Nitro-L-arginine Methyl Ester, *Journal of Pharmacological Sciences*, 104：319, 2007
  b) 妊孕能改善作用
    ・太田博孝ほか：当帰芍薬散のスーパーオキシド消去作用を介する妊孕能改善作用，産婦人科漢方研究のあゆみ，17：156, 2000
  c) 体外受精－胚移植に対する影響
    ・藤井俊策ほか：体外受精治療周期における当帰芍薬散併用の検討，産婦人科漢方研究のあゆみ，14：121, 1997
  d) 排卵障害の改善
    ・安井敏之ほか：排卵障害患者に対するクロミフェン・当帰芍薬散併用療法の有用性の検討，日本不妊学会雑誌，40：83, 1995

6 水　滞

> **病態の要点**

　水は生体の物質的側面を支える無色の液体である。この水が偏在した病態を，水滞（すいたい）あるいは水毒という。

　水は気・血の量とその循環が健全に保たれていれば滞ることはない。しかし，外乱因子（風，寒，湿）あるいは気血の異常（気虚，瘀血），五臓の異常（特に腎）によって水の停滞・偏在を生ずる。

　水滞の一般的症候を列挙すると，次のようになる。

1) 分泌異常
　　水様性の鼻汁・喀痰，唾液分泌過多，尿量減少，尿量過多，水瀉性下痢。
2) 水の停滞
　　浮腫，胸水，腹水，腹中雷鳴（グル音の亢進）
　　心窩部振水音，腹大動脈の拍動亢進。
3) 自覚症状
　　動悸，眩暈，立ちくらみ，車酔い，耳鳴り，頭痛，口渇，悪心，嘔吐，朝のこわばり，身体の重い感じ，ポロプシー。

　また水の偏在する部位により，次のような諸型に分類される。

1. 全身型：全身の浮腫，下痢，めまい感，夜間頻尿など。
2. 皮膚・関節型：顔面浮腫，関節腔など，身体の一部の腫脹，朝のこわばり。
3. 胸内型：水様の喀痰，胸水，動悸，胸内苦悶感。
4. 心下型：胃部振水音，悪心，嘔吐，下痢，グル音の亢進。
　　以上の諸型の間には，移行型や重複型もある。

> **典型的症例**

起立性低血圧と全身倦怠感に苓桂朮甘湯

　11歳，男児．約4カ月前，学校の卒業式の練習で直立していた時に失神し，後頭部を強打した．脳神経外科を受診したが，起立性低血圧の他は脳波，頭部CTスキャンなどに異常がなく，エルゴタミン製剤（ジヒデルゴット）を投与された．しかし失神以前からあった全身倦怠感と頭に物を被せられたような感じが改善せず，学校にも行きたがらないとのことで来院した．

　幼少時から虚弱な体質で，かぜをひきやすく，年に2～3度はこのために学校を休む．また車酔いをしやすく，車酔いの予防薬なしではバス旅行はできない．日頃から喉が渇くようで，牛乳や炭酸飲料を好んで飲むが，その割に尿の出は少ないという．

　身長152 cm，体重35 kg，血圧は仰臥位で102/56 mmHg，起立直後80/50 mmHg，5分後88/52 mmHgである．

　顔面は頬にはわずかに赤味がある．下肢は冷えており，皮膚は湿潤し，色つやはよい．脈は細・弦．舌は淡白紅で微白苔に被われている．腹力は軟で，図24に示すような所見がある．血算，血液生化学検査には異常がない．心電図，胸部X線写真は正常．

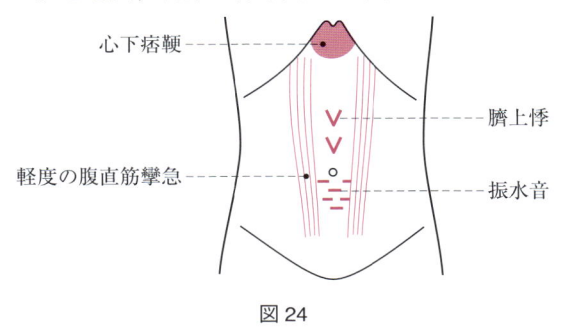

心下痞鞕
臍上悸
軽度の腹直筋攣急
振水音

図24

> **検討** 思春期にみられる起立性低血圧症である．和漢診療学的にこれをみると，水毒に気虚を兼ねた病態である．すなわち，車酔いをしやすい，立ちくらみ，口渇，尿量の減少，胃部の振水音などは水の滞りを示唆する．また易感染性や腹力の軟弱なことは，気虚を示唆する．頬が赤く，下肢が冷えるのは，気逆の病態も示唆するものである．

治療経過 苓桂朮甘湯を投与した。服薬当日より下肢が温まり，また尿の回数と量が増した。1週間後には口渇もなくなり，頭の重い感じもとれてきた。

2カ月の服用により，血圧は臥位で104/50 mmHg，起立直後94/54 mmHg，5分後92/56 mmHgとなった。

しかし，朝起きにくく，頭の芯が重く，また心下痞鞕も相変わらずみられたことから，半夏白朮天麻湯エキスを夕食後に1回兼用することにした。

以後1年を経過したが，身長155 cm，体重38 kgとなり，車酔いもなくなり，かぜもひかなくなったとのことである。

方剤の解説 苓桂朮甘湯は，水滞(心下型)に気虚と気逆を兼ねた病態に頻用される方剤である(図25)。

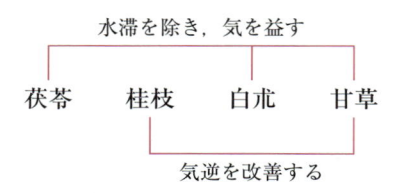

```
         水滞を除き，気を益す
    ┌─────────────────────┐
   茯苓    桂枝    白朮    甘草
          └────────────┘
           気逆を改善する
```

図25　苓桂朮甘湯の処方構成

また併用した半夏白朮天麻湯も脾の作用が衰えた者で，水毒の病態を呈する場合に用いられるが，虚弱な脾を補う作用は一層強く，また気鬱を改善する作用も有している。

•• 水滞の診断基準

水滞スコア			
身体の重い感じ	3	悪心・嘔吐	3
拍動性の頭痛	4	グル音の亢進	3
頭重感	3	朝のこわばり	7
車酔いしやすい	5	浮腫傾向・胃部振水音	15
めまい・めまい感	5	胸水・心のう水・腹水	15
立ちくらみ	5	臍上悸[1]	5
水様の鼻汁	3	水瀉性下痢	5
唾液分泌過多	3	尿量減少	7
泡沫状の喀痰	4	多尿	5

診断基準 総計13点以上を水滞とする。

注1)　臍上悸(せいじょうき)：臍部を軽按して触知する腹大動脈の拍動亢進。

●● 水滞・全身型の治療方剤

虚実	特異的症候	適応となる方剤
実証	腹部膨隆し有力，便秘，関節痛，朝のこわばり	防風通聖散
実証	排尿痛，排尿困難，頻尿，帯下，陰部の熱感，充血	竜胆瀉肝湯
虚実間証	尿量減少，口渇，排尿痛，精神不安，自然発汗はない	猪苓湯
虚実間証	胸脇苦満，口渇，尿量減少，食欲不振，浮腫	柴苓湯
虚実間証	めまい，めまい感，頭冒感，胃部振水音，尿量減少	沢瀉湯
虚実間証	口渇，尿量減少，自然発汗の傾向，嘔吐，下痢，頭痛，胃部振水音	五苓散
虚証	立ちくらみ，冷えのぼせ，胃部振水音，臍上悸，動悸	苓桂朮甘湯
虚証	腰と下肢の冷え，腰の重い感じ，多尿の低張尿，浮腫	苓姜朮甘湯
虚証	貧血傾向，月経不順，四肢の冷え，浮腫，腹痛，臍傍圧痛，胃部振水音	当帰芍薬散
虚証	小腹不仁，易疲労，尿利異常，夜間尿，足腰の冷え，浮腫傾向	八味地黄丸
虚証	同上にて，膝関節痛，浮腫の明らかなもの	牛車腎気丸
虚証	易疲労，背部の悪寒，筋肉痛，関節痛，朝のこわばり，尿量減少，浮腫	附子湯
虚証	易疲労，めまい感，尿量減少，浮腫，下痢，全身の冷え	真武湯

●● 水滞・皮膚・関節型の治療方剤

虚実	特異的症候	適応となる方剤
虚実間証	発熱，口渇，自然発汗傾向，浮腫，関節痛	越婢湯
虚実間証	顔面の浮腫，尿量減少，口渇，関節痛	越婢加朮湯
虚実間証	顔面紅潮，軽度の口渇，自然発汗，関節痛，尿量減少	桂枝二越婢一湯
虚実間証	関節痛，関節の腫脹，熱感，朝のこわばり，口渇はない	薏苡仁湯
虚証	水肥り，下肢の浮腫，頬部の紅潮，身体の重だるさ，尿量減少，口渇はない	防已黄耆湯
虚証	水肥り，筋肉軟弱，頬部の紅潮，関節痛，朝のこわばり，筋の攣縮	防已茯苓湯
虚証	四肢の冷え，筋の攣縮，自然発汗，関節痛，朝のこわばり，尿量減少	桂枝加朮附湯
虚証	関節痛，下肢の浮腫，貧血傾向，易疲労，下肢の筋力低下	大防風湯
虚証	悪寒，頭痛，易疲労，咳嗽，咽痛，関節痛，蒼白な顔貌	麻黄附子細辛湯

•• 水滞・胸内型の治療方剤

虚実	特異的症候	適応方剤
実証	心窩部の広汎な抵抗，呼吸困難，喘息，咳嗽，浮腫，口渇，尿量減少	木防已湯
実証	喘息，咳嗽，水様の喀痰，頭痛，頭重，顔面の浮腫	射干麻黄湯
実証	咳嗽（痙攣性の咳嗽で激しく咳込む），口渇，尿量減少	越婢加半夏湯
虚実間証	咳嗽，喘息，胸苦しい感じ，口苦，悪心，胸脇苦満，微熱	神秘湯
虚実間証	呼吸困難，胸苦しい感じ，下肢浮腫，尿量減少	九味檳榔湯
虚実間証	呼吸困難，浮腫，尿量減少，心窩部の抵抗	変製心気飲
虚証	呼吸困難，咳嗽，冷えのぼせ，下肢筋力の低下	蘇子降気湯
虚証	喘息，咳嗽，水様鼻汁，水様の喀痰，胃部振水音，自然発汗	小青竜湯
虚証	胸内苦悶感，呼吸困難，心窩部の抵抗，顔面の浮腫	茯苓杏仁甘草湯
虚証	喘息，咳嗽，水様の喀痰，蒼白な顔貌，易疲労，冷え	苓甘姜味辛夏仁湯

•• 水滞・心下型の治療方剤

虚実	特異的症候	適応方剤
虚実間証	心窩部の広汎な抵抗，悪心，嘔吐，胃痛，胸痛	枳朮湯
虚実間証	五苓散と平胃散の合方，食中毒，暑気あたりによる下痢，尿量減少	胃苓湯
虚実間証	五苓散に茵蔯蒿を配剤したもの。黄疸，口渇，尿量減少	茵蔯五苓散
虚証	心窩部の抵抗，嘔吐，食欲不振，胃部振水音	茯苓飲
虚証	胃部膨満感，悪心，嘔吐，口渇，動悸，のぼせ，めまい感	茯苓沢瀉湯
虚証	焦躁感，動悸，胃痛，臍上悸，胃部振水音，心下支結	良枳湯
虚証	胃部振水音，悪心，嘔吐，頭痛，動悸	二陳湯
虚証	強い悪心，嘔吐，胃部振水音，尿量減少	小半夏加茯苓湯
虚証	慢性の下痢，裏急後重はない，泡沫の多い下痢	啓脾湯
虚証	心窩部の抵抗・圧痛，頭痛，嘔吐，手足の冷え	呉茱萸湯
虚証	心窩部の抵抗・圧痛，胃痛，胸痛，下痢，易疲労，手足の冷え	人参湯
虚証	胃腸虚弱，冷え症，頭痛，頭重，易疲労，倦怠，抑うつ，胃部振水音	半夏白朮天麻湯
虚証	心窩部不快感，首のうしろのこり，頭痛	桂枝去桂加茯苓白朮湯

●● 水滞を改善する生薬

生薬	薬能
白朮	脾を補い，気を益し，水を調整する
蒼朮	風湿を除き，脾の作用を高め，余剰の水を除く
茯苓	余剰の水を除き，脾の作用を高め，精神を安定する
猪苓	余剰の水を除き，熱をさます
沢瀉	余剰の水を除き，熱をさまし，めまい，嘔吐を止める
半夏	心下の水滞を除き，気逆を治す。嘔吐を止める
黄耆	浮腫を治し，汗を止め，五臓の作用を高め，気を益す
呉茱萸	脾胃を温め，気逆を治し，頭痛を止め，尿量を増す
薏苡仁	余剰の水を除き，熱をさまし，排膿し，脾の作用を高める
防已	風湿を去り，熱をさます
防風	風を去り，水を調整し，筋の攣縮を去る
麻黄	風寒を去り，浮腫を除き，喘息，関節痛を治す
附子	寒を除き，余剰の水を去り，痛みを止める
木通	気逆を治し，水を調整する
車前子	水を調整し，排尿障害を治し，下痢を止める
茵蔯蒿	熱をさまし，湿を去り，黄疸を治す
滑石	水を調整し，熱をさます
射干	肺の熱を去り，咽喉の閉塞感を治し，余剰の水を除く
檳榔子	気血を巡らし，尿量を増す
蘇子	気逆を改善し，喘息を治し，余剰の水を除く

参考症例

1. 膝関節痛・心肥大に防已黄耆湯

　64歳，女性。50歳頃より，階段の昇降に際し両膝関節痛を自覚するようになった。55歳頃，正座をしづらくなり，夜間の膝痛も出現したため，整形外科を受診。変形性膝関節症と診断され，足底板の装着と消炎鎮痛剤，湿布薬の投与を受けた。

　症状は数年間，半減していたが，約2ヵ月前に体重が3kg増加したことを契機に，息切れと両膝関節痛が再び出現したため，和漢薬治療を

希望して来院した。

身長 154 cm，体重 54 kg，体温 36.5°C，血圧 176/102 mmHg，脈拍 76/分整。頬部がわずかに紅潮し，首から上に発汗がある。下肢は冷えている。身体が重く，息切れがあり，朝方に締めつけられるような頭痛がある。便通に異常はない。小便の量と回数は正常。舌は正常紅で腫大し，脈は弦・弱。腹力はやや軟弱で，膨隆し，いわゆる水肥りの状態である（図 26）。

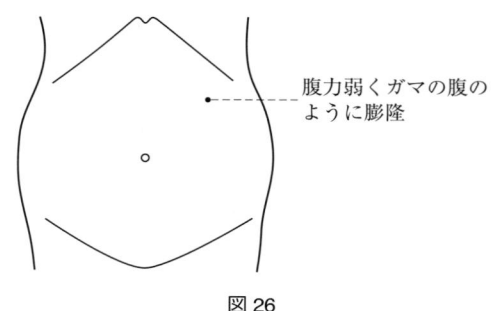

腹力弱くガマの腹のように膨隆

図 26

膝関節は変形しており，関節液が少量貯留しており，わずかに熱感がある。

胸部 X 線所見では肺野に異常はないが，CTR 57% と拡大している。

心電図所見は洞調律で $SV_1 + RV_5 \fallingdotseq 4$ mV，III，aV_F で，T 波の平坦化がみられる。血液学的検査では T_3，T_4 を含めて，異常がない。

膝関節の腫脹と心肥大を水滞の病態と考え，防已黄耆湯を投与した。同時に間食を禁じ，また塩分摂取を控えるように指導した。

2 週間後には，体重は 52.5 kg，血圧 180/98 mmHg となり，膝関節痛も息切れも 2 割ほど改善された。

以後，同方を維持投与したところ，全身倦怠感，頭痛，膝関節痛，息切れともに約 4 カ月後にはまったく消失した。この時の血圧は 150/84 mmHg，体重 52 kg，CTR=48% であった。なおこの間，降圧剤や消炎鎮痛剤は併用していない。

参考症例

2. 呼吸困難に木防已湯

　62歳，主婦。6年前，鼻炎症状があり，耳鼻科で1カ月間の治療を受け，軽快した。

　5年前，かぜを契機に咳嗽を伴う呼吸困難発作が出現。内科で気管支拡張剤と柴朴湯エキスの投与を受け，小康状態を得ていた。2カ月前より，再び呼吸困難発作が頻発し，鼻炎症状，下腿浮腫，動悸，全身倦怠感，頭重感が出現したため，主治医の紹介で来院した。

　身長156 cm，体重55 kg，血圧120/52 mmHg。顔面は浮腫状で，やや黒ずんでいる。両下肢前脛骨部に著明な浮腫がある。脈は弦で実。舌は舌尖部が赤く，腫大，歯痕を認め，地図状の白苔がある。腹力は中等度よりやや実。腹部には図27に示すような所見がある。

　小便は日中3〜4回で，夜間尿が3回ある。便秘はない。食欲の低下があり，眠りが浅い。

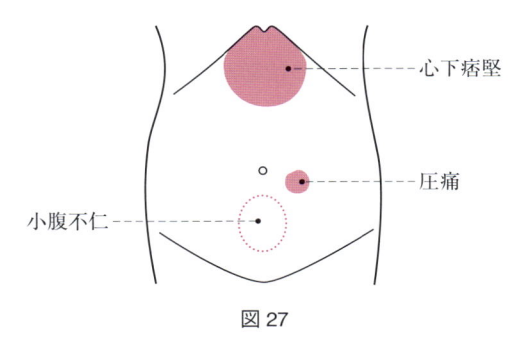

図27（心下痞堅，圧痛，小腹不仁）

　心電図には異常なく，胸部X線像もCTR 46%で肺野に著明な異常なし。

　木防已湯を投与し，気管支拡張剤（テオロング400 mg/日）は前医を継承した。

　服薬した翌日には小便が快利し，胸の中に棒を通されたような苦悶感が軽減。

　服薬1カ月後には，テオロングは朝1回のみで楽に暮せるようになった。体重は52 kgに減少。頭重感，全身倦怠感も著明に改善した。

　なお，鼻閉感と水様の鼻汁が残ったため，柴胡桂枝乾姜湯エキスを併

用。以後これを続投。現在，受診後1年2カ月を経過したが，気管支拡張剤は不要となり，夜間尿等も消失し，順調に経過している。

参考症例

3. 半身の疼痛発作に苓桂甘棗湯合呉茱萸湯

　72歳，農家の主婦。10年前から，左肩のこりを強く自覚するようになった。6年ほど前から，早朝に起こる左側の拍動性の頭痛が毎日みられるとのことで来院。頭痛発作の発症の仕方が特徴的で，その内容は次のようなものである。すなわち，早朝4時頃になると左足首の辺りに風が吹き抜けたような冷感が起こり，数分のうちに次第に上行して左腰部から左背すじに至り，左首すじに達する。首のあたりまで冷感がおよぶと，ズキズキと脈打つような頭痛が起こる。1時間ほど床の中で痛みをこらえていると，次第に治っていくというものである。頭痛に伴って便意と尿意が生じ，冷や汗が全身に出るとのことである。

　この他，易疲労，立ちくらみ，物事に驚きやすいなどの症状を伴う。また頭痛発作の時に，腹大動脈の拍動が異常に高まるのを自覚するともいう。

　頸椎X線所見，頭部CTスキャン，脳波，心電図，血液生化学，各種内分泌検査には異常がない。

　小柄でやせ型，顔色不良で，不安感に満ちた顔をしている。脈は沈・弱。舌は淡白紅で微白苔に被われている。腹力は軟弱で，図28に示すような腹部の所見である。

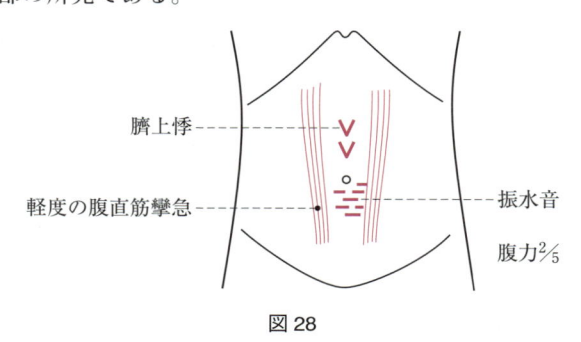

図28

臍上悸
軽度の腹直筋攣急
振水音
腹力 $\frac{2}{5}$

苓桂甘棗湯合呉茱萸湯を投与した。

10日後にめまい感が軽減し，発作の程度と持続時間が半減した．1カ月後には気分も大分落ち着いて，発作はほとんど起こらなくなった．少々胃が重いという．6カ月後には顔色も良好となり，腹部の所見も改善した．続服して約1年たった頃，土地の貸借の問題で隣人とのトラブルが発生．これを契機に再び以前のような発作が起こったが，薬を服用して1日就床していたら治った．以後，続服中であるが，田畑の仕事もできるようになっている．

参考症例

4. めまい感に真武湯

　56歳，主婦．めまい感，動悸，息切れを主訴に来院．7年前，父親が脳卒中で死亡．その直後，母親も入院し，看病が続いたところめまい感が出現．めまい感は安静臥床中にはないが，座位や立位を保つと，クラッとした動揺感を頻回に覚える．目の前が暗くなることはない．まっすぐに歩いているつもりでも，左の方へと曲がっていってしまうこともたびたび経験するというものである．めまい感の発症の直後に閉経した．昨年，脳外科と耳鼻科で精査を受けたところ，前庭機能の軽度の障害との診断を受け，以後トラピジル（ロコルナール），ジアゼパム（セレナミン）の投与を受けた．しかし諸症状は改善せず，最近，寝ていても地の底へ引きずり込まれるような感じが出現してきた．

　身長156 cm，体重60 kg，血圧146/100 mmHg．蒼白な顔貌で，目に生気が乏しい．手足の末端に冷えがある．また長時間立位を保つと，下腿に浮腫が出現する．便通に異常はなく，小便は日中4〜5回，夜間に1〜2回ある．

　脈は沈・細・弦，虚実は中間．舌は正常の赤味で腫大しており，歯痕が著明で白苔に被われている．腹力は中等度で，図29のような所見である．

　血液生化学，血算には異常がない．神経学的には注視眼振，頭位眼振ともに認めない．

　真武湯を主方とし，女神散エキスを兼用した．これまでの薬剤はすべて中止した．投与後2週間で，動悸，息切れが治り，地の底へ引き込ま

心下痞鞕
臍上悸
圧痛
腹力 3/5

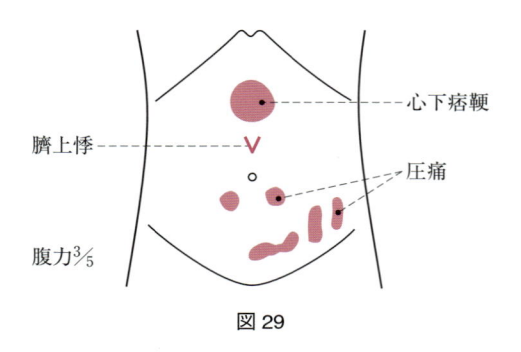

図29

れる感じはなくなった。1カ月後にはめまい感が半減し，これまで人混みの中へ出るのが恐ろしい気がしたが，どこへでも出かけられるようになった。6カ月でほぼ全症状が改善したが，本人の希望もあり，続服中である。

○臨床の眼○

〔1〕五苓散坐薬や注腸の小児嘔吐下痢症に対する幅広い使用状況や有用性が報告されている。
  ・陣上祥子ほか：五苓散坐薬の処方状況と有効性に関する調査，日本病院薬剤師会雑誌，41：1543，2005
  ・Fukutomi O, et al: Study of effect of Goreisan enema on acute gastroenteritis of children, 和漢医薬学雑誌，23：151，2006
〔2〕五苓散の糖尿病患者における起立性低血圧に対する改善効果が報告されている。
  ・中村宏志ほか：糖尿病患者における起立性低血圧に対する五苓散の効果，*Diabetes Frontier*，11：561，2000
〔3〕小柴胡湯と五苓散の合方を柴苓湯という。柴苓湯の免疫疾患や疾患モデルに関する効果が報告されている。
  a) OXZ誘発マウス大腸炎モデルにおいて柴苓湯がヘルパーT細胞の性質を変化させる事で大腸炎を軽減させるという報告や，粘膜型肥満細胞の脱顆粒や活性を柴苓湯やその成分であるエルゴステロールが抑制するという報告がある。
  ・Watanabe T, et al: The traditional herbal medicine saireito exerts its inhibitory effect on murine oxazolone-induced colitis via the induction of

Th1-polarized immune responses in the mucosal immune system of the colon, *International Archives of Allergy and lmmunology*，151：98，2010
　・Kageyama-Yahara N, et al: The Inhibitory Effect of Ergosterol, a Bioactive Constituent of a Traditional Japanese Herbal Medicine Saireito on the Activity of Mucosal-Type Mast Cells, *Biological & Pharmaceutical Bulletin*，33：142，2010
　b）自己免疫性習慣性流産に対する予防効果や抗カルジオリピン抗体陽性不育症における抗体量低下作用。
　・Kano T, et al: Sairei-to therapy on alloimmune recurrent spontaneous abortions and alloimmune-, autoimmune complicated recurrent spontaneous abortions, *American Journal of Chinese Medicine*，38：705，2010
　・假野隆司ほか：抗カルジオリピン抗体陽性不育症に対する蒼朮柴苓湯ならびに白朮柴苓湯の随証療法による抗カルジオリピン抗体量低下作用，新薬と臨牀，58：125，2009
　c）マウス不適合心臓移植モデルにおいて柴苓湯投与により制御性 $CD4^+$ T 細胞が誘導され，生命予後の改善がみられた。
　・Qi Zhang, et al: Prolonged survival of fully mismatched cardiac allografts and generation of regulatory cells by Sairei-to, *a Japanese herbal medicine*, Transplantation，87：1787，2009
〔4〕防已黄耆湯の抗肥満作用に対する動物実験モデルによる報告がある。
　・Shimada T, et al: Preventive Effect of Boiogito on Metabolic Disorders in the TSOD Mouse, a Model of Spontaneous Obese Type II Diabetes Mellitus, *Evidence-based Complementary and Alternative Medicine*〔Epub ahead of print〕
　・Yamakawa J, et al: The Kampo medicines Orengedokuto, Bofutsushosan and Boiogito have different activities to regulate gene expressions in differentiated rat white adipocytes: comprehensive analysis of genetic profiles, *Biological & Pharmacological Bulletin*，31：2083，2008
　・高倉昭治ほか：防已黄耆湯の抗肥満作用に関する実験的研究，薬理と治療，28：601，2000
〔5〕防已黄耆湯の変形性膝関節症に対する治療効果と医療費軽減効果に関する報告がある。
　・濃沼政美ほか：変形性膝関節症の保存的薬物療法に対する防已黄耆湯の薬剤経済分析，医療薬学，32：729，2006
〔6〕茯苓飲の消化管の通過障害に対する治療効果が報告されている。

- 宮澤智徳ほか：器械吻合によるBillroth I法再建後の吻合部通過障害に対し茯苓飲が著効した1例, 日本農村医学会雑誌, 58：483, 2009
- 藤岡正志ほか：上腸間膜動脈性十二指腸閉塞症の漢方製剤(茯苓飲)による保存的治療, *Progress in Medicine*, 23：1540, 2003

第3章

五臓の概念による病態の把握

1. 肝の異常
2. 心の異常
3. 脾の異常
4. 肺の異常
5. 腎の異常

1 肝の異常

病態の要点

　肝は ① 精神活動を安定させ，② 新陳代謝を行い，③ 血を貯蔵して全身に栄養を供給し，④ 骨格筋のトーヌスを維持する作用を果たす機能単位である（10頁参照）。

　肝の作用の失調状態には3型がある。

(1) 陽気(代謝エネルギー)が病的に亢進し，結果として肝の作用が損われている状態。これは精神緊張(特に怒)の持続，アルコールの過剰摂取などにより起こる。

　この病態では眼球乾燥感，易怒性，頭痛，痙攣発作などがみられる。

(2) 陽気が衰えた状態。

(3) 陰液(代謝調節物質・代謝物質)が衰えた状態。

　(2), (3)の病態では，著しい疲労感，食欲不振，昏迷，精神不穏などがみられる。

典型的症例

右側胸部痛・チック様症状に抑肝散

　14歳，男子・中学生。1年前，体育の時間に右前胸部を友人の肩で打撲。特に治療を受けずにいたが，約2週間後より疼痛が増強。疼痛は持続する鈍痛であるが，時に数秒間，激しく錐で刺されるような痛みを伴う。

　このため整形外科，神経内科で診断と治療を受けたが，原因となる器質的な病変はないといわれた。なお数カ所の医療機関を転々としたが，半年を経過しても症状は一向に改善せず，6カ月前には，右肩を痙攣性に挙上するチック様の不随意運動が現れた。

　身長165 cm，体重68 kg，体温36.5°C，血圧110/62 mmHg。色白で肥満傾向があるが，一見するとまったく常人と変わらない。

　同胞は姉と本人の2人。父親が付き添って来院し窮状を訴えるが，本

人は存外に困窮した様子ではない。

疼痛部位は右鎖骨中線と第5肋骨の交点の外側2横指付近の小領域であるが，圧痛も叩打痛もなく，知覚障害もない。また呼吸運動や体位の変換によって増悪することもない。

胸部，肋骨，頸椎，胸椎X線写真に異常がなく，念のために施行した頸髄と胸髄のMRIも正常である。また血液検査，血清学的諸検査にも異常がみられない。

父親がいうには，患児は平生からおとなしい性質で，特に反抗的なところはなく，友人との付き合いも下手ではないという。ただ，チック様の不随意運動は，ある病院で，これは精神科の疾患だといわれ，精神科を紹介されたのと前後して起こってきたようだという。

脈は弦，やや実。舌は舌尖が赤く，白苔が中程度みられる。腹力はやや軟弱で，図30のような所見がみられる。

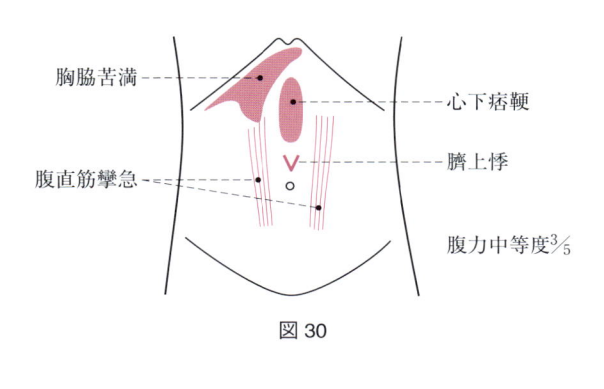

図30

胸脇苦満
心下痞鞕
腹直筋攣急
臍上悸
腹力中等度 3/5

治療経過 疼痛を訴えるが，これを説明するに足りる客観的所見はないことから，心因性の要素が強く，過剰適応の1型と考えた。

チック様の肩の不随意運動を肝の陽気の病的亢進状態と考え，抑肝散を投与した。また，決して精神的なものではなく，和漢診療学でいう肝の異常だからまったく心配がないとよく納得させた。

投与1週間後には発作性の激痛は半減し，チック様症状も粗大なものでなくなった。投与1カ月目には諸症状はほぼ消失し，約半年間続服させた後，廃薬とした。

> 方剤の解説

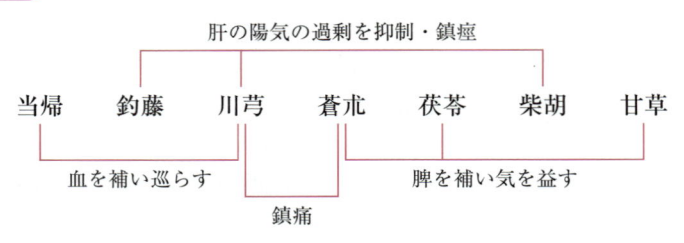

```
                    肝の陽気の過剰を抑制・鎮痙
            ┌──────┬──────┬──────┬──────┐
   当帰   釣藤   川芎   蒼朮   茯苓   柴胡   甘草
    └──────┴──────┘       └──────┴──────┘
     血を補い巡らす           脾を補い気を益す
              鎮痛
```

図31　抑肝散の処方構成

　抑肝散は，その名のとおり肝の陽気の病的亢進状態を抑制する。抗痙攣作用，鎮痛作用，鎮静作用があり，また全身の気血の不足を補う多面的な作用をもつ方剤である（**図 31**）。

　小児の夜泣き，憤怒痙攣，熱性痙攣，各種の不随意運動，過動症，不眠症，神経症などに広く応用されるが，その基本的適応病態は，いずれも肝の陽気の病的亢進状態である。

●● 肝の異常の治療方剤

病態		特異的症候	適応方剤
肝の陽気の病的過剰	陽気↑ 陰液	神経過敏，易怒性，落ち着きなく過動，筋の攣縮	抑肝散
		上記に加え，胃腸虚弱，胃部振水音，易疲労	抑肝散加陳皮半夏
		頭痛，めまい感，眼痛，神経過敏，健忘，高血圧	釣藤散
		精神不安，焦躁感，発作性の熱感，月経異常	加味逍遥散
		頭痛，上逆感，口腔と咽頭の炎症，胸脇苦満	柴胡清肝湯
		頭痛，眼球充血，耳鳴り，尿路の炎症	竜胆瀉肝湯
		頭痛，痙攣，肩こり，易怒性，神経過敏，胸脇苦満	柴胡桂枝湯などの柴胡剤
	陽気 陰液	易疲労，食欲不振，冷え症，月経不順，貧血	人参湯合当帰芍薬散
	陽気 陰液	骨格筋，平滑筋の攣急，両側腹直筋の緊張，小児の夜泣き	芍薬甘草湯

○臨床の眼○

[1] アルツハイマー病(混合型認知症を含む)とレビー小体型認知症における認知症の行動と心理症状(BPSD)に対して，抑肝散が有効であることが示されている。
　・Mizukami K, et al. : A randomized cross-over study of a traditional Japanese medicine (Kampo), Yokukansan, in the treatment of the behavioral and pshychological symptoms of dementia, *International Journal of Neuropshychopharmacology*, 12：191, 2009

[2] 抑肝散が，ハンチントン病の統一評価尺度のうち運動評価の改善に有効である可能性が報告されている。
　・Satoh T, et al. : Traditional Chinese medicine on four patients with Huntington's disease, *Movement Disorders*, 24：453, 2009

[3] 健忘型の軽度認知機能障害(MCI)の認知症への移行が，釣藤散により抑制される可能性が示唆されている。
　・木村武実ほか：軽度認知機能障害の進行予防に対する釣藤散の効果，漢方医学，34：265, 2010

[4] 柴胡加竜骨牡蛎湯が，男性不妊症患者の精液所見を改善させることが報告されている。
　・小宮顕ほか：男性不妊症に対する柴胡加竜骨牡蛎湯の効果精液所見ならびに 8-OhdG の変動，漢方医学，34：256, 2010

[5] 加味逍遙散が，更年期障害患者の身体，精神症状を血中 IL-6 濃度の減少と相関して改善させることが報告されている。
　・Yasui T, et al. : Changes in circulating cytokine levels in midlife women with pshychological symptoms with selective serotonin reuptake inhibitor and Japanese traditional medicine, *Maturitas*, 62：146, 2009

[6] 釣藤散が，認知症患者の認知機能と日常生活動作の改善をさせることが示されている。
　・Suzuki T, et al. : A Chinese herbal medicine, Choto-san, improves cognititive function and activities of daily living of patients with dementia: A double-blind, randomized, placebo-controlled study, *Journal of the American Geriatrics Society*, 53：2238, 2005

[7] 高脂肪食を摂取したマウスにおいて，大柴胡湯により血漿脂質濃度，肝重量，肝臓細胞質の脂肪小滴，個体発育が低下することが報告されている。
　・Murao R, et al. : Effects of Dai-saiko-to and/or colestimide on lipids in plasma and liver in mice fed a high fat diet, *Medical Postgraduates*, 44：317, 2006

[8] 卵白オボアルブミンに対して食物アレルギーを起こすモデルマウスで，柴

胡清肝湯，補中益気湯による血清AST，ALTの上昇の抑制，肝臓の炎症細胞浸潤や巣状壊死の消失が報告されている。
- 上野幸三ほか：小児アレルギー疾患と漢方食物アレルギーモデルマウスを用いた治療方法の比較検討　補中益気湯，柴胡清肝湯，Splatast及びフラクトオリゴ糖の作用機序，日本小児東洋医学会誌，20：89，2004

[9] 釣藤散が，慢性脳低灌流マウスにおける中枢コリン作動系欠損を正常化し，認知障害を改善するとの報告がある。
- Zhao Qi, et al.: Chotosan, a Kampo Formula, Ameriorates Chronic Cerebral Hypoperfusion-Induced Deficits in Object Recognition Behaviors and Central Cholinergic System in Mice, *Journal of Pharmacological Sciences*, 103：360, 2007

[10] 虚血ラットの脳において，マクロファージコロニー刺激因子mRNAの発現が釣藤散により高められることが報告されている。
- Obi R, et al.: Chotosan Enhances Macrophage Colony-Stimulating Factor mRNA Expression in the Ischemic Rat Brain and C6Bu-1Glioma Cells, *Biological & Pharmaceutical Bulletin*, 30：2250, 2007

2 心の異常

病態の要点

　心（しん）は ① 意識水準を保ち，② 覚醒・睡眠のリズムを調整し，③ 血を循環させる機能単位である。
　心の作用の失調状態には3型がある。

(1) 陽気（代謝エネルギー）が病的に亢進し，結果として心の作用が損われている状態。
　　この病態では，焦躁感，不安感，不眠，発作性の顔面紅潮，舌尖部の真紅，動悸発作などがみられる。
(2) 陽気の衰えた状態。
　　この病態では，脈の徐拍化，結代，胸内苦悶感，息切れ，労作による動悸などがみられる。
(3) 陰液の衰えた状態。
　　この病態では，睡眠障害（眠りが浅く，夢見が多く，熟睡感がない），集中力の低下，嗜眠，情緒不安定などがみられる。
　　(2)，(3)の病態は，複合してさまざまな病態を形成する。

典型的症例

肩こり，高血圧，糖尿病に三黄瀉心湯

　60歳，男性，会社役員。20年以上前から肩こりが激しく，パップ剤を用いたり，マッサージなどで対処してきた。2年前の検診で高血圧（162/98 mmHg）を指摘され，カルシウム拮抗剤などの降圧剤を投与されているが，降圧剤を服用するようになってから，かえって疲れが取れにくくなり，肩こりも一向に改善しない。平素から暑がりで，冬でもズボン下をはくのは嫌いである。便秘傾向があり，口内炎が頻発する。
　身長162 cm，体重72 kg，体温36.7℃，血圧152/94 mmHg。眼光，音声ともに充実し，姿勢もよい。
　赤ら顔で，酒渣鼻がみられる。猪首でガッチリとした体躯で肥満して

いる。肩の筋肉は著しく張っている。首から上に汗が多い。
　脈は実。舌は舌尖が鮮紅色で，乾燥した白苔に被われ，腫大している。腹力は充実し，図32のような所見がみられる。

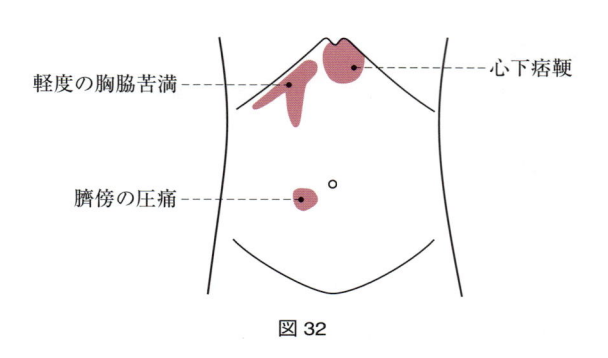

軽度の胸脇苦満
心下痞鞕
臍傍の圧痛

図32

　検査成績では，血糖値が150 mg/dl（空腹時），75 g OGTTで糖尿病型を示した。また RBC 482×10^4/mm^3，Hb 16.7 g/dl，Ht 47％である。血液生化学検査には異常がない。

治療経過　心の陽気が病的に過剰で，しかも心下痞鞕と便秘傾向がみられることから三黄瀉心湯を投与した。
　これまで服用していたニフェジピン（アダラートL）は半量にすることとし，体重の減量を指示した。
　2週間後には肩こりは少し改善，血圧は 150/88 mmHg，早朝空腹時血糖値は 124 mg/dl。
　2カ月後には肩こりは半減し，気分も爽快となった。血圧 128/84 mmHg となったため，アダラートLは全量中止とし，三黄瀉心湯のみで経過を追うこととした。
　しかし職業柄，外食が多く，飲酒の機会も多いようで，体重は 70 kg 以下にならず，血糖値も 130〜140 mg/dl を維持したため，グリペンクラミド（ダオニール）を 2.5 mg/日併用した。
　以後，2年間，経過観察中であるが，肩こりはまったく消失し，血圧も 134〜150/82〜92 mmHg にコントロールされ，また血糖値も 100〜120 mg/dl に落ち着いている。

●● 心の異常の治療方剤

病態	特異的症候	適応方剤
陽気/陰液	顔面紅潮，イライラ感，出血，心窩部の抵抗，便秘，熱感	三黄瀉心湯
陽気/陰液	顔面紅潮，イライラ感，熱感，抑うつ傾向，下腹部の広汎な圧痛	黄連解毒湯
陽気/陰液	胸内苦悶感，焦躁感，不眠，熱感	梔子豉湯
陽気/陰液	精神不安，神経過敏，腹鳴，悪心，嘔吐，胸やけ，心窩部の抵抗	半夏瀉心湯
陽気/陰液	精神不安，こだわり，神経過敏，悪心，嘔吐，下痢，心窩部の抵抗	甘草瀉心湯
陽気/陰液	神経過敏，下部尿路神経症，抑うつ，全身倦怠	清心蓮子飲
陽気/陰液	虚弱，不眠，微熱，口乾，時に咳嗽，嗜眠	酸棗仁湯
陽気/陰液	不眠，浅い眠り，夢見が多い	朱砂安神丸
陽気/陰液	不眠，口内乾燥，皮膚枯燥，動悸，胸内苦悶感	黄連阿膠湯
陽気/陰液	動悸，息切れ，脈の結代，皮膚枯燥，口乾，易疲労	炙甘草湯
陽気/陰液	口渇，脈結代，血圧低下，心不全	生脈散

> **○臨床の眼○**
>
> 〔1〕黄連解毒湯が，高血圧患者の周辺症状（興奮，精神不安，睡眠障害，のぼせなど）に対して有効であることが，プラセボを用いた二重盲験比較試験で示されている。
> - Arakawa K. et al.: Improvement of accessory symptoms of hypertension by TSUMURA Orengedokuto Extract, a four herbal drugs containing Kampo-Medicine Granules for ethical use: a double-blind, placebo-controlled study, *Phytomedicine*, 13：1, 2006
>
> 〔2〕黄連解毒湯により，健常成人において血漿トリグリセリド値の低下，血漿アルブミン濃度の増大を来すことが報告されている。
> - Sekiya N. et al.: Reduction of plasma triglyceride level and enhancement of plasma albumin concentration by Oren-gedoku-to administration, *Phytomedicine*, 9：455, 2002
>
> 〔3〕血液透析患者の皮膚瘙痒に黄連解毒湯を用い，全般改善度や副作用からみ

た総合的評価を行ったところ約40％の患者に有用であったことが報告されている。
- 赤松浩彦ほか：血液透析患者の痒みに対する黄連解毒湯の効果，漢方と最新治療，13：75，2004

〔4〕インドメタシンにより小腸潰瘍を誘導したマウスにおいて，黄連解毒湯が死亡率や腸病変，出血などを減少させるとの報告がある。
- Miura N, et al.: An Herbal Medicine Orengedokuto Prevents Indomethacin-Induced Enteropathy, *Biological & Pharmaceutical Bulletin*, 30：495, 2007

〔5〕マウスにおいて，黄連解毒湯はアデノシンデアミナーゼを減少させることでアデノシン濃度上昇を誘導し，インドメタシン誘発性小腸障害を抑制することが示されている。
- Watanabe-Fukuda Y, et al.: Orengedokuto and berberin improve indomethacin-induced small intestinal injury via adenosine, *Journal of Gastroenterology*, 44：380, 2009

〔6〕黄連解毒湯が，小切開による白内障術後患者の前房フレア値上昇を抑制するとの報告がある。
- Ikeda N, et al.: Effects of traditional Sino-Japanese herbal medicines on aqueous flare elevation after small-incision cataract surgery, *Journal of Ocular Pharmacology and Therapeutics*, 17：59, 2001

〔7〕不眠症に対する漢方治療のエビデンスを検討したところ，酸棗仁湯などが有効であったとの報告がある。
- 兒玉直樹ほか：心身症およびストレス関連疾患に対する漢方治療のエビデンス　不眠症，日本東洋心身医学研究，23：82，2009

〔8〕高度の徐脈に対して三黄瀉心湯が有効であった症例の報告がある。
- 坂本登治，心拍数30の徐脈に三黄瀉心湯を投与し著効を示した症例，漢方研究，444：8，2008

〔9〕掌蹠膿疱症に炙甘草湯が有効であったとの報告がある。
- 村井政史ほか，掌蹠膿疱症に炙甘草湯が有効であった一例，漢方の臨床，57：557，2010

〔10〕三黄瀉心湯などで消炎鎮痛剤が不要になった変形性膝関節症の報告がある。
- 守屋純二，長期使用中のNSAIDsが漢方治療により中止できた変形性膝関節症の3症例，痛みと漢方，18：82，2008

3 脾の異常

病態の要点

脾は ① 食物を消化吸収し，水穀の気を生成し，② 血の流通をなめらかにし，血管からの漏出を防ぎ，③ 筋肉の形成と維持にあずかる機能単位である。

脾の作用の失調状態には3型がある。

(1) 陽気(代謝エネルギー)の衰えた状態

食欲の低下，消化不良，唾液過多，腹部膨満感，腹痛，下痢または泥状便。

(2) 陰液の衰えた状態

空腹感の消失，胃のもたれ，腹部膨満感，口渇，唾液分泌の減少，手足のほてり。時に異常な食欲の亢進があり，食べると胃がもたれるということもある。

(3) 陽気・陰液が共に衰えた状態

(1)，(2)の症状と，著しい気虚の状態がみられる。

典型的症例

1. 持続する軟便に啓脾湯

38歳，主婦。2年前，腹痛発作があり，胆石症と診断され，胆のう摘出術を受けた。以来，油気の物を摂ると軟便傾向にあった。

2カ月前，感冒様症状があり，解熱剤と抗生物質の投与を約1週間受けたところ，軟便が1日3～4回，ひどい日には5～6回出るようになった。止痢剤と整腸剤を投与されたが，これを服用すると腹部膨満感が出現し，連日の服用はできない。

軟便は裏急後重や肛門の灼熱感は伴わず，また発熱などの随伴症状はない。

身長162 cm，体重62 kg，体温36.2°C，血圧102/62 mmHg。

顔面はやや蒼白で，下肢に冷えがある。

脈は弱。舌は正常紅で，地図状の白苔がみられる。腹力は軟弱で，**図33**のような所見がある。

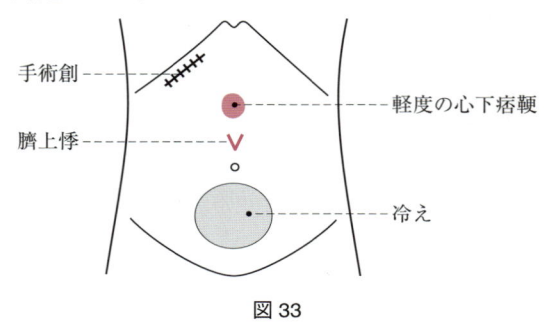

```
手術創 ----++++
臍上悸 ----  v  ----軽度の心下痞鞕
              ○
                 ----冷え
         図33
```

グル音がやや亢進している。
血液学的検査，血液生化学的検査には異常がない。

治療経過 持続する下痢や軟便には半夏瀉心湯，人参湯，真武湯がしばしば用いられるが，本症例はいずれの要件をも満たさないところから，脾の陽気の虚と考え，啓脾湯を投与した。

1週間の服用で普通便1回となり，食欲も正常となった。さらに4週間投与して地図状の舌苔の改善を確認し，廃薬とした。

典型的症例

2. 反復するアフタ性口内炎に清熱補気湯

44歳，男性。僧侶。幼少時からアフタ性口内炎が出没し，その都度，口腔用の軟膏や，時に硝酸銀の塗布などで対処してきた。

1～2年まったく異常のない時もあり，体質だとあきらめていたが，1年ほど前から責任のあるポストに就き，ストレスが多くなったころから再び頻発するようになり，1つのアフタが治りきらないうちに別の箇所にできる。このため，食欲も低下し，イライラ感も増し，熟睡もできない。冷水が欲しく1日に2l近く飲む。

酒はビールを好み，タバコは喫わない。

身長 168 cm，体重 57 kg，体温 36.7℃，血圧 116/84 mmHg。

口唇が乾燥している。口腔内には，舌尖部と左頬部にかなり大きなアフタがある。

舌は腫大し，歯痕があり，舌尖部が紅い。

脈はやや浮で弦。腹力は中等度で，図34に示すような所見がある。

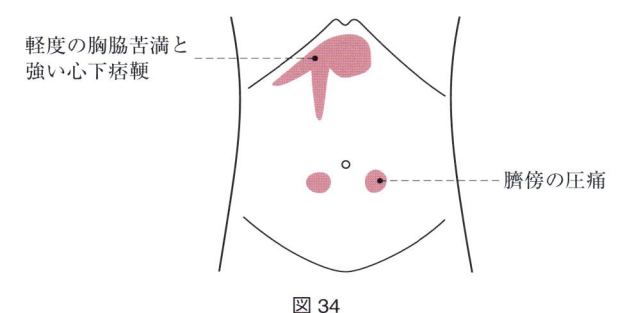

軽度の胸脇苦満と強い心下痞鞕

臍傍の圧痛

図34

この他に視力・視野の障害や陰部の潰瘍はない。赤沈は20 mm/時，CRP（±），白血球数6,800/mm^3。血液生化学的検査にも異常なく，補体値も正常。自己抗体陰性。

治療経過 心下痞鞕があり，冷水あるいはビールを多飲するのは，脾胃の陰液の衰えによる偽性の胃熱によるものと考え，清熱補気湯を投与した。

また冷水とビールを飲むのを控えるように指導を行った。

服薬した当日からアフタの痛みが消失し，1週間でアフタは治った。以後も続服して約4カ月になるが，その後の再発はない。

臨床メモ

　五臓論でいう脾は，食物を生体エネルギーである気に転化させる重要な機能を担っている。したがって，脾の異常は気虚や血虚をもたらすことになる。逆に，気虚や血虚の病態を治療するには，脾の作用を高める必要がある。このためにさまざまな方剤には脾の作用を保護したり，高めたりする配慮がなされている。例えば，小柴胡湯には大棗・人参・生姜・甘草が配剤されており（正気を扶助する），柴胡・黄芩による邪の制圧（祛邪）とのバランスを保っている。これを扶正祛邪という。葛根湯における大棗・生姜・甘草，白虎加人参湯における粳米・甘草・人参，あるいは大柴胡湯における大棗・生姜などの配剤も，同様の趣旨と理解される。

●●脾の異常の治療方剤

病態		特異的症候	適応方剤
陽気 陰液		食欲不振，少量の摂食で胃が張る，悪心，嘔吐，下痢，易疲労	四君子湯
		食欲不振，心窩部膨満感，悪心，嘔吐，易疲労，胃部振水音	六君子湯
		上腹部痛，胸痛，下痢傾向，心下痞鞕	人参湯
		下痢，軟便，裏急後重がなく，熱候もない	啓脾湯
		顔色不良，精神不安，健忘，不眠，抑うつ，胃のもたれ	帰脾湯
		頭痛，嘔吐，腹痛，下痢傾向，胃部振水音，心下痞鞕，冷え	呉茱萸湯
		頭重，頭痛，めまい感，冷え症，食後に倦怠感が増強	半夏白朮天麻湯
陽気 陰液		口渇，冷水を多飲，口内炎，胃のもたれ，舌痛症	清熱補気湯
		盗汗，臍周囲痛，全身倦怠感，食欲不振，両側腹直筋の攣急	黄耆建中湯
		臍周囲痛，両側腹直筋の攣急，浅黒い皮膚，時に手足のほてり	小建中湯
陽気 陰液		盗汗，臍周囲痛，るいそう，手足の冷え，皮膚枯燥	人参養栄湯
		貧血，るいそう，手足の冷え，皮膚枯燥	十全大補湯

○臨床の眼○

〔1〕六君子湯には上部消化管機能の調節作用があり，Functional Dyspepsia (FD)やGERDの治療に効果が期待できる。
　・Kusunoki H, et al.: Efficacy of Rikkunshito, a Traditional Japanese Medicine (Kampo), in Treating Functional Dyspepsia, *Internal Medicine*, 49：2195, 2010

〔2〕六君子湯は血中グレリン濃度を高め，Functional Dyspepsia(FD)患者の症状を改善する可能性が示唆されている。
　・新井誠人ほか：六君子湯はFD症例においてグレリン分泌を有意に亢進させる，*Science of Kampo Medicine*, 33：405, 2009
　・Matsumura T, et al.: The traditional Japanese medicine Rikkunshito increases the plasma level of ghrelin in humans and mice, *Journal of Gas-*

troenterology, 45：300, 2010
〔3〕六君子湯は NERD（内視鏡陰性 GERD）の全消化管症状・逆流症状に対して有効である．
  ・小出明範ほか：NERD（内視鏡陰性 GERD）に対する新たな治療法の確立－六君子湯の可能性, *MedicalQ*, 187, ：2006
〔4〕六君子湯は上腹部症状を有し上部消化管内視鏡検査が必要とされる患者において，内視鏡検査までに用いる薬剤として，単剤投与でも他の酸分泌抑制剤に遜色のない効果を示す．
  ・山口武人，小出明範．：胃食道逆流症に対する六君子湯の有用性, *Medical Science Digest*, 33：748, 2007
〔5〕六君子湯は（幽門輪保存胃切除術）PPG 試行後の胃で，固体の排出遅延に対して有効である．
  ・Takahashi T, et al.：Effect of Rikkunshito, a Chinese herbal Medicine, on Stasis in Patients after pylous-preserving gastrectomy, *World Journal of Surgery*, 33：296, 2009
〔6〕六君子湯は，fluvoxamine の抗うつ効果に影響をおよぼすことなく，嘔気をはじめとした消化器系の副作用を改善させる．
  ・Oka T, et al.：Rikkunshito atenuates adverse gastrointestinal symptoms induced by fluvoxamine. *BioPsychosocial Medicine*［Internet］. 2007 November 15［cited 2008 Dec 31］；1：21.
〔7〕帰脾湯により Mini-Mental State Examination（MMSE）の改善が認められ，帰脾湯はアルツハイマー型認知症に対して有効な治療薬である．
  ・Higashi K, et al.：Effect of Kihito extract granules on cognitive function in patients with Alzheimer's-type dementia, *Geriatrics & Gerontology International*, 7：245, 2007

4 肺の異常

病態の要点

肺は①呼吸により宗気を摂取し，②水穀の気の一部から血(けつ)と水(すい)を生成し，③皮膚の機能を制御し，その防衛力を保持する機能単位である。

肺の作用の失調状態には2型がある。

(1) 陽気(代謝エネルギー)の衰えた状態
   呼吸困難(特に吸気)，息切れ，胸の塞がった感じ，咳嗽，水様・泡沫状の喀痰

(2) 陰液の衰えた状態
   気道粘膜の乾燥，気道過敏による咳嗽，粘稠性の喀痰，微熱

典型的症例

1. アレルギー性鼻炎に麻黄附子細辛湯

55歳，主婦。10数年来のアレルギー性鼻炎で四季を問わず，急に冷え込んだ朝に，くしゃみが頻発し，眼がかゆくなり，水様の鼻汁が多量に出る。これまで抗ヒスタミン剤の投与を受け，その場をしのいできたが，抗ヒスタミン剤を服用すると眠気と全身倦怠感が起こり，1日中寝ている始末である。半年程前よりステロイドと抗ヒスタミン剤の合剤(セレスタミン)の投与を受けたが，顔面に皮疹が出現し，顔も腫脹してきたので，和漢薬治療を希望して来院した。

身長156 cm，体重43 kg，体温36.3°C，血圧134/82 mmHg。

蒼白な顔貌で，貧血様。四肢が冷え，いつも厚着をしているという。脈は沈で細，弱。舌はやや淡白紅で，薄い白苔がみられる。腹力は軟弱である他は特記すべき所見はない。

治療経過 肺の陽気の虚で，寒に侵された病態と考え，麻黄附子細辛湯を投与した。セレスタミンは中止とした。

服薬した翌日より身体の温まりを感じ，鼻閉感，全身倦怠感も半減。以後

4カ月間続服中であるが、鼻炎症状はまったく起こらず、眠気もこなくなったとのことである。

> **典型的症例**
>
> ### 2. 老人の持続する咳嗽に滋陰降火湯
>
> 　74歳、主婦。5カ月前にかぜを引いた。発熱は2日でおさまったが、咳嗽が残ったため、鎮咳、祛痰剤の投与を受けた。約1カ月ほどは小康状態であったが、秋風が吹くようになった頃から夜半(午前2時頃)の咳嗽が再び出現。咳嗽は乾燥性で痰はからまない。そこで再び鎮咳剤の投与を受けたが、咳込みの回数が多少減った程度で効果がない。胸部X線撮影や赤沈、血液学的検査も受けたが、まったく異常がなく、最近になってリン酸コデインの投与を開始された。ところがこれを服用したところ、咽喉の乾燥感は一段とひどくなり、咳嗽は治らず、しかも便秘になってしまったという。
>
> 　身長152 cm、体重40 kg、体温36.4℃、血圧144/92 mmHg。
>
> 　頰に少し赤味があり、やせて全身の皮膚が枯燥している。咽頭をみると、咽頭壁も乾燥し、テカテカに光ってみえる。口内の乾燥もあり、舌は鏡面舌様である(図35)。
>
> 　脈は弱。腹力は軟弱で、小腹不仁をみる他には異常がない。
>
> 　　　　　　　　　　　　――乾燥して光沢あり
>
> 　　　　　　　図35　咽頭部所見

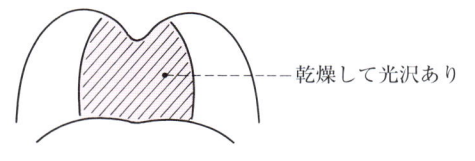

治療経過 肺の陰液が不足した状態と考え、滋陰降火湯を投与した。服薬当日の夜から咳嗽はまったく出なくなった。

　2カ月間、続服させ、鏡面舌と咽頭壁の乾燥の改善を確認した後、廃薬とした。

●● 肺の異常の治療方剤

病態	特異的症候	適応方剤
肺陽気虚（陽気／陰液）	水様の鼻汁，泡沫状の喀痰，悪寒，発熱，胃部振水音	小青竜湯
	喘鳴，咳嗽，水様の喀痰，息切れ，浮腫，胃部振水音	苓甘姜味辛夏仁湯
	水様鼻汁，咳嗽，咽痛，悪寒，四肢の冷え	麻黄附子細辛湯
	胸の塞がった感じ，咳嗽，冷え，心窩部の広汎な抵抗	桂姜棗草黄辛附湯
	泡沫状の喀痰，胸内苦悶感，喘鳴，尿量増加，冷え	甘草乾姜湯
肺陰液虚（陽気／陰液）	咽喉乾燥感，痙攣性の咳嗽，咽喉狭窄感，逆上感	麦門冬湯
	上記の症状に加えて口渇，口内乾燥，微熱，心窩部のつかえ	竹葉石膏湯
	夕方，朝方に咳嗽が頻発，上気道の乾燥，乾性咳嗽	滋陰降火湯
	上記に加えて，るいそう，皮膚枯燥，易疲労	滋陰至宝湯

○臨床の眼○

〔1〕1件のDB-RCTにおいて，小青竜湯は，気管支炎に対して有効性，安全性において，プラセボに比較し有意に優れていた。
  ・宮本昭正ほか：TJ-19 ツムラ小青竜湯の気管支炎に対する Placebo 対照二重盲検群間比較試験，臨床医薬，17：1189-1214，2001
〔2〕トルエン 2,4-ジイソシアネート（TDI）感作鼻アレルギーモデルラットにおいて小青竜湯は転写レベルでヒスタミンシグナル伝達を阻害する。
  ・DasAsish K, et al.：Sho-seiryu-to suppresses histamine signaling at the transcriptional level in TDI-sensitized nasal allergy model rats, *Allergology International*, 58：81-88, 2009
  ・水口博之ほか：小青竜湯によるアレルギー性鼻炎モデルラットの症状抑制とヒスタミンシグナル遺伝子発現抑制作用，漢方と最新治療，19：151-157, 2010
〔3〕麻黄附子細辛湯はインフルエンザワクチンによる H3N2 抗体価の上昇を促進し，特異的免疫を増強させることが示唆されている。

- 岩崎鋼, 田口眞寿美, 丁宗鐵ほか：麻黄附子細辛湯が高齢者におけるインフルエンザワクチン接種に及ぼす影響, 漢方と免疫・アレルギー, 17：97-103, 2004

〔4〕1件のRCTにおいて, かぜ症候群後慢性咳嗽に対して, 麦門冬湯には臭化水素酸デキストロメトルファンとほぼ同等の咳嗽抑制効果がみられ, その効果発現は, より速やかであった。
- 藤森勝也ほか：かぜ症候群後咳嗽に対する麦門冬湯と臭化水素酸デキストロメトルファンの効果の比較（パイロット試験）, 日本東洋医学雑誌, 51：725-732, 2001

〔5〕麻黄附子細辛湯は花粉症に対し小青竜湯と同様に有効な薬剤であることが示唆されている。
- 吉本達雄, 森壽生, 倉田文秋ほか：春季花粉症に対する小青竜湯と麻黄附子細辛湯の効果－両方剤効果の検討－, *Therapeutic Research*, 23：2253-2259, 2002

〔6〕麦門冬湯は原発性および二次性シェーグレン症候群の乾燥症状に有効かつ安全でありBromhexine hydrochlorideより優れていることが示されている。
- 西澤芳男, 西澤恭子, 吉岡二三ほか：原発性シェーグレン症候群乾燥症状改善効果に関する長期, 無作為比較試験, 漢方薬, 麦門冬湯とBromhexine hydrochlorideの効果比較試験, 日本唾液腺学会誌, 43：62-66, 2002
- 西澤芳男, 西澤恭子, 吉岡二三ほか：漢方薬, 麦門冬湯とブロムヘキシンの二次性シェーグレン症候群に対する唾液分泌増加作用の多施設, 無作為比較検討試験, 日本唾液腺学会誌, 44：65-70, 2003.
- 西澤芳男, 西澤恭子, 後藤グレイシィ広恵ほか：漢方薬による慢性難治性疾患の鎮痛効果：麦門冬湯とブロムヘキシンの二次性シェーグレン症候群に対する鎮痛効果, 無作為比較検討試験, 痛みと漢方, 14：10-17, 2004
- 西澤芳男, 西澤恭子, 吉岡二三ほか：原発性シェーグレン症候群唾液分泌能改善効果に対する前向き, 多施設無作為2重盲検試験, 日本唾液腺学会誌, 45：66-74, 2004

5 腎の異常

病態の要点

腎は ① 成長・発育・生殖能を司り，② 骨・歯牙の形成と維持にあずかり，③ 水分代謝を調整し，④ 呼吸能を維持し，⑤ 思考力，判断力，集中力を保持する機能単位である。

腎の作用の失調状態には 3 型がある。

(1) 腎の陽気が衰えた状態

精神活動の低下，性欲の低下，乏精子症，骨の退行性変化，視力・聴力の低下，浮腫，夜間頻尿。

(2) 腎の陰液が衰えた状態

全身倦怠，目の乾燥感，口渇，四肢のほてり，皮膚の枯燥，性欲の偽性亢進。

(3) 陽気と陰液が共に衰えた状態

(1) と (2) に加えて，やせ，四肢のしびれ，息切れ，動悸，不眠，耳鳴り，毛髪の脱落，歯牙の脱落，低血圧，低体温。

典型的症例

腰痛，性欲の減退に牛車腎気丸

52 歳，男性，会社員（事務職）。主訴は腰痛である。半年ほど前に残業が続き，睡眠時間が 5 時間に満たない日が 3 週間ほど続いた。その頃から腰の重だるさが出現した。最近，早朝に腰の痛みで目が醒めるようになった。また全身倦怠感があり，起床後も爽快感はない。最近，ペニスの亀頭が冷えており，2 カ月ほどはまったく性欲が起こらない。両下肢の冷えが強く，厚手の靴下を常用している。

身長 172 cm，体重 70 kg，体温 36.4°C，血圧 144/90 mmHg。

やや浮腫状の顔貌であるが，血色は正常，口渇はない。便通は正常で，夜間尿が 1 回ある。

臍傍圧痛 ---- ○ ---- 小腹不仁

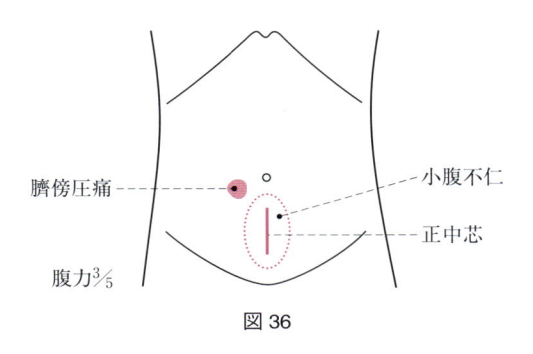

---- 正中芯

腹力 3/5

図 36

下肢にわずかに浮腫を認める。

脈は沈・やや弱。舌は著変がない。

腹力は中等度で，図 36 に示すような所見がある。

治療経過 小腹不仁は腎の衰えを指示する。全身倦怠感があり，口渇がないことから腎の陽気が衰えた病態と考え，牛車腎気丸を投与した。

約1カ月の服用で諸症状は半減した。この方剤を服用していると，仕事もスムーズにこなせるとのことで，1年後の現在も断続的にではあるが，服用中である。

●● 腎の異常の治療方剤

病態	特異的症候	適応方剤
腎陽気虚	易疲労，腹痛，腰痛，下肢の冷え，陰萎	右帰飲
	易疲労，腰痛，下肢痛，浮腫，陰萎，下肢の冷え	牛車腎気丸
腎陰液虚	めまい感，耳鳴り，咽痛，口渇，腰脚の筋力低下，手足のほてり，失精	六味丸
	腰脚の筋力低下，口内乾燥，盗汗，口渇，皮膚枯燥	左帰飲
	視力低下，目の乾燥感，めまい感，腰脚の筋力低下	杞菊地黄丸
腎陽気・陰液両虚	易疲労，思考力の低下，健忘，腰痛，下肢痛，陰萎，口渇，全身の冷え，浮腫，夜間頻尿	八味地黄丸

○臨床の眼○

〔1〕牛車腎気丸の膀胱過活動における抑制作用が報告されている.
- 石塚修ほか:ラットにおける酢酸誘発膀胱過活動における牛車腎気丸の抑制作用の検討,日本脊髄障害医学会雑誌,18:168-169,2005
- 小串哲生ほか:過活動膀胱に対する牛車腎気丸の作用(EFFECT OF CHINESE HERBAL MEDICINE ON OVERACTIVE BLADDER),泌尿器科紀要,53:857-862,2007

〔2〕高齢者の骨粗鬆症に対して,牛車腎気丸が有効との報告がある.
- 大萱稔:退行期骨粗鬆症と牛車腎気丸などの八味丸,漢方と最新治療,12:317-322,2003

〔3〕腎は生殖能を司るが,不妊女性の卵巣機能の改善に八味地黄丸が有効であったという報告がある.
- 志馬千佳ほか:アンチエイジングを目的とする"八味地黄丸"により妊娠に至った難治性不妊50症例の検討,産婦人科漢方研究のあゆみ,25:99-105,2008

〔4〕更年期症状に牛車腎気丸が有効であったとの報告がある.
- 西村公宏ほか:当科更年期外来における牛車腎気丸の使用経験,産婦人科漢方研究のあゆみ,22:98-101,2005

〔5〕更年期症状に牛車腎気丸や八味地黄丸が有効であったとの報告がある.
- 三好端:更年期・老年期女性の不定愁訴に対する八味地黄丸の使用経験,産婦人科漢方研究のあゆみ,17:128-130,2000

〔6〕腎虚の症状の1つに毛髪の脱落があげられるが,脱毛症に八味地黄丸が有効な症例があるとの報告がある.
- 森原潔ほか:脱毛症における八味地黄丸の有効性の検討,漢方医学,34:176-181,2010

〔7〕八味地黄丸がdehydroepiandrosterone sulfate(DHEAS)値を上昇させるという報告がある.
- 伊藤隆ほか:副腎皮質ホルモンに及ぼす八味地黄丸の影響,和漢医薬学雑誌,15:155-160,1998
- 伊藤隆ら:八味地黄丸のDHEASに対する影響,和漢医薬学雑誌,14:412-413,1998

〔8〕六味丸が有効な老人性膣炎がある.
- 井上滋夫ほか:六味丸の老人性膣炎治療効果,産婦人科漢方研究のあゆみ,17:140-145,2000

〔9〕八味地黄丸が子宮脱の術後不快感に有効な症例があるとの報告がある.
- 織部和宏ほか:子宮脱の術後不快感に対する八味地黄丸の効用,月刊漢方療法,10:282-288,2006

〔10〕八味地黄丸が糖尿病性腎障害を軽減させるとの報告がある。
- 山辺典子ほか：八味地黄丸の成分サンシュユのイリドイドグリコシド及び低分子量ポリフェノール画分のストレプトゾトシン誘発糖尿病ラットに対する抗糖尿病効果, *Biological & Pharmaceutical Bulletin*, 30：1289-1296, 2007

〔11〕八味地黄丸に糖尿病に対する高血糖抑制効果があるとの報告がある。
- 廣谷芳彦ほか：八味地黄丸がストレプトゾトシン誘導性糖尿病ラットの高血糖に及ぼす効果, *Biological & Pharmaceutical Bulletin*, 30：1015-1020, 2007
- 廣谷芳彦ほか：ストレプトゾトシン誘発糖尿病ラットの腸機能に対する八味地黄丸の効果, 薬学雑誌, 127：1509-1513, 2007

〔12〕腎は生殖能を司るが，これは性欲のコントロールと共に精子の産生等にもあずかることが推測される。このような視点から乏精子症へのアプローチが報告されている。
- 大橋正和ほか：男子不妊症に対する牛車腎気丸療法の効果　精液自動分析装置を用いた精液所見, 日本不妊学会雑誌, 39：204-209, 1994

第4章

陰陽・虚実・寒熱・表裏による病態の認識

1. 陰陽の認識
2. 虚実の認識
3. 寒熱の認識
4. 表裏の認識

1 陰陽の認識

> **認識の要点**
>
> 生体は気血水および五臓の働きによって恒常性を維持している。この生体に外乱因子が加わった場合，基本的に2型の生体反応の様式があることを認識する方法論が陰陽二元論である。
>
> この陰陽二元論は，古代中国における自然観照法が医学に導入されたものである。この古代哲学における陰陽の相対的認識をまとめると，表のようになる。
>
> | | 宇宙 | | 日照 | | 季節 | 温度 | 性別 | 運動 | | | |
> |---|---|---|---|---|---|---|---|---|---|---|---|
> | 陽 | 天 | 太陽 | 昼 | 日なた | 春夏 | 暑い | 男 | 上昇 | 外向 | 拡大 | 運動 |
> | 陰 | 地 | 月 | 夜 | 日かげ | 秋冬 | 寒い | 女 | 下降 | 内向 | 収斂 | 静止 |
>
> このような相対的認識法を基盤として，疾病状態の生体反応の様式としての陰陽の病態は，次のように定義される。
>
> 〈陰陽状態の定義〉
>
> 気血水および五臓の働きによって維持される生体の恒常性が乱された場合，生体の呈する修復反応の性質が総じて熱性，活動性，発揚性のものを陽の病態(陽証)という。これに対して，総じて寒性，非活動性，沈降性のものを陰の病態(陰証)という。

典型的症例

1. 陽の反応様式を呈した一例

　61歳，会社役員。顔面ののぼせ感，肩こり，易疲労を主訴に来院。2年前より高血圧傾向(150/96 mmHg)を指摘され，また尿糖も少し出ているといわれたが，多忙のため放置していた。最近，易疲労感が強くなり，また顔面ののぼせ感も出現したため，知人の紹介で当部を受診した。

　身長 165 cm，体重 71 kg，体温 36.8°C，血圧 158/100 mmHg。赤ら顔で，特に上半身の熱感が著しい。僧帽筋が強く緊迫しており，いわゆる卒中体質を思わせる。血糖値は空腹時 140 mg/dl。グリコヘモグロビン A_1 は10.2％。尿糖(＋)である。眼底所見は H_1S_2，Scott 分類は 0。神経学的には異常を認めない。肝機能障害はない。

　自覚的には暑がりで，冬でも暖房は嫌いで，薄着で暮らしている。また冷水を好み，ビールを愛飲している。会食の機会が多く，酒とカロリーの高い食事をしているとのことである。

　脈は有力で弦，舌は赤味が強く，腫大しており，全面が白黄苔に被われている。腹力は中等度よりやや充実しており，軽度の心下痞鞕と，下腹部と臍傍に圧痛がある(腸管の圧痛を思わせるものであった)。

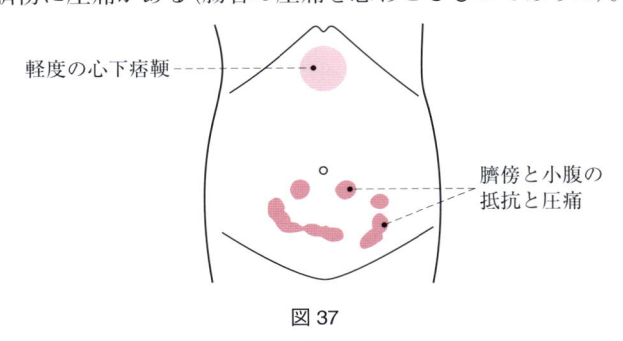

軽度の心下痞鞕

臍傍と小腹の抵抗と圧痛

図 37

検 討　本症例は自覚的に暑がる，冷水を好む，温熱刺激を嫌うなどの熱候がある。また，他覚的にも顔面の紅潮，四肢に冷えがなく，症状が発揚性で，上半身の愁訴が主体をなしており，陽の病態である。

治療経過　食事のカロリー制限，減塩，運動を指示し，黄連解毒湯を投与した。1カ月後に体重が 2 kg 減じ，血糖値も空腹時 124 mg/dl となった。顔

面の熱感も半減し，熟睡できるようになった。以後，同処方で経過観察中である。

> **典型的症例**
>
> ### 2. 陰の反応様式を呈した一例
>
> 　54歳，薬剤師（薬局経営）。気管支喘息を主訴に来院。6年前，インフルエンザに罹患，以後，咳嗽が遷延化したが，次第に喘鳴を伴うようになった。気管支拡張剤硫酸オルシプレナリン（アロテック）の服用で小康を得たが，半年後に再び感冒様症状と共に強い喘息発作が起こり，近医に入院した。以後，気管支拡張剤テオフィリン（テオロング），祛痰剤，吸入剤の治療を受けているが，テオロング1日800 mgを服用しないと日常生活ができない状態で，動悸，手のふるえ，水様の喀痰，全身倦怠感も増強したとのことで当部を受診した。
>
> 　身長155 cm，体重50 kg，体温36.1°C，血圧122/70 mmHg。顔面は浮腫状，蒼白で，口唇に軽度のチアノーゼがある。呼吸音は全肺野に乾性ラ音がある。全身に冷えを認め，特に四肢末梢の冷えが著しい。
>
> 　脈は沈細で渋（脈速が遅い）。舌は淡白紅で，全体が青紫色を帯びており，薄く湿潤した白苔がある。腹力は軟弱で，心窩部が全体に板状に硬い（図38）。
>
> 心下痞堅 ------
>
> ------ 臍上悸
>
> 図38
>
> 　血液ガス分析値は Po_2 82 torr，Pco_2 48 torr，pH 7.32
>
> 　血液電解質，生化学に異常はない。血算では白血球数 $7,800/mm^3$，赤血球数 $387万/mm^3$，Hb $10.2 g/dl$，Ht 32%で，小球性低色素性貧血を認める。

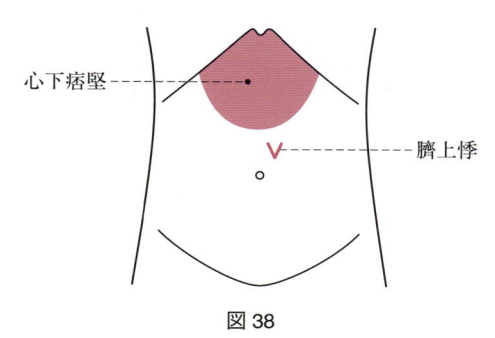

検 討 顔面が蒼白で，低体温傾向にあり，四肢が冷え，脈が沈んで細く，渋る。すなわち症状が沈降性で寒性で，陰の病態である。

治療経過 身体を温め気血を補うため四逆湯を主方とし，肺の気血のうっ滞を取り除く茯苓杏仁甘草湯を副方として兼用した。テオロングと吸入は適宜に用いてよいと指示した。服用を開始した当日から，呼吸困難が半減し，身体が温まり，よく眠れるようになった。服薬開始6カ月後にはテオロングを服用しなくともよい日がみられるようになり，また初診時みられた心下痞堅もきわめて軽微になった。

●● 陰陽の診断基準

A	暑がりで，薄着を好む，首から上に汗をかく	＋20
	冷水を好んで多飲する	＋10
	顔面が紅潮・眼球の充血	＋10
	高体温(36.7℃以上)傾向	＋10
	舌尖が赤い・舌苔が乾燥	＋10
	数脈	＋5
	脈が浮(軽く按じてよく触知できる)	＋5
	胸脇苦満	＋5
	下痢に伴う肛門の灼熱感	＋10
	排尿に伴う尿道の灼熱感・高張尿	＋10
	便臭が強い	＋5
B	寒がりで，厚着を好む	－20
	電気毛布など温熱刺激を好む	－20
	顔面が蒼白	－5
	低体温(36.2℃以下)傾向	－10
	背部・腰部・首の周囲を寒がる	－10
	四肢末梢が冷える(自覚的または他覚的)	－5
	脈が沈(深く按じないと脈を触れない)	－5
	脈が渋(脈速が遅い)で遅脈	－5
	聞きとりにくいうわごとをブツブツという	－5
	不消化の下痢便で，肛門の灼熱感を伴わない	－5
	兎糞・便臭の少ない便	－5
	低張尿が頻回に多量に出る	－10

判定基準 A項，B項のすべての総計が＋35点以上を陽の病態，－35点以下を陰の病態とする。ただし，いずれも症状が顕著に認められるものに当該のスコアを与え，程度の軽いものには各々の1/2を与える(「・」で結ばれた症状はいずれか1つあればよい)。

2 虚実の認識

認識の要点

　生体が外乱因子によって歪みを受けたとき，その修復反応のために動員された気血の力によって低反応型と高反応型とを分かつ考え方が虚実の認識である。

　虚実は古代中国における軍事用語にも用いられたが，実とは，充実，堅実の意であり，修復反応の場が気血に満ちている状況である。通常，hypertonus，hyperreactivity に通じる。他方，虚とは，空虚，虚弱の意で，反応の場における気血の力が乏しい状況である。通常，hypotonus，hyporeactivity に通じる。

　虚実の2型の反応様式は，生体に加えられた外乱因子の力と，反応を支える生体全体の気血の状態との2要素により規定される。したがって，医学用語としての虚実は，次のように定義される。

〈虚実の病態の定義〉

　虚の病態（虚証）とは，生体が外乱因子による歪みを受けた場において動員しえた気血の力が弱い病態であり，一般的には生体全体の気血の量の水準が低いことを背景としたものである。

　実の病態（実証）とは，生体に加わった外乱因子が強力で，これに対して動員された気血の力が旺盛な病態である。一般的には，生体全体の気血の量の水準が高く維持された状況を背景として成立する。

1．陽証で実証の一例

典型的症例

不眠に柴胡加竜骨牡蛎湯

　51歳，女性，精密器械組立工。不眠を主訴に来院。2年前，職場の対人関係がうまくいかないことがあって以来，入眠障害があり，熟睡ができず，夢見が多い毎日となった。近医より抗うつ剤（塩酸アプロチリン）

と入眠剤(エスタゾラム)の投与を受け，入眠はできるようになったが，抗うつ剤を服用すると日中，注意力が散漫になり，かつ眠気を催すので，指定された量は服用できなかった。

最近，入眠剤1錠では眠れなくなり，2錠を常用している。翌朝，身体がだるく，起きるのがつらい。このまま薬が増えていってしまうと思うと不安になったとのことで受診した。

また同じ頃よりかぜをひきやすくなり，月に一度の割りで，くしゃみや頭痛があるという。

5年前，子宮筋腫で子宮全摘術，その後，狭心痛があり，狭心症と診断され加療したことがある。

家族構成は夫と24歳の娘，21歳の息子がおり，家庭内には特に問題はない。

ハキハキと自分の症状を訴え，眼光も充実している。身長155 cm，体重60 kg，体温36.6℃，血圧132/88 mmHg，暑がりで赤ら顔，首が太い。脈はやや沈，実。舌は舌尖が赤く，全体に暗赤色で腫大し，軽度の地図状の白苔で被われている。腹力は充実し，**図39**のような所見がある。

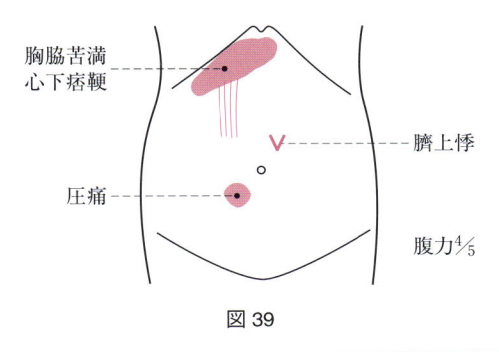

図39

胸脇苦満
心下痞鞕

臍上悸

圧痛

腹力4/5

検 討 陰陽の診断基準(101頁)にしたがうと，暑がり+20，赤ら顔+10，舌尖が赤い+10，胸脇苦満+5，便臭が強い+5，脈沈−5で総計45点で，明らかな陽証である。

またハキハキと自分の症状を訴える，眼光も充実していることは気虚の状態ではなく，生気がよく保たれていることを示唆する。主訴は不眠であるが，この原因は腹部に明らかな胸脇苦満のあることから，五臓のうちの肝の

働きに異常があることが考えられる。すなわち外乱因子の作用の主座は胸脇部である。胸脇苦満が明らかで，腹力も脈力も充実していることから，本症は実証である。

治療経過 柴胡加竜骨牡蛎湯を投与した。初診時の血液生化学検査で AST 46 KU，ALT 64 KU，γ-GTP 35 IU/l，で軽度の肝障害がみられたので，抗うつ剤を中止し，入眠剤もなるべく服用しないように指導した。服薬後，数日間は入眠できない日が続いたが，次第に熟眠が得られるようになり，3カ月後には肝機能も正常化し，入眠剤も不要となった。

2．陰証で虚証の一例

典型的症例

腹部膨満感に大建中湯

43歳，主婦。3年前，卵巣腫瘍の摘出術を受け，術後，化学療法を3クール受けた。その後，右下腹部にガスの溜り場のようなものができ，1日中右腹のひきつれ感がある。臍周囲が常時ムクムクと動き蛇がいるような感じがある。腹がゴボゴボ，シャーと鳴り，何ともいえぬ不快な感じがする。腹が張って苦しいので排便を試みるが，ガスは出ず，苦しさは軽快しない。3カ月前からは胃のあたりに空気が溜り，胃が圧迫されて嘔気を催すようになった。排便は1日1回，普通便だが，排便後20〜30分すると胃の圧迫感が出現するという。

この他，自覚症状としては，冬には電気毛布を常用し，疲れやすく，薄い尿で回数が多い，手足が冷える，目が疲れるなどの症状がある。

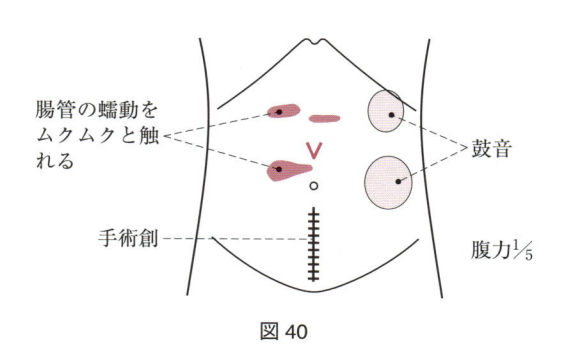

図40
腸管の蠕動をムクムクと触れる
鼓音
手術創
腹力 1/5

生来虚弱な体質で，幼少時に肺結核症，7歳時，急性腎炎の既往がある。また15年前より慢性甲状腺炎の診断を受け，経過観察中である。
　身長157 cm，体重46.5 kg，体温36.1°C，血圧110/70 mmHg。蒼白な顔貌で，眼光に力がない。脈は沈・細・弱。舌は淡白紅で湿潤した白黄苔が厚く被っている。腹力は軟弱で，図40に示すような所見がある。
　注腸X線造影ではS状結腸に癒着像があり，結腸脾曲部が延長し，蛇行している。内臓は全体に下垂傾向である。

検　討　陰陽の診断基準にしたがうと電気毛布の常用−20，手足の冷え−5，低体温傾向−10，脈が沈−5，薄い尿が頻回に出る−10，総計−50点で明らかな陰証である。

　幼少時より虚弱で，結核や腎炎の既往があり，疲れやすい，脈が弱いなど生気の衰えを基盤に有している。

　病変の主座は腹部にあるが，腸が蛇のようにムクムクと動く，腹力が軟弱なことは，この部の気血の力が弱いことを示す症候である。すなわち本症例は，陰証で虚証の病態と考えられる。

治療経過　大建中湯を投与した。服薬直後より腹部の温まりを感じ，3日後には胃部の不快感と腸の蠕動亢進は消失した。1カ月後には右腹部のひきつれ感も軽減。全身倦怠感も消失した。

•• 虚実の診断基準

全身的な気血の水準の評価	評点		評点
眼光・音声に力がある	+5	眼光・音声に力がない	−5
		気力がない・倦怠感	−10
脈が充実	+20	脈が無力	−10
腹力が充実	+10	腹力が軟弱	−10
皮膚の色つやがよい	+5	皮膚の色つやが悪い	−5
局所的な気血の動員量の評価			
皮疹の発赤・腫脹・疼痛	+10	自然発汗の傾向	−5
激しい疼痛（胸痛・腹痛など）	+20	盗汗（寝汗）	−10
疼痛部位の筋肉の硬結（しこり）	+10	胃部振水音	−20
便臭の強い便秘	+10	便臭の少ない便秘	−10
圧痕がすみやかに回復する浮腫	+10	圧痕が回復しにくい浮腫	−10
牛角胃	+10	胃下垂・内臓下垂	−20

判定基準 いずれも顕著に認められるものに当該のスコアを与え，軽度なものには1/2を与える。すべての項目の評点を合計し，＋30点以上を実証，－30点以下を虚証とする。いずれにも該当しないものを虚実間証とする。

1）虚実の成立過程

虚実の成立過程を図示すると，図41のようになる。

すなわち，外乱因子（fs）の加わった時点での生体側の条件に差があり，④すでに気血の量が低水準の者（気虚あるいは血虚の状態）と，回ほぼ正常の水準の者とがある。

このfsに対し，生体の反応（fp）が発働する。fpが弱い，低反応性の病態Ⓐの場合が虚の病態である。他方Ⓒのように，fsも強力でfpも強力な病態が実の病態である。

図のⒷに示すように実と虚の病態の中間の型も存在し，これを虚実間の病態と定義する。

これを生体に加わった外乱因子の側からみると，実の病態は強力な外乱因子の存在を前提として成立する。なぜならば外乱因子がさほど強力でなく，生体の気血量の水準が十分に高ければ歪みは短時間で修復され，病的状態は長期化せずに治癒し，正常状態に戻るからである。

外乱因子がさほど強力ではないにもかかわらず病的状態が持続するのは生体の気血の水準が，外乱因子の加わる以前から低下していた④の場合であり，虚の病態が発現する。もしこのような気血の水準が低下した状況下において強力な外乱因子が作用したならば，生体は極度に疲弊して死に至るか，著しく虚の状態を呈することになる。

虚の状態はまた，闘病反応の継続のために生体が疲弊しても発現する。また逆に，生体の反応が時間を追って賦活され，当初に虚であったものが，実の反応をとることもときにみられる。つまり虚実は固定的なものではなく，生体と外乱因子の力関係の中で，時と共に変化するのである。

実地臨床の場では外乱因子の力（fs）を捕捉することは困難であり，生体の反応力（fp）を生体情報としてとらえることになる。したがって，虚実の病態は，ある時点で生体の歪みの場に動因された気血の力（fp）で表現されるべき性質のものである。

近年，刊行されている中医学（中国伝統医学）の成書は，古典を踏襲して，

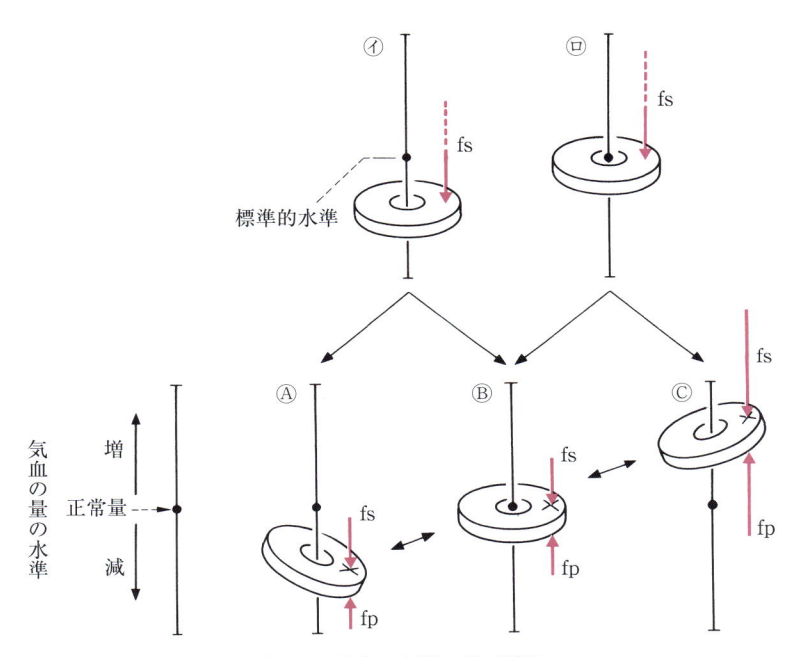

図41 虚実の病態の成立過程

反応の場における 気血の力	虚証	虚実間証	実証
生体反応の性質	陰証		陽証

注） fs＝外乱因子の力　　fp＝外乱因子に対抗する気血の力

　虚実を「正気の衰えたものを虚といい，邪（外乱因子）の盛んなものを実という」と記している。しかし，これは1つの対立した事象を定義するに当たって正気（気血の量の水準）という尺度と，これとは別の外乱因子の強度という尺度とを混同して用いている点で矛盾しており，その意図するところに誤りはないとはいえ，学問的な定義としては不適切である。

　またわが国の漢方医学では，外乱因子が加わる以前の生体の条件をも含めて④と®の状態を共に虚証とし，他方，気血の水準が平素からやや高い者と©の病態を共に実証としている傾向にあるが，虚実は病的状態の認識に限定すべきであって，正常に生活している状態までもこの概念に含めることは学問的には不適切である。

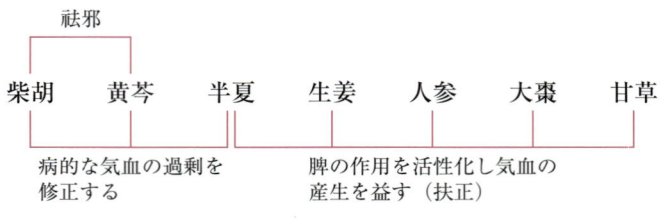

```
        祛邪
   ┌────┴────┐
   │         │
  柴胡  黄芩  半夏   生姜   人参   大棗   甘草
   └────┬────┘   └──────────┬──────────┘
  病的な気血の過剰を      脾の作用を活性化し気血の
  修正する              産生を益す（扶正）
```

図42　小柴胡湯の処方構成

2) 虚実の治療原則

① 虚証の場合　生体の気血の量を増すことが基本的手段である。これを補（ほ）という。

一般には，脾の作用を高め，気血の産生を促すことが行われるが，五臓のいずれかの機能が損なわれている場合にはその回復も図る。

また生体全体の機能が低下し，冷えを呈しているような場合には，生体を温め，代謝を賦活する。これを温補（おんぽ）という。

② 実証の場合　外乱因子の除去を図り，併せて気血の局所的な病的過剰状態を修正することが基本的手段である。これを瀉（しゃ）という。

しかし，気血の病的過剰状態は生体の防衛機転としては当然のことであり，場合によってはさらに気血の動員が必要なこともある。したがって闘病反応を維持するための後方援助として気血の産生を促す方法を同時に採用することも稀ではない。すなわち外乱因子（邪）を除去し，正気を補うことも局面によって行われる（扶正祛邪）。

例えば小柴胡湯をみると，扶正祛邪の構成であることがわかる（図42）。

3) 陰陽と虚実の関係

陰陽と虚実の概念の相違についてもときに混乱があるので，ここで整理しておきたい。

虚実は歪みの場における生体の修復反応の認識であり，基本的には局所の問題である。一方，陰陽はその結果として生体全体が呈する総合的な反応の性質である。

生体はあくまで整合性をもった1つの有機体であるので，この両者は当然のことながら密接に関連している。すなわち，局所反応が実証の場合には，生体全体としては陽証を呈することが可能性として最も多くなり，他方局所

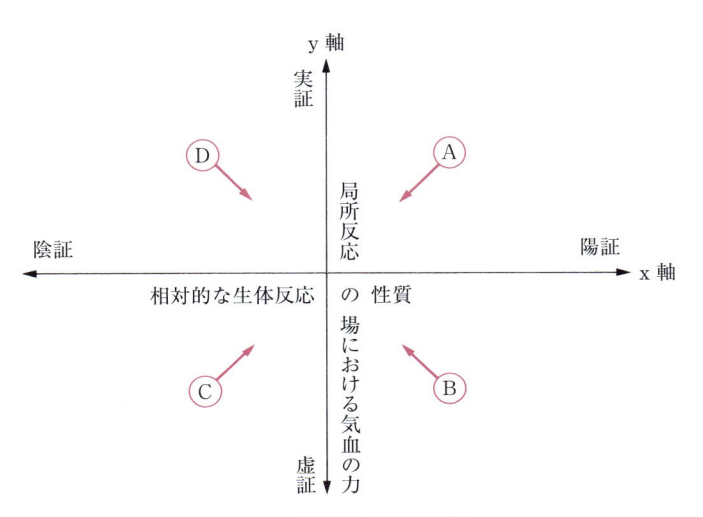

図 43 陰陽と虚実の関係
生体反応の出現頻度 Ⓐ＞Ⓑ≒Ⓒ≫Ⓓ の順である。その理由については本文に詳説した。また各方剤は各々の作用ベクトルを有しており、すべて原点へ向けて生体の歪みを修正する方向で作用する。

反応が著しい虚証を呈する場合には，陰証のことが多いことになる。これを陰陽の側からみると，生体反応の全体的性質が陰証で，局所反応が実証になることは比較的に稀である。附子粳米湯，烏頭湯，大黄附子湯，解急蜀椒湯，桂枝加芍薬大黄湯などの適応となる病態がこれであるが，頻度としては少ない。

この両者の関係を図示すると，図 43 のようになる。

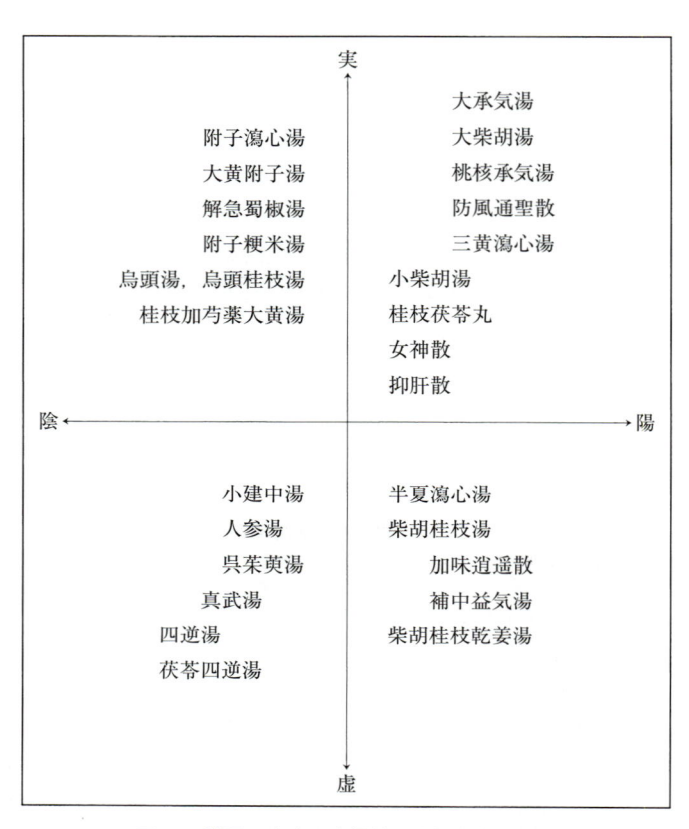

```
                          実
                          ↑
                                  大承気湯
                                  大柴胡湯
              附子瀉心湯            桃核承気湯
              大黄附子湯            防風通聖散
              解急蜀椒湯            三黄瀉心湯
              附子粳米湯
       烏頭湯，烏頭桂枝湯           小柴胡湯
         桂枝加芍薬大黄湯           桂枝茯苓丸
                                  女神散
                                  抑肝散
  陰 ←─────────────────┼─────────────────→ 陽

                 小建中湯          半夏瀉心湯
                   人参湯          柴胡桂枝湯
                 呉茱萸湯          加味逍遥散
                   真武湯          補中益気湯
                   四逆湯          柴胡桂枝乾姜湯
                 茯苓四逆湯

                          ↓
                          虚
```

図44　陰陽・虚実の座標軸と各種方剤の位置

●● 陰陽・虚実による方剤の分類

　正常状態を原点とし，陰陽と虚実とを二次元に試みに展開すると，**図44**のようになる。例えば，大承気湯は裏に病変の主座があり，一方，小柴胡湯のそれは半表半裏にある。したがって，これらの方剤の位置づけを平面的には論じられないが，この相違を無視して二次元的に投影すると図44のような位置関係にあるわけである。患者が呈している病態が陽証か陰証か，実証か虚証かを診断することによって，用いるべき方剤がおおよそ指示されることになる。各方剤のもつ二次元的な位置づけをあらかじめ知っておくことも臨床上有用である。付録の方剤解説の〔病態〕の項にはこの位置づけを記した。

3 寒熱の認識

認識の要点

　生体が外乱因子によって恒常性を乱された場合，生体が呈する病状が熱性(熱感，充血，局所温度の上昇)であるか，寒性(冷感，冷え，血流低下，局所温度の低下)であるかを分かつ考え方が寒熱の認識である。

　寒熱の認識は陰陽の認識の一部を構成する要素であるが，もっぱら局所的な病状の認識法として用いられる言葉である。

　例えば，身体の上部に熱感があり下半身に冷えがある場合には，上熱下寒と表現され，生体の呈する病状が一語で示される。

　また，次節で述べる表裏の部位の病状についても，表寒，表熱，裏寒，裏熱，表熱裏寒などと表現される。

　臓腑についても，胃熱，肺熱，肺寒の病症と表現される。

　寒熱の認識によって，総じて陰と陽とに分けられる闘病反応の認識に局所的な病症の要素が加えられ，治療薬剤の具体的指示が与えられることになる。

1. 上熱下寒の一例

典型的症例

慢性肝炎に柴胡桂枝乾姜湯

　41歳，男性，美術商。慢性肝炎の和漢薬治療を希望して来院。

　5年前，全身倦怠感と食欲不振が出現し近医を受診，AST 102 KU，ALT 98 KU，γ-GTP 60 IU/l，T-Bil 1.6 mg/dl で，慢性肝炎(非A非B型)と診断され，4カ月間の入院加療を受けた。

　以来，肝疵護剤とグリチルリチン製剤の静注療法などを受けてきたが，AST, ALT は 100 KU 前後のまま推移している。

　最近，全身倦怠感が増強し，肩こり，食欲不振，口の苦みが現れた。

　身長 167 cm，体重 63 kg，血圧 124/82 mmHg，脈拍 72/分，黄疸はない。肝は右鎖骨中線で3横指，硬く触れる。

顔面は紅潮し，口唇が乾燥しており，下肢の冷えが著しい。このような傾向は以前よりあり，冬場に暖房のある部屋に入ると，顔面の熱感が著しくなる。また夏場は冷房のきいた室内にいると足が氷のように冷たくなり，このため厚手の靴下と，股引きを常用しているという。電気毛布はのぼせが強くなり，用いない。舌は舌尖部が赤く，乾燥した白苔がわずかにみられる。脈は浮弦弱，腹力は中等度よりやや弱く，図 45 のような所見がある。

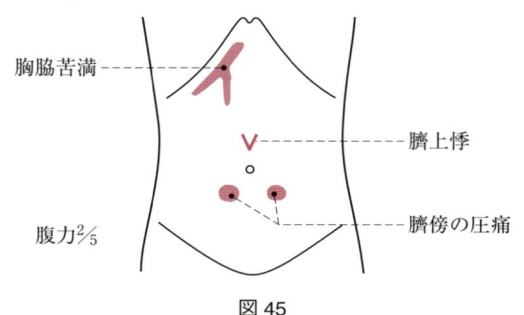

胸脇苦満
臍上悸
臍傍の圧痛
腹力 2/5

図 45

　GOT 98 KU，GPT 96 KU，γ-GTP 48 IU/l，T-Bil 1.4 mg/dl。貧血はなく，検尿など他の諸検査には異常がない。

検討　非 A 非 B 型の慢性肝炎例である。典型的な上熱下寒の症状を呈するために本症では，陰陽の判断が難しいが陽証のポイントが高く，総じて陽証である。冷えがあるからといって，ただちに陰証としてはならないことを示す事例である。

治療経過　柴胡桂枝乾姜湯を投与した。1 カ月の服用により，全身倦怠感や下肢の冷感が半減し，4 カ月後には GOT，GPT も 60 KU 前後となり，仕事もほぼ従前どおりできるようになった。2 年を経過して GOT，GPT は 40 KU 前後となっているが，現在も続服中である。

方剤の解説　上熱下寒は気逆（31 頁）の一型であり，桂枝と甘草の配剤された方剤（柴胡桂枝湯，柴胡桂枝乾姜湯，苓桂朮甘湯，桃核承気湯，当帰四逆加呉茱萸生姜湯），あるいは黄連湯などの黄連の主剤となるもの，あるいは加味逍遙散のような梔子の配剤された方剤で対処しうることが多い。また防已黄耆湯や，五積散を用いる病症でも上熱下寒は 1 つの目標となる。本症例では，やや弱い腹力，軽度の胸脇苦満，腹動，肝の亢ぶり（易怒性）と，上熱下

寒から柴胡桂枝乾姜湯を用いたのである。

2．肺熱の一例

> **典型的症例**
>
> **感冒後の咳嗽に麻杏甘石湯**
>
> 　24歳男性。病院職員。咳嗽を主訴に来院。約10日前に感冒様症状（発熱，悪寒，咽痛）あり，市販の感冒薬を3日ほど服用したところ諸症状は軽快した。しかしその後，軽度の咳嗽が残り，一昨日，残業をしたところ，昨日より咳嗽が悪化し，黄色の喀痰が出るようになった。また夜半に喘鳴と呼吸困難のため覚醒したという。
>
> 　身長 172 cm，体重 72 kg，体温 36.7°C，血圧 118/70 mmHg。やや赤ら顔で，身体の芯に熱感を自覚する。粘った汗が出る。口渇があり，冷水を好む。呼吸音は正常，胸部X線写真には異常はない。白血球数 6,800/mm^3，赤沈 17 mm/時。
>
> 　舌は正常紅舌で，わずかに白苔がある。
>
> 　脈はやや浮いており，充実。
>
> 　腹は中等度で，粘った汗が腹壁にみられる他は著変がない。

検　討　感冒に伴った急性気管支炎と考えられる。口渇があり，冷水を好み，身体の奥に熱感を自覚するのは，裏熱の症候である。これに伴ってみられる黄色の喀痰と咳嗽は肺熱の症候と考えてよい。

治療経過　麻杏甘石湯を投与した。抗生物質の適応とも考えられたが，炎症反応は著しくなく，また病院の職員でもあり，悪化の兆しがあったら抗生剤をと考えて，投与しなかった。

　服薬直後より痰の切れがよくなり，咳嗽も軽快し，服薬4日間でほぼ全治した。

方剤の解説　麻杏甘石湯は麻黄・杏仁・甘草・石膏で構成されている。麻黄と甘草の組み合わせは甘草麻黄湯として1つの方剤として位置づけられており，鎮咳と気管支拡張作用がある。石膏は肺熱をはじめとする身体内部の熱をさます効能がある。杏仁は祛痰・鎮咳の効能をもつ。したがって麻杏甘石湯は肺に熱のある気管支炎に用いられる。

麻杏甘石湯にさらに鎮咳作用のある桑白皮を加えた方剤が五虎湯である。
　類方としては越婢湯があり，これも麻黄と石膏を配剤した方剤である。感冒の初期から咳嗽を伴う場合で，かつ関節痛などを訴える例では越婢湯が適応となる。
　小青竜湯は肺熱の状態は軽度で，心窩部に水滞のあるものに用いるが，気管支喘息の症例には小青竜湯に麻杏甘石湯を合方して用いてよいことがある。

3．裏寒の一例

典型的症例

慢性の下痢に四逆湯

　62歳，女性。下痢を主訴に来院。約20年前に胃潰瘍の診断を受け，胃の部分切除を受けた。以後，軟便傾向であったが，2年前より水様便が1日2～3回あり，体重もこの2年間で48 kgから42 kgに減少した。胃疾患の再発を疑われ，6カ月前，胃のバリウム造影を行ったが異常所見はなかった。この検査の後からさらに下痢は悪化し，最近では少量の下痢便が1日3～4回に増したという。

　身長156 cm，体重41 kg，体温36.2℃，血圧98/62 mmHg。やや蒼白な顔面であるが，四肢の冷えはなく，一見してさして病的な状態とは思えない。便臭は少なく，消化便である。

　血液学的検査はHb 11.0 g/dl，赤血球数387万/mm^{3}と軽度の貧血傾向がある他は，総蛋白7.0 g/dl，アルブミン4.6 g/dlと正常である。血清アミラーゼ値も正常で，甲状腺機能にも異常はない。便中の脂肪滴も増加しておらず，便潜血も陰性である。

　舌はやや淡白紅で，わずかに腫大し，無苔。
　脈はやや沈み，虚実は中間。
　腹力はやや軟弱である他は，みるべき所見がない。

検　討　胃切除後の下痢症状は五臓論でいう脾胃の作用の弱まりであることが多い。本症例もこれに該当すると思われる。特に胃のバリウム造影などは和漢診療学の見地からすると胃腸を冷してしまう操作である。すなわち消

化管の循環動態や消化管壁の代謝レベルを低下させることになる。このような病態を裏寒という。本症は裏寒による下痢症と考えてよい。

治療経過 裏寒を去る目的で四逆湯を投与した。四逆湯は温薬あるいは熱薬と呼ばれる乾姜と附子に，甘草を加えた三味の方剤である。

本方を服用した直後より腹の温かさを自覚し，翌日には下痢の回数は2回となり，2週間の服薬で便が正常の硬さとなり，回数も1回となった。その後，冬に向かい，手足の冷えを自覚するようになったことと，貧血傾向が改善せず体重の増加も2kgに止まったので，人参と茯苓を加味して茯苓四逆湯とした。約6カ月の服薬で体重は45kgになり，Hb 12.8 g/dl，赤血球数420万/mm^3 と改善したため，廃薬とした。

方剤の解説 裏寒を去る目的で用いる生薬には，乾姜，呉茱萸，蜀椒，附子，烏頭，当帰などがある。気虚の治療によく用いられる人参湯や呉茱萸湯も裏寒を改善する効能がある。また大建中湯，当帰建中湯，当帰四逆加呉茱萸生姜湯，真武湯などもこの目的で用いられる。

●● 寒熱の診断

熱証	顔面の充血，紅潮 局所の充血，熱感(関節，眼球，皮疹，胃粘膜など) 拍動性で灼熱感のある疼痛 口渇(冷水を好む) 分泌物，排泄物の色が濃く，臭が強い 頻脈の傾向 胸やけ，口臭，口が苦いなどの症状 排尿時の灼熱性疼痛 しぶり腹(裏急後重)
寒証	顔面蒼白 局所の冷感(関節，腹部，背部など) 筋の攣縮 口渇はないか，温い湯茶を好む 分泌物，排泄物の色が薄く，臭いが少ない 徐脈の傾向 腰背部の冷感 四肢の冷感 水瀉性の下痢(不消化便) レイノー現象，凍瘡罹患傾向

注) 寒熱はあくまで局所の病状の表現であるので，スコア法は採用できない。

心下痞鞕(人参湯, 呉茱萸湯)や, 腸の蠕動亢進(大建中湯), 腹痛(当帰建中湯, 附子粳米湯), 四肢の冷え(当帰四逆加呉茱萸生姜湯)などの随伴症状が, 本症には一切みられなかったことから四逆湯としたものである。

●● 寒証・熱証の治療原則

熱はさまし, 寒は温めるのが基本原則である。しかし生体内に寒と熱が混在することも稀ではなく, 局面に応じた対処が必要である。代表的な病態と治療法について次表に記す。

病態	症候	治療生薬	代表的方剤
表仮寒証 (発熱前の仮の寒証)	脈浮, 頭痛, 項背のこわばり, 悪寒	桂皮, 麻黄, 紫蘇葉	桂枝湯 麻黄湯など (太陽病期の方剤)
表寒証	脈沈, 咽痛, 筋のこわばり, 水様鼻汁, 悪寒	細辛, 附子	麻黄附子細辛湯 桂枝附子湯 甘草附子湯・附子湯
表熱証	脈浮数, 赤ら顔, 頭痛	桂皮, 麻黄, 五味子	桂麻各半湯 苓桂味甘湯・越婢湯
裏寒証	脈沈, 腹痛, 下痢, 小便頻数	呉茱萸, 乾姜, 蜀椒, 当帰, 附子	四逆湯・大建中湯 附子粳米湯 当帰建中湯
表仮熱・裏寒証 (真寒仮熱)	頭痛, のぼせ, 顔面紅潮, 下痢, 腹痛	乾姜, 附子	桂枝人参湯 真武湯 通脈四逆湯
裏熱証	脈大実, 口渇, ねばる汗, 身体内部の熱感	石膏, 知母, 大黄, 芒硝	白虎加人参湯 大承気湯 桃核承気湯
半表半裏熱証	脈弦, 口苦, 口粘, 黄疸	柴胡, 黄芩, 黄連, 梔子, 麦門冬	三黄瀉心湯 大柴胡湯 麦門冬湯
半表半裏寒証	脈沈弱, 水様の鼻汁, 喀痰, 喘息	乾姜, 細辛	苓甘姜味辛夏仁湯 甘草乾姜湯
上熱下寒	脈細緊, 上半身ののぼせ, 下半身の冷え	桂皮, 黄連, 梔子	苓桂味甘湯 黄連湯 加味逍遥散

4 表裏の認識

> **認識の要点**
>
> 　表裏（ひょうり）の対立概念は，基本的には生体の部位を指示するものである。すなわち体表部付近を表といい，身体の深部，特に消化管付近を裏という。
>
> 　虚実や寒熱の概念と組み合わされて，表虚，裏実，表寒，裏熱などと病態が表現される。
>
> 　この表裏の概念は，急性熱性疾患の経過観察の中から導き出されたもので，その初期にしばしば出現する頭痛，悪寒，発熱，項背筋のこわばりと痛み，四肢の関節痛・筋肉痛などを表証（体表部に闘病反応の結果が表出されている）という。これに対して身体深部の裏証とは，腹満，下痢，便秘などの消化器症状と身体深部の熱感，稽留熱とせん妄などの症候から成り立っている。
>
> 　表と裏は対立概念であるが，実際の臨床の場ではいずれにも属さない症状もみられ，この部位を半表半裏の場といい，ここでみられる症候を半表半裏の証という。
>
> 　半表半裏証の症候としては，咳嗽，胸満感，胸痛，胸内苦悶感などの胸郭内の症状と，悪心，嘔吐，口苦，心窩部痛，季肋部痛など上部消化器症状とによって主として成り立っている。この他，表証とも裏証とも考えにくい諸症状は半表半裏の部の異常としてよい。
>
> 　このように表裏の概念は，① 身体の部位を示す解剖学的な側面で用いられる場合と，② 闘病反応の型式を表証，裏証の対立の中でとらえるという2つの側面をもつものである。

1. 表虚証の一例

> **典型的症例**
>
> **夜間の異常発汗に防已黄耆湯**
>
> 　54歳，女性，美容師。主訴は夜間の異常発汗。51歳で閉経したが，その頃から発作性の顔面紅潮と顔面・頭部の発汗が出現した。ホルモン剤の注射と自律神経調整剤（クロチアゼパム）の投与を受け，諸症状は改善したが，約1年前より夜間に発汗がひどく，発汗後の寒気で目が醒めるようになった。この寝汗のために2～3度パジャマを着替えなければならない日が続いている。汗の性状は粘稠性が低くサラッとしている。
>
> 　この他，自覚症状としては，軽度の全身倦怠感，かぜを引きやすい，ときに両膝関節痛がある。小便の量が少ない傾向にあるが，大便には異常がない。
>
> 　身長154 cm，体重60 kg，体温36.6℃，血圧132/90 mmHg。
>
> 　顔色は良好でわずかに紅潮している。軀幹部を中心に皮膚は全身的に湿潤しており，いわゆる自汗（自然発汗）の傾向がある。舌は正常紅舌で，湿潤した白苔が軽度みられる。脈はやや浮で弱い。
>
> 　腹力はやや軟弱で，図46のように膨隆している。
>
> 　血液生化学検査，甲状腺機能，赤沈値，RAテストなどに異常はない。
>
> ------- 膨隆
>
> 腹力2/5
>
> 図46

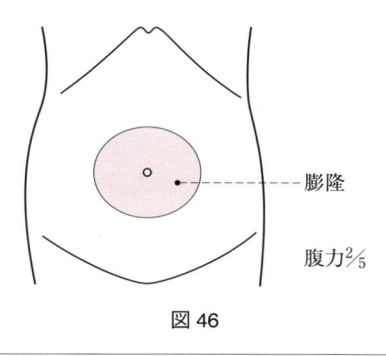

検討　過度の発汗は表の気血の不調による表虚の病態と，裏の熱によりもたらされるものとがあり，鑑別を必要とする。表虚証による汗は粘稠性に乏しく，またかぜをひきやすいなどの気虚の状態を伴うことが多い。裏熱証

による発汗は粘稠度が高く，べとついた汗で，小便の色が濃く，冷水を好むなどの症状を伴うのが原則である。

本症例は表虚証による異常な発汗であり，防已黄耆湯，桂枝加黄耆湯，玉屏風散など黄耆を配剤した方剤で対処しうるものである。黄耆には表の気血の不調を治し，汗を止める効能があり，また気虚を改善する作用があるからである。

治療経過 本症例には防已黄耆湯を投与した。尿量の減少と膝関節の疼痛から水滞の病症の併存が示唆されたからである。

本方服薬1カ月でパジャマの着替えは1回となり，約2年の服薬で寛解した。

2．裏実の一例

典型的症例

頭痛と肩こりに大黄牡丹皮湯

51歳，主婦。頭痛，肩こりを主訴に来院。約7年前より首すじのこりと，後頭部から前額部の痛みが出没するようになり，市販の鎮痛剤を常用するようになった。2年前，閉経したが，その前後より症状が一段と悪化し，鎮痛剤(セデスA)を連日用いている。

最近，イライラ感とのぼせ感も加わってきたため来院した。気分がいつもスッキリせず，肩こりも強い。小便はよく出るが，便通は4〜5日に1回で，腹満感があり，便臭が強い。

身長161 cm，体重60 kg，体温36.7°C，血圧152/88 mmHg，脈拍数

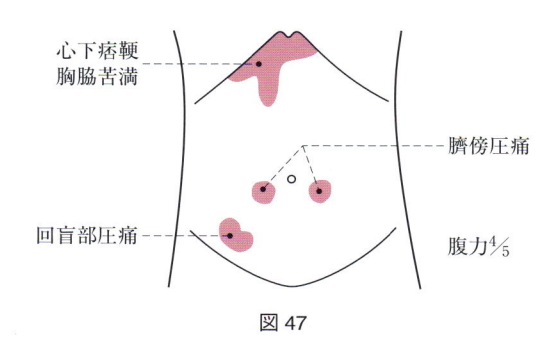

図47

- 心下痞鞕
- 胸脇苦満
- 臍傍圧痛
- 回盲部圧痛
- 腹力 4/5

72/分．赤ら顔で，首が太く，しっかりした体軀である．顔面のシミがあり，眼瞼部のくまもみられる．

　舌は舌尖が紅く，暗紫色調で，やや乾燥した白黄苔に厚く被われている．

　脈は充実．腹力は中等度よりやや充実し，**図47**のような所見がある．

　検査所見では，多血症の傾向（RBC 510万/mm^3，Hb 16.0 g/dl，Ht 49.1%）がある他は著変がない．

検　討　頭痛は典型的な筋緊張性の頭痛である．本症例は頭痛という表の症状を主訴としているが，病症の主座は裏にあることが，便臭の強い便秘，腹満感のあること，下腹部の圧痛点から示唆される．腹力，脈力をも考え合わせると裏に気血が動員されており，裏実の証と考えられる．しかも瘀血の病態でもある．

　裏実の証は大黄，芒硝などの下剤を用いて対処するのを原則とする．さらに加えて瘀血の証を兼ねている場合には，桃核承気湯，通導散，大黄牡丹皮湯など大黄と共に桃仁，牡丹皮などの駆瘀血の生薬を配剤した方剤が用いられる．

治療経過　本症例は回盲部に圧痛が著しいことから，大黄牡丹皮湯を投与した．2週間の投与により便通は2〜3日に1回みられるようになり，頭痛もセデスを1日1回服用すれば何とか日常生活ができるようになった．

　他覚的には回盲部の圧痛が半減したが，右の胸脇苦満が明らかに残存していたので，大黄牡丹皮湯合大柴胡湯とした．これによって3カ月後には便通も整い，イライラ感，頭痛など諸症状は消失し，鎮痛剤は不要となった．この間，野菜を主とした食事をとることと，朝夕の縄とびの励行を指導した．

　服用開始6カ月後の血算では，RBC 480万/mm^3，Hb 15.1 g/dl，Ht 46.1%と正常化傾向がみられた．

第5章

六病位による病態の認識

1. 太陽病期の病態と治療
2. 少陽病期の病態と治療
3. 陽明病期の病態と治療
4. 太陰病期の病態と治療
5. 少陰病期の病態と治療
6. 厥陰病期の病態と治療

> **認識の要点**
>
> 　疾病状態は，生体の側の気血水の量(産生量を含む)と外乱因子の変化に伴い時々刻々と流動する，という理念が六病位による疾病のステージ分類である．このような病態の流動性の認識は，感染論において述べられていることと一脈通じるものであるが，和漢診療学においては感染症に限らず，すべての疾病状態の認識において普遍的にこの理念を動員する点が特徴である．
>
> 　前章までに記した気血水の認識や，陰陽・虚実などの病態把握は，このように流動する生体の一断面を捉えるものと位置づけられる．
>
> 　六病位の内容は，疾病のステージを陽と陰に大別し，陽の群を太陽病期，少陽病期，陽明病期に分け，また陰の群を太陰病期，少陰病期，厥陰病期に分類する．
>
> 　六病位の総論的分類は下表に示すとおりである．

●● 六病位の概括

	病位	主要症候	部位と性質
陽証	太陽病期	悪寒・発熱，頭痛，項背部のこわばり，疼痛，関節痛，脈浮	表の熱証 (真熱表仮寒)[1]
	少陽病期	悪心，嘔吐，食欲不振，胸内苦悶，胸脇苦満，弛張熱，脈弦	半表半裏の熱証
	陽明病期	腹満，便秘，口渇，身体深部の熱感，稽留熱，脈実	裏の熱証
陰証	太陰病期	腹満，心下痞鞕，腹痛，食欲不振，下痢，腹の冷え，脈弱	半表半裏および裏の寒証
	少陰病期	全身倦怠，手足の冷え，背部悪寒，胸内苦悶，下痢，脈沈細弱	裏の寒証に表，半表半裏の寒証が加わる
	厥陰病期	口内乾燥，胸内苦悶，下痢(不消化)，全身の冷え，ときに顔面などの熱感	裏の極度の寒証 (ときに真寒表仮熱)[2]

注1)　真熱表仮寒：本質的に熱証であるのに，表の表層のみに偽寒証を呈するもの．
注2)　真寒表仮熱：本質的に寒証であるのに，表の表層のみに偽熱証を呈するもの．

以下に，順を追って六病位の各ステージにおける病態と治療について記すが，六病位相互の転変の概要は，**図 48** のとおりである。

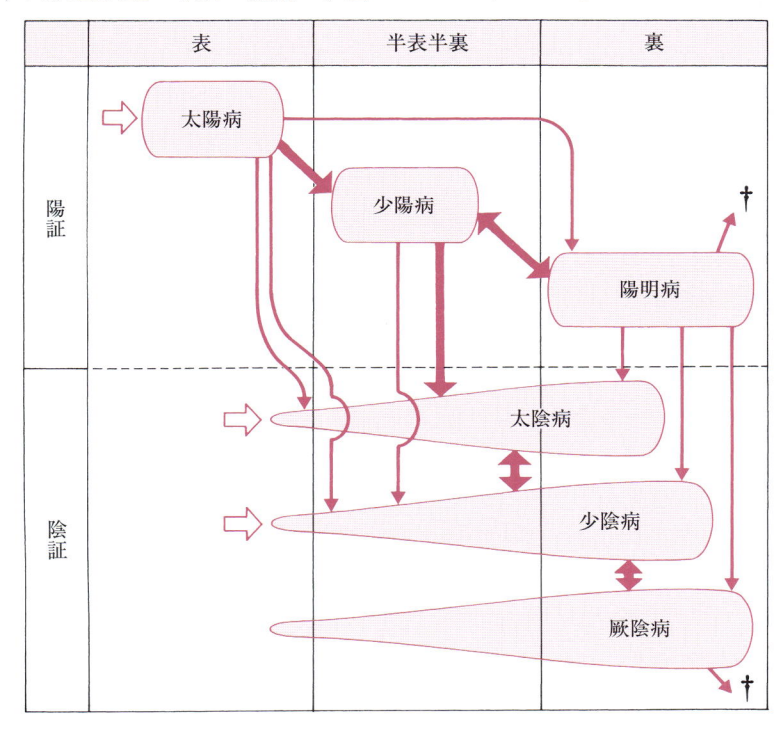

図 48　六病位相互の転変の概要

注1）　→疾病状態の初発部位
注2）　†疾病による死
注3）　治療が成功すれば，すべてのステージで他のステージへ移行することなく治癒する。
注4）　太陰病・少陰病・厥陰病期の病変の主座はすべて裏である。

1 太陽病期の病態と治療

> **病態の要点**
>
> 　太陽病期は急性熱性疾患の場合，悪風（おふう：風に当たるとゾクゾクと嫌な感じがする），悪寒を伴う発熱，項背部のこりと痛み，頭痛を主徴とし，脈は浮・数（頻脈）である。ときに四肢の関節痛・筋肉痛，鼻閉・咽痛などの上気道炎の症状を伴う。
>
> 　慢性疾患で太陽病期にある場合には，発熱はなく，頭痛，項背部のこり，脈浮の症候を呈する。
>
> 　近年の中医学の教科書では，この病期の初発時にみられる悪風・悪寒を根拠に，これを表寒証と定義しているが，これらの症候は引き続いて起こる発熱の準備状態であるので，陰証でみられる真の表寒証ではなく，偽性の表寒証とするのが正しい病態認識である。
>
> 　太陽病期の病態は，生体の側の気血の状態と外乱因子との絡みによって，次表のような病型に分類される。

●● 太陽病期の病型と治療方剤

虚実	共通症候	特異的症候	随伴症候	適応となる方剤
表実証	自然発汗がない　脈：実	口渇，精神不穏	裏熱	大青竜湯
		喘鳴，関節痛，鼻出血，咽痛		麻黄湯
		項背部の強いこり		葛根湯
表虚実間証	わずかに自然発汗がみられる	顔面の紅潮，口渇	裏熱	越婢湯
		咽痛・波状の熱感		桂麻各半湯
		のぼせ感，口渇の傾向		桂枝二越婢一湯
		項背部の強いこり		桂枝加葛根湯
表虚証	自然発汗がみられる　脈：弱	喘鳴，水様鼻汁	水滞	小青竜湯
		鼻炎症状，乾嘔		桂枝湯
		胸満感，腹満感	気滞	香蘇散
		全身倦怠，咳嗽	脾胃の虚	参蘇飲

治療原則は解表(かいひょう)といい，表の部位に気血を動員して，表の偽寒証を改善する。この治療法を成功させるためには，各方剤を服用の後，安静臥床し，身体を布団で被い，しっとりとした気持のよい汗が出るのを待つことが必要である。

典型的症例

1. 桂枝湯証

58歳，主婦。変形性膝関節症と腰痛症の加療のため，約半年前より和漢薬治療を受けていた。一昨日より，悪寒と頭痛があり，家庭配置薬を服用したが，鼻閉感と軽い頭の重さが取り切れないという。

体温37.2°C。脈は浮数で，弱い。上半身を主に自然発汗の傾向がみられる。身体のいずこにも冷えは自覚しない。

処置室のベッドに臥床してもらい，桂枝湯エキスを投与した。服薬後，約10分で身体が温まり，心地よい汗が出た。その後1時間ほど安静にしていたところ，諸症状は消失した。

2日分の桂枝湯エキスを処方し，かぜがすっかり治ったら，いつもの膝の薬を服用するように指示して帰宅させた。

検討 感冒の初期で，脈が浮数であることから，太陽病期にあることがわかる。脈弱と自然発汗の傾向がみられることから，表虚証であり，典型的な桂枝湯証である。

一般に漢方薬は長く服用しないと効かないと思われているが，本症例のような急性症では一服の服用で治癒することも稀ではない。

いずれの処方を選ぶべきか迷うような例では，受診時に試みにその場で服用させ効果を見届けるとよい。

方剤の解説 桂枝湯はさまざまな方剤の基本となるもので，衆方の祖と呼ばれる。その理由は，気と血を共によく巡らし，脾胃の虚を補い，気の生成を図る方剤であるからである。これを図示すると，図49のようになる。

桂枝湯はこの症例のような急性熱性疾患に用いられる他に，関節リウマチ患者で，自汗の傾向があり，脈の浮いて弱いものにも応用される。

また，日常，すぐにかぜをひいてしまう表虚証の者にもよい。またインフルエンザ，気管支炎など種々の感染症で，大半の症状は治った後で，寝汗

```
         気のうっ滞を除き，気をのびやかに巡らす
    ┌─────────┐
              脾胃の働きを増し，
              気を生成する
           ┌──────┐
   桂枝   芍薬   生姜   大棗   甘草
   3両   3両   3両   3両   2両
   └──┘        └──────────┘
   表の偽寒を    気をのびやかに巡らし，
   除く          血虚を補う
```

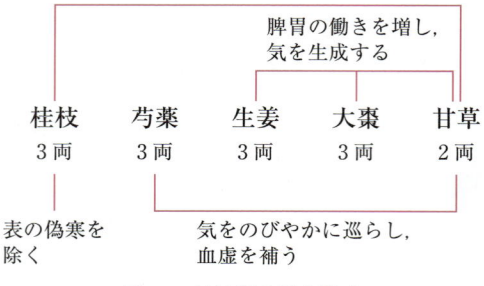

図 49　桂枝湯の処方構成

や，頭の芯の痛みなどが残った場合に仕上げの薬として本方がよいことも多い。

最近の薬理学的研究によると，桂枝湯には免疫調整作用のあることが明らかになっている。

典型的症例

2. 葛根湯証

　20 歳の男子学生。今朝から少し頭が重かったが講義に無理をして出ていたところ，夕方 4 時頃から頭痛が強まり，熱感も出てきた。

　午後 5 時来診。体温は 38.5°C，脈は浮・数・実で，舌に著変なし。自然発汗の傾向はなく，後頭部から肩甲間部にかけて背すじが強くこっている。自覚的にも後頭部の緊迫感がある。葛根湯エキスをもたせ，帰宅後はすぐに就床するように指示した。

　翌日，元気に登校してきた。報告によると，葛根湯を一服して床に入ったところ，身体が温まり，続いて気持のよい汗が出て，そのまま寝入ってしまった。今朝になったらすっかり爽快な気分になったので学校に出てくる気になったとのことである。

検　討　感冒の初期で，発熱，頭痛，後頭部のこり，脈浮数は太陽病期の段階にあることを意味する。この時期にあって，脈が充実している場合には，自然発汗の傾向がないのが一般的であって，これを表実証という。

　口渇や，四肢の関節痛のないこと，脈の充実度が著しくないことから，麻

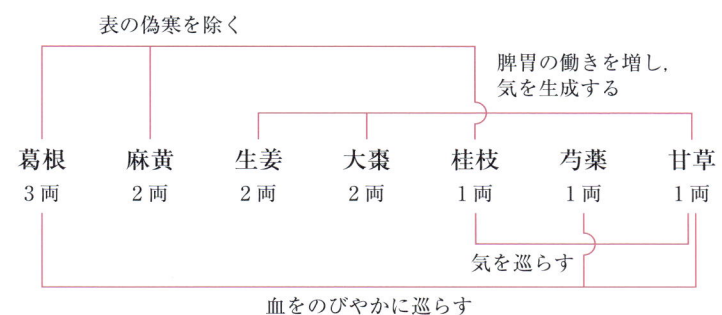

```
         表の偽寒を除く                脾胃の働きを増し，
    ┌──────────────┐              気を生成する
    │              │           ┌───┬───┬───┐
   葛根    麻黄    生姜    大棗    桂枝    芍薬    甘草
   3両    2両    2両    2両    1両    1両    1両
                              └───┴───┘
                                気を巡らす
          血をのびやかに巡らす
```

図 50　葛根湯の処方構成

黄湯あるいは大青竜湯は適応とはならず，葛根湯の主治する病態と考えた。

方剤の解説　葛根湯は桂枝湯に葛根と麻黄を加えた構成であり，図 50 に示すように表の偽寒証を改善する力が，桂枝湯よりも強力である。

葛根には筋肉の攣縮を緩める効果がある。

典型的症例

3. 麻黄湯証

10 歳，女児。起床後に頭痛を訴え，着替えをさせたところ鼻出血があった。検温したところ 38.1°C である。顔面がわずかに紅潮し，咽頭に発赤を認める。喘鳴や咳嗽はない。

脈は浮・数・緊で著しく充実している。自然発汗はなく，皮膚は乾燥している。口渇はない。

麻黄湯エキスを 1 包投与し，就床させたが，頭痛がわずかに軽快しただけで約 1 時間経過。そこでさらに同湯エキスを 1 包十分なお湯で服用させた。服薬後 30 分で全身に発汗がみられた。着替えさせて臥床させたところ熟睡し，昼には空腹感を訴えて起き出てきた。熱は平熱となり，そのまま快癒した。

検討　本症例も感冒の初期で，脈浮数から太陽病期にあり，脈緊実は表実証を示している。口渇のないことから，大青竜湯証は除外され，麻黄湯証と考えられる。

麻黄湯証ではしばしば鼻出血を伴い，また本方を服用の後，鼻出血が現れ

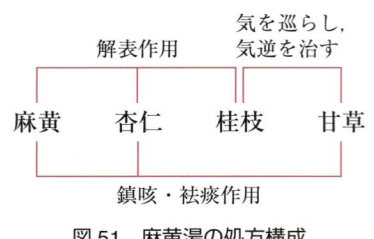

```
                        気を巡らし,
            解表作用      気逆を治す
          ┌─────┬─────┐ ┌─────┬─────┐
          麻黄    杏仁    桂枝    甘草
          └─────────────┘     └─────┘
              鎮咳・祛痰作用
```

図 51　麻黄湯の処方構成

て治癒することもある。咽頭や四肢関節痛，咳嗽を伴うことも稀ではない。一般的にいって葛根湯証よりは重篤な病状を呈し，インフルエンザでは本方証を現すものが多い傾向にある。

方剤の解説 本方は麻黄，杏仁，桂枝，甘草の四味によって構成されている。その作用を分析すると，図 51 のように解表，鎮咳・祛痰，気逆を治す効能があることがわかる。

典型的症例

4. 桂麻各半湯証

24 歳，学生。4〜5 日前より咽痛と全身の違和感があったが，多忙に紛れて放置していた。今朝から咽痛が増悪し，時々，上半身を主にカーッと熱感に襲われる。この熱感は波状的であり，30 分〜1 時間の間隔で起こる。口渇はなく，咳嗽もない。

顔面はやや紅潮し，脈は浮，わずかに数で，虚実は中間である。咽頭の発赤があり，舌は正常紅舌で，わずかに白苔がある。自然発汗の傾向がある。

桂麻各半湯を投与したところ，翌日には治癒した。

検　討 陽証の感冒で，脈浮数は太陽病期を指示する。わずかに自然発汗の傾向があるが，桂枝湯証よりも脈が相対的に充実し，咽痛と波状に襲う熱感が特徴的である。これはまさしく桂枝麻黄各半湯の証である。

方剤の解説 桂枝麻黄各半湯は，桂枝湯と麻黄湯を各々半量ずつ合わせたものである（重複する生薬は 2 つの方剤のうち多い量を採用し，単純には合計しない）。

エキス製剤が市販されている。もう1つの方法は桂枝湯エキスと麻黄湯エキスを2:3の比で調剤するとよい。

> **典型的症例**
>
> **5. 小青竜湯証**
>
> 9歳,男児。約半年前から時々腹痛があり,また虚弱な体質であるため,小建中湯を投与し経過順調であった。
>
> 3日前,キャンプに出掛け,昨日帰宅したが,鼻水を出し,頭痛を訴えた。市販のかぜ薬を服用させたが嘔吐してしまい,以後,食欲もなくなってしまった。今朝から咳嗽が出現し,体温も37.5℃となった。
>
> 心下痞鞕
> 胃部振水音
> 腹直筋攣急
> 腹力2/5
>
> 図52 腹部所見
>
> 顔面はやや浮腫状で,頬に赤味が残るが,全体には蒼白である。脈は浮数で弱い。舌は淡白紅で腫大し,白苔がある。腹には図52のような所見がある。
>
> 小青竜湯を投与したところ,2日で全治した。

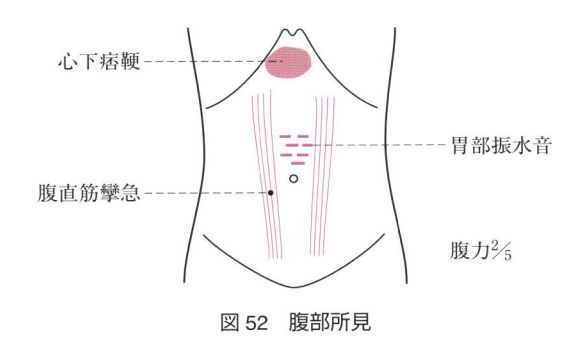

検 討 小青竜湯証は太陽病期の方剤としては特殊な位置にある。すなわち,頭痛,発熱,脈浮などの太陽病期の特徴を備えながら胃部振水音や心下痞鞕,水様の鼻汁など,脾胃の虚と水滞の症候を兼ね備えている。

これは,日頃から脾胃の虚や水滞の傾向をもつ体質の者に外乱因子が加わったために特殊な病像を呈したものと解釈できる。

六病位では太陽病期に位置づけられるが,その病態の一部は,太陰病期にもまたがっているとも解釈できる。

方剤の解説 小青竜湯は解表作用,脾胃を温めて水滞を取り除く作用を主体

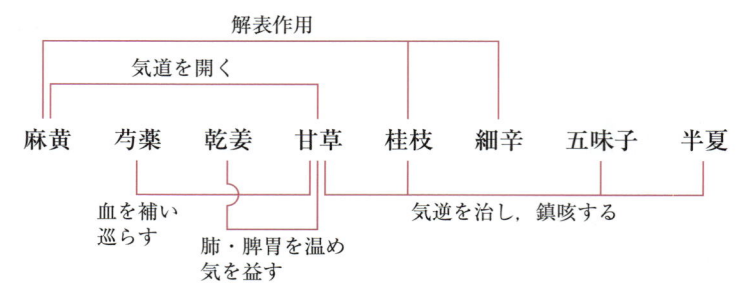

```
                        解表作用
         ┌─────────┬───────────┐
      気道を開く
   ┌───┬─────┐   ┌───┬───┐
  麻黄  芍薬  乾姜  甘草  桂枝  細辛  五味子  半夏
        │    │  │         │        └───┬───┘
      血を補い  肺・脾胃を温め    気逆を治し，鎮咳する
      巡らす   気を益す
```

図 53　小青竜湯の処方構成

とする方剤である。

小青竜湯は気管支喘息にも広く応用される。われわれの経験では特にアトピー型の喘息で本方証を呈するものが多い（図 53）。

●● 太陽病期の診断

A	急性熱性疾患の場合 　発症後 1 週間以内（例外も稀にある） 　悪寒・発熱 　頭痛・項背部のこり 　脈浮・数
B	慢性疾患の場合 　陽証 　頭痛・項背部のこり 　脈浮 　関節痛，筋肉痛，末梢神経障害など表の病変を呈する。

参考症例

帯状疱疹に葛根湯

　72 歳，男性。一昨日より右前頭部の髪の毛に触れると，ピリピリとした違和感があるのに気づいた。今朝になって右前額部に有痛性の孤立性の皮疹が数個出現。右眼に羞明感がある。脈は実，後頭部に軽いこりがある。自然発汗の傾向はない。太陽病期にある帯状疱疹と考え，葛根湯を処方した。服薬後 30 分ほどで皮疹の痛みが半減，3 日後には眼の

羞明感，皮疹ともに消失。さらに念のため4日分を服用させて廃薬した。受診当日と2週間後のヘルペスウイルス抗体価の比較により，診断を確定した。

解説 末梢神経の障害，特に神経炎は表の部の異常と考え，解表剤（太陽病期の方剤）を用いてよい結果を得ることが多い。ちなみに，脊髄や神経根の圧迫や虚血によるものは，瘀血の病態と考えて対処するとよい。

○臨床の眼○

〔1〕気管支炎に対する小青竜湯の効果が二重盲検ランダム化試験で明らかにされた。
  ・宮本昭正ほか：TJ-19 ツムラ小青竜湯の気管支炎に対する Placebo 対照二重盲検群間比較試験，臨床医薬，17：1189-1214，2001
〔2〕小児インフルエンザに対するオセルタミビルと麻黄湯併用の解熱までの時間を比較したところ，麻黄湯併用群で解熱までの時間の短縮を認めた。
  ・Kubo T, et al.：Antipyretic effect of Mao-to, a Japanese herbal medicine, for treatment of type A influenza infection in children, *Phytomedicine*, 14：96-101, 2007
〔3〕有熱かぜ患者を種々の漢方薬で治療した場合，消炎鎮痛剤 fenoprofen に比較してより有効であることがランダム化比較試験で明らかになった。
  ・本間行彦：有熱かぜ症候群患者における漢方治療の有用性，日本東洋医学雑誌，46：285-91, 1995
〔4〕葛根湯や麻黄湯の構成生薬である麻黄は，インフルエンザウイルスの脱殻を阻害することで増殖を抑制することが明らかになった。
  ・Mantani N, et al.：Inhibitory effect of Ephedrae herba, an oriental traditional medicine, on the growth of influenza A/PR/8 virus in MDCK cells, *Antiviral Research*, 44：193-200, 1999
〔5〕桂皮は多くの太陽病期の方剤の構成生薬の1つであるが，これに含まれる cinnamaldehyde がインフルエンザウイルス増殖中期においてウイルスタンパクの合成阻害作用を有することが明らかになった。
  ・Hayashi K, et al.：Inhibitory effect of cinnamaldehyde, derived from Cinnamomi cortex, on the growth of influenza A/PR/8 virus *in vitro* and *in vivo*, *Antiviral Research*, 74：1-8, 2007

2 少陽病期の病態と治療

病態の要点

　太陽病期では病変は表の部を中心に出現する．治療が成功すれば疾病状態は治癒するが，外乱因子が強力であったり，生体の治癒能力が十分に発揮されなかった場合には，病変の主座は身体深部に移行していく．その主座が半表半裏の部位にある陽証の一段階が少陽病期である．その病型は，図 54 に示すように大きく 6 型に分類される．少陽病期としての典型的な病像を呈するのは，心下痞鞕型と胸脇苦満型である．

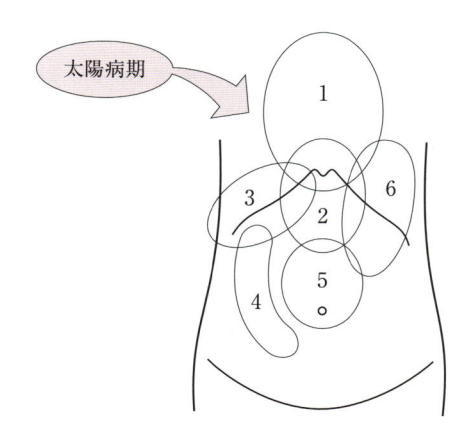

① 胸内型
② 心下痞鞕型
③ 胸脇苦満型
④ 瘀血型
⑤ 腸型
⑥ 水滞型

図 54　少陽病期の病型

　治療原則は「和解」といい，生体の解毒機能，免疫機転を調整して治癒を図るものである．

1. 少陽病期・胸内型

典型的症例

咳嗽発作に麦門冬湯

　56 歳，主婦，農業．約 1 カ月前に夏かぜを引いたが，2 日ほどで小康を得た．その後すぐに農作業に精を出したところ，軽い咳嗽が出現する

ようになった。約2週間の経過で咳嗽は次第に増悪し，一度咳込むと痙攣性に頻発し，顔面が紅潮し，咽喉部が締めつけられたようになる。口渇はない。大便・小便に異常はない。

　身長156 cm，体重62 kg，体温36.6°C，血圧124/82 mmHg，脈拍70/分整。よく日焼けして，一見健康そうにみえる。後咽頭壁が発赤しているが，咽痛はない。喀痰はほとんど出ない。

　呼吸音，心音は共に正常。

　舌は舌尖が赤く，やや乾燥した白苔がある。脈はやや浮で，わずかに虚。

　腹力はやや軟で，他にはみるべき所見がない。検査所見では白血球数 6,400/mm^3，赤沈値16 mm/時，CRP（−）。

検討 乾燥性の痙攣性咳嗽発作で，上気道の軽い炎症が咳嗽を誘発していると考えられる。このような症例では，リン酸コデインのような中枢性鎮咳剤は気道粘膜の乾燥感を増強し，長期的には効を奏さない。むしろ吸入による気道の加湿と袪痰が適応となる病態である。

治療経過 このような病態は，和漢診療学においては病期が太陽病期から少陽病期に移行しつつあるものと考える。また気道の津液が枯燥し，熱を帯びたものと解釈する。麦門冬湯を投与した。本方の服用により，翌日より咳嗽発作はほとんど消失し，約3週間の服用で全治した。

●● 少陽病期・胸内型のまとめ

　表の部を主座とした太陽病期で，完全寛解せずに気道や胸郭内の症状を呈するに至ったものがこの病型である。気管支炎，肺炎症状と胸内苦悶感，胸痛など，心不全や冠不全などの循環器系症状などのうち，陽証を呈するものはいずれもその多くは少陽病期の病態と理解される。

　この病型で用いられる方剤とその適応病態は，次表のように要約される。

臨床メモ

　少陽病期の胸内型を示す疾患としては，気管支炎・肺炎・気管支喘息などの呼吸器疾患，心不全・虚血性心疾患・洞不全症候群などの心臓疾患が多い。このほか，食道炎，心臓神経症などに伴って出現することも

ある。リン酸コデインにも応じない遷延化した老人の咳嗽や，体力の低下したものにみられる原因不明の微熱などにもこの病型を示すものが少なくない。

●● 少陽病期・胸内型の治療方剤

虚実	特異的症候	随伴症候	適応方剤
実証	喘鳴，咳嗽，口渇，胸内苦悶感，心下痞堅	水滞	木防已湯
実証	咳嗽，強い怒責，口渇	表証	越婢加半夏湯
実証	咳嗽，自然発汗，口渇，粘稠な痰		五虎湯
実証	咳嗽，自然発汗，口渇，身体の奥の熱感		麻杏甘石湯
実証	咳嗽，胸痛，発熱，季肋下部の抵抗と圧痛		柴陥湯
実証	咳嗽，喘鳴，発熱，軽度の胸脇苦満		神秘湯
虚実間証	咳嗽，喘鳴，精神不安，咽喉閉塞感，胸脇苦満	気滞	柴朴湯
虚実間証	咳嗽，精神不安，不眠，動悸，胸脇苦満		竹茹温胆湯
虚実間証	咳嗽，粘稠性喀痰，息切れ，衰弱，微熱	津液枯燥	清肺湯
虚実間証	咽喉部の閉塞感，不安感		半夏厚朴湯
虚証	胸内苦悶感，精神不安，不眠，身体内部の熱感		梔子豉湯
虚証	咳嗽，咽喉絞扼感，咽喉乾燥感	津液枯燥	麦門冬湯
虚証	咳嗽，息切れ，口渇，口内乾燥，微熱	津液枯燥	竹葉石膏湯
虚証	咳嗽，胸内苦悶感，胸痛，動悸，心下痞堅		茯苓杏仁甘草湯
虚証	動悸，息切れ，脈結代，易疲労，微熱	津液枯燥	炙甘草湯

○ **臨床の眼** ○

[1] 越婢加半夏湯はモルモットにおけるクエン酸誘発咳嗽を抑制するが，その中でも麻黄に含有されている d-pseudoephedrine が重要な役割を果たすことが明らかになった。
　・Minamizawa K, et al.：Effect of d-pseudoephedrine on cough reflex and its mode of action in guinea pigs, *Journal of Pharmacological Science*, 102：136-42，2006
　・Minamizawa K, et al.：Effects of eppikahangeto, a Kampo formula, and

Ephedrae herba against citric acid-induced laryngeal cough in guinea pigs, *Journal of Pharmacological Science*, 101：118-25, 2006
〔2〕ステロイド依存性気管支喘息に対する柴朴湯の効果を検討したところ，柴朴湯は喘息症状を緩和し，ステロイドホルモンを減少させうる効果があることが明らかになった。
　・江頭洋祐ほか：ステロイド依存性気管支喘息に対する，封筒法による柴朴湯投与群,非投与群の2群比較臨床試験成績報告,漢方と免疫・アレルギー，4：128-44, 1990
〔3〕柴朴湯は気管支喘息に起因する自律神経障害を有する気管支喘息患者において，喘息症状および精神症状を改善する。
　・西澤芳男ほか：予期不安に基づく気管支喘息による症状悪化に対する柴朴湯の多施設無作為二重盲検試験，日本東洋心身医学研究, 19：37-41, 2004
〔4〕清肺湯が再発性誤嚥性肺炎に有効であることが報告されている。
　・Mantani N, et al.: Effect of Seihai-to, a Kampo medicine, in relapsing aspiration pneumonia - an open-label pilot study, *Phytomedicine*, 9：195-201, 2002
〔5〕半夏厚朴湯は認知症高齢者において咳反射を改善することで誤嚥性肺炎を予防する効果を有することが明らかになった。
　・Iwasaki K, et al.: A traditional Chinese herbal medicine, banxia houpo tang, improves cough reflex of patients with aspiration pneumonia, *Journal of the American Geriatric Society*, 50：1751-2, 2002
　・Iwasaki K, et al.: A pilot study of banxia houpu tang, a traditional Chinese medicine, for reducing pneumonia risk in older adults with dementia, *Journal of the American Geriatric Society*, 55：2035-40, 2007
〔6〕麦門冬湯は非喫煙者のかぜ症候群後咳嗽に対して有効であり，その効果は比較的早期に発現することが報告されている。
　・藤森勝也ほか：かぜ症候群後咳嗽に対する麦門冬湯と臭化水素酸デキストロメトルファンの効果の比較（パイロット試験），日本東洋医学雑誌, 51：725-32, 2001
〔7〕麦門冬湯は肺癌術後遷延性咳嗽を軽減させることが報告されている。
　・常塚宣男：肺癌術後遷延性咳嗽に対する麦門冬湯の有用性に関する検討，漢方と免疫・アレルギー, 22：43-55, 2008

2. 少陽病期・心下痞鞕型

典型的症例

糖尿病性下痢症に半夏瀉心湯

　38歳，男性。糖尿病，下痢，全身倦怠感を主訴に来院。

　5年前，会社の検診で糖尿病と診断されたが，放置。3年前，口渇と多飲多尿が出現。体重も6 kg減少したため，某総合病院内科に約4カ月間入院し，レンテインスリン40単位を主とする加療を受けた。その後もほぼ同量のインスリンの投与を継続していた。

　2年前から1日4〜5回の水様便が出現し，抗コリン剤，整腸剤の投与を受けたが下痢は改善しなかった。本年3月，当院内科を受診。抗コリン剤に加えて止痢剤(次硝酸ビスマス)など，下痢を制御するためのさまざまな治療が試みられたが，腹部膨満感が増強しただけで，下痢はほとんど変わらず，主治医より紹介され，当診療部受診，入院となった。

　身長165 cm，体重43.8 kg，血圧122/76 mmHg。顔色は正常。神経質な感じがうかがえる。腹部ではグル音の亢進を認めたが，自発痛や圧痛はない。神経学的には四肢の深部反射の低下と，足関節での振動覚の著明な低下がある。血糖値は315 mg/dl，1日尿糖は73 g。尿中ケトン体，尿蛋白は陰性。下痢便の性状は，黄色の泥状ないし水様性の消化便で，潜血反応は陰性，脂肪滴は1視野に2個以内。血液生化学検査では，低蛋白血症(T.P. 6.2 g/dl，Alb. 3.5 g/dl)をみたが，アミラーゼ，トリプシンは正常範囲内。PFD 65.9％と軽度の膵外分泌機能低下がうかがえた。グリコヘモグロビン A_1 は19.7％と高値。C-ペプタイドは

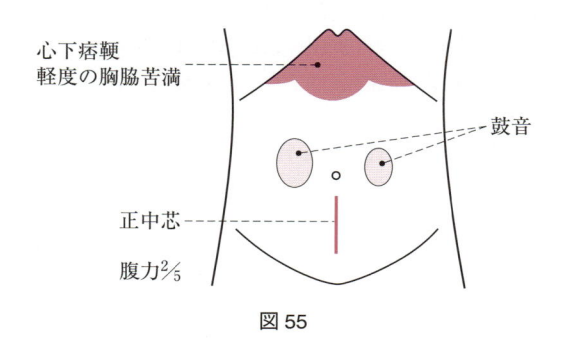

図55

心下痞鞕
軽度の胸脇苦満

鼓音

正中芯

腹力 2/5

8.5 μg/日と著明に低下しており，コントロール不良のインスリン依存性糖尿病と診断した。

脈は弦，細，弱。舌は正常紅舌で，腫大し，乾湿中等度の微白苔。腹力はやや軟で，図55に示すような所見がある。

下痢に伴い，軽度の肛門部灼熱感があるが，裏急後重は伴わない。

治療経過 黄耆建中湯を投与した。インスリンは前医を継承。止痢剤は一切を中止した。2週間の投与により，全身倦怠感は消失したが，下痢は不変。

半夏瀉心湯に転方したところ，2日目より腹部膨満感と腹鳴が軽減。5日目には1日1回の普通便となった。半夏瀉心湯投与前後の腹部単純X線像（図56a, b）では，投与後のX線像で小腸ガスの消失が観察された。

空腹時血糖は200 mg/dl，尿糖は10 g/日前後となり，以後外来通院中であるが，この患者は3年ぶりに職場復帰ができた。

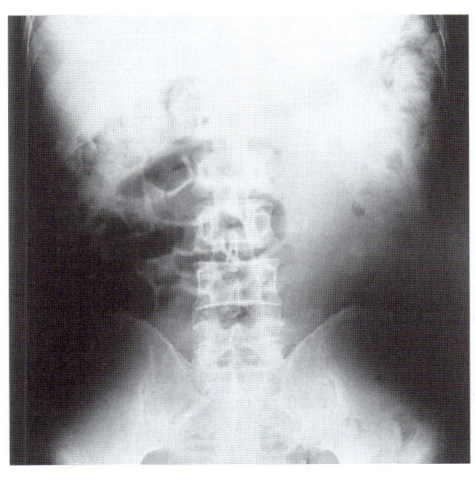

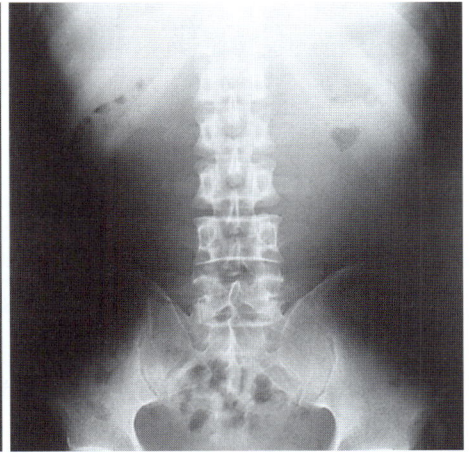

a. 半夏瀉心湯投与前　　　　　　　　b. 投与後6日目

図56　半夏瀉心湯投与前後の腹部単純X線写真

●● 少陽病期・心下痞鞕型のまとめ

病変の主座が表から半表半裏へと移行したもののうち，心窩部に筋性防御を呈する型を心下痞鞕型という。共通症状として，悪心，嘔吐，胸やけ，心

窩部不快感を呈する。

●● 少陽病期・心下痞鞕型の治療方剤

虚実	特異的症候	随伴症候	適応方剤
実証	顔面充血，精神不穏，鼻出血，痔出血，便秘		三黄瀉心湯
虚実間証	腹痛，上熱下寒，胸内苦悶感，動悸	気逆	黄連湯
虚実間証	上腹部痛，胸やけ，グル音亢進，軟便		半夏瀉心湯
虚実間証	上腹部痛，肩こり，肩甲間部痛，痃癖（立位で心窩部を圧すると激痛）		延年半夏湯
虚証	上腹部痛，下痢，グル音亢進，精神不安，こだわり，口内炎		甘草瀉心湯
虚証	摂食物の逆流，胃部振水音，神経性胃炎	水滞	茯苓飲
虚証	摂食物を食後に吐出，口渇，のぼせ，動悸	水滞	茯苓沢瀉湯
虚証	胃痛，胸痛，咳嗽，嘔吐，胃部振水音	水滞	二陳湯
虚証	強い悪心，嘔吐，めまい感，動悸，胃部振水音	水滞	小半夏加茯苓湯

参考症例

胃癌術後の肩甲間部痛に延年半夏湯

　48歳，主婦。3年前，胃癌の診断の下に胃全摘術を受けた。以後，制癌剤（フトラフール），H_2ブロッカー（ガスター），ジアゼパム，乳酸菌製剤の投与を受けている。1年前より，胸やけが著しく，胸のつかえ，下腹と右側腹部の膨満感がある。また食物を一度にたくさん食べると1時間ぐらい，心窩部につかえ感が持続する。また最近，右背部の肩甲骨縁に常にひきつれるような疼痛があり，ときに右第4肋骨に沿った激痛が胸骨まで放散する。

　血液生化学，血算には異常なく，上部消化管内視鏡では残胃と十二指腸にわずかに出血性びらんを認める。胸椎などへの転移の所見はない。

　顔色は正常で，憂いに満ちた眼をしている。長身，やせ型。脈は弦・細・弱。舌は赤味の強い舌で，湿潤した白黄苔がある。

　腹力はやや軟弱で，**図57**のような所見であった。

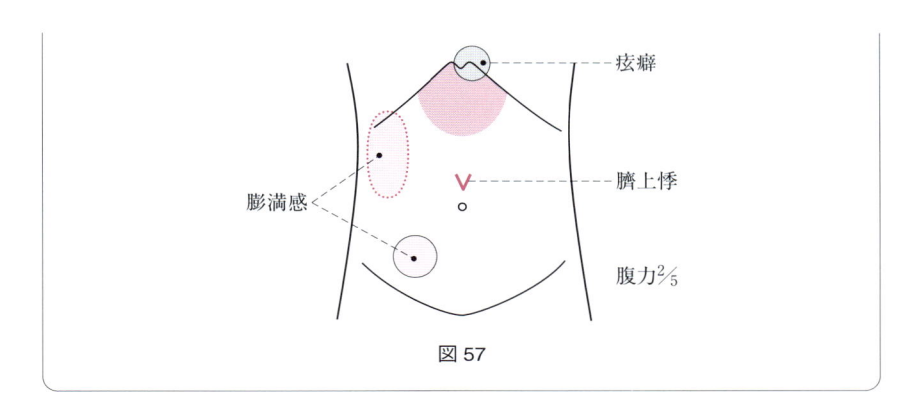

（図：腹部図）
- 痞癖
- 臍上悸
- 膨満感
- 腹力 2/5

図 57

治療経過 延年半夏湯を投与し，フトラフールのみ併用することにした。

服用3日目頃より胸のつかえ，胸やけが半減，2週間後には背すじと前胸部の疼痛も軽減。以後続服中であるが，食欲も増し，46 kg の体重が6カ月後には 50 kg に増加した。

○ 臨床の眼 ○

〔1〕半夏瀉心湯が，進行非小細胞肺癌に対するシスプラチン，イリノテカン併用療法時に生じる下痢の予防と軽減に有効であることが示されている。
- Mori K, et al.：Preventive effect of Kampo medicine (Hangeshashin-to) against irinotecan-induced diarrhea in advanced non-small-cell lung cancer, *Cancer Chemotherapy and Pharmacology*, 51：403, 2003

〔2〕胃切除後の悪心，嘔吐，胃もたれ，心窩部痛などの消化器症状に対して半夏瀉心湯が高い症状消失率を示したと報告されている。
- 合地明ほか：胃切除後の消化器症状（外科的 NUD）に対する半夏瀉心湯 (TJ-14)，六君子湯 (TJ-43) の効果，*Progress in Medicine*, 20：1102, 2000

〔3〕半夏瀉心湯と，その主要構成成分であるベルベリン，ジンセン，グリチルリチンがラットのエタノール誘発性胃病変を抑制することが実験的に確認されている。
- Kawashima K, et al.：Pharmacological Properties of Traditional Medicine (XXXⅡ)：Protective Effects of Hangesyashinto and the Combination of Its Major Constituents on Gastric Lesion in Rats, *Biological & Pharmaceutical Bulletin*, 29：1973, 2006

〔4〕慢性骨髄性白血病に使用されるメシル酸イマチニブの副作用である下痢に，半夏瀉心湯が有効であった症例が報告されている。
- 地野充時ほか：メシル酸イマチニブの副作用である下痢に半夏瀉心湯が有効であった一例，日本東洋医学雑誌，59：727，2008

〔5〕ヒト歯肉の線維芽細胞における実験的データで，黄連湯が歯周病での歯肉炎の改善に有用である可能性が報告されている。
- Ara T, et al.: Preventive Effects of a Kampo Medicine, Orento on inflammatory Responses in Lipopolysaccharide Treated Human Gingival Fibroblasts, *Biological & Pharmaceutical Bulletin*, 33：611, 2010

〔6〕二陳湯が，健常人の血漿中ガストリン，ソマトスタチン，モチリンなど消化管調節ペプチドを上昇させることが報告されている。
- Katagiri F, et al.: Effect of Nichin-to on the Plasma Gut-Regulatory Peptide Level in Healthy Human Subjects, *Journal of Health Science*, 51：172, 2005

〔7〕小半夏加茯苓湯が，健常人の血漿中ソマトスタチン，カルシトニン遺伝子関連ペプチド，サブスタンスPなど消化管調節ペプチドを上昇させるという報告がある。
- Katagiri F, et al.: Effect of Sho-hange-ka-bukuryo-to on Gastrointestinal Peptide Concentrations in the Plasma of Healthy Human Subjects, *Biological & Pharmaceutical Bulletin*, 27：1674, 2004

〔8〕小半夏加茯苓湯と二陳湯が，ストレス下での健常人で血漿ACTH-免疫反応性物質増加を抑制することが報告されている。
- Katagiri F, et al.: Comparison of the Effects of Sho-hange-ka-bukuryo-to and Nichin-to on Human Plasma Adrenocorticotropic Hormone and Cortisol Levels with Continual Stress Exposure, *Biological & Pharmaceutical Bulletin*, 27：1679, 2004

〔9〕放射線治療による口腔粘膜潰瘍の予防と治療に，甘草瀉心湯が有効であるとの報告がある。
- 酒井伸也ほか：漢方を用いた緩和ケアの実例 甘草瀉心湯 放射線治療における口腔粘膜潰瘍，漢方と最新治療，13：343，2004

〔10〕三黄瀉心湯が有効であった上室性期外収縮の症例が報告されている。
- 坂本登治，三黄瀉心湯で速効を見た上室性期外収縮2例について，漢方研究，413：14，2006

3. 少陽病期・胸脇苦満型

典型的症例

網膜色素変性症に柴胡桂枝湯

　38歳，主婦。高校生の頃から両眼の視野狭窄に気づいた。眼科で網膜色素変性症と診断された。1985年4月，右眼視力は指数弁となり，左眼は視野角10°，視力0.3となった。眼科主治医に和漢薬治療を試みることを勧められ，同年5月に来院した。なお，両眼に軽度の白内障も併発しているとのことである。

　身長162 cm，体重56 kg，体温36.8°C，血圧124/78 mmHg。

　顔面はやや紅潮し，抑うつ的な顔貌である。易疲労があり，眼のごろつき，肩こり，頭痛がある。頭痛は眼の奥から両こめかみ，後頭部が締めつけられるように痛む。口渇はなく，便通と尿利は正常。汗かきで，特に上半身に汗をかきやすい。口の粘りと苦みがときにある。

　舌は舌尖が紅く，暗紫色を帯びている。腫大と歯痕があり，湿潤した白苔に被われている。脈はやや浮・弦・弱。腹力はやや軟弱で，図58のような所見がある。

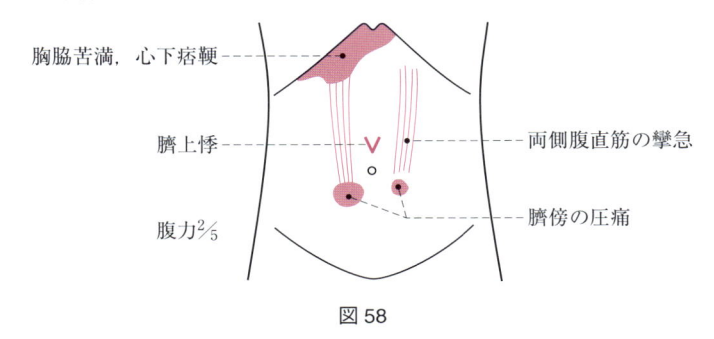

図58

　胸脇苦満，心下痞鞕
　臍上悸
　腹力2/5
　両側腹直筋の攣急
　臍傍の圧痛

　血液学的，血液生化学的検査に異常はなく，耐糖能も正常。甲状腺機能も正常範囲内である。

検討 網膜色素変性症は遺伝性疾患であり，治療法がないとされているが，著者の恩師藤平健先生は，視力低下を阻止したと思われる例や，視野の改善をみた例を記している。いずれも柴胡剤と駆瘀血剤による治験である。

・藤平　健：網膜色素変性症の二例，漢方臨床ノート(治験篇)，創元社，1988

治療経過 少陽病期，胸脇苦満型で，虚証。自汗の傾向と両側腹直筋の上半部での攣急から柴胡桂枝湯証と考えた。また瘀血の病態も併存しているが，これは経過により対処することにした。

服薬1カ月で頭痛と眼のごろつきは消失し，ぐっすりと眠れるようになった。服薬6カ月で視野は不変であるが，視力が0.5に改善した。

臍傍の圧痛が改善しないため，桂枝茯苓丸を兼用することにした。

服薬開始後4年を経過したが，右眼視力は不変。左眼の視野は不整形ながら最大15°に拡大傾向を示し，視力は0.6となっている。

●● 少陽病期・胸脇苦満型まとめ

病変の主座が半表半裏へと移行したもののうち，季肋(下)部に主たる変調を来したものがこの病型である。肋骨弓周辺の自覚的な不快感，皮膚の浮腫状変化，肋骨弓下の筋性防御と按圧に対する不快感を一群の症候として胸脇苦満という。

胸脇苦満は肝疾患に伴って高頻度にみられるが，胸膜炎や胆道・膵疾患の際にも現れる。また，なんら検査値に異常のみられない場合にも出現する。

胸脇苦満は少陽病期の特異的症候であって，明らかに胸脇苦満が認められる場合にはその病態が少陽病期にあることを強く示唆する。

五臓論的にみると，胸脇苦満は肝の陽気の病的過剰状態と深く関連する。したがって，易怒性，精神不安，痙攣発作などを呈することが少なくない。

●● 少陽病期, 胸脇苦満型の治療方剤(219頁も参照)

虚実	特異的症候	随伴症候	適応方剤
実証	身体内部の熱感, 便秘, 腹部膨満感		柴胡加芒硝湯
実証	胸脇部の圧迫感, 精神不安, 便秘, 不眠		大柴胡湯
実証	精神不安, 抑うつ, 不眠, 臍上悸		柴胡加竜骨牡蛎湯
実証	頭痛, 上逆感, 口腔と咽頭の炎症	血虚の傾向	柴胡清肝湯
虚実間証	精神不安, こだわり, 四肢冷, 両側腹直筋の全長にわたる張り		四逆散
虚実間証	口苦, 悪心, 眼の疲れ, 肩こり, 頭痛, 手足のほてり		小柴胡湯
虚実間証	胸脇部の重圧感, ガス症状, 精神不安, 抑うつ		柴胡疎肝湯
虚実間証	呼吸困難	気うつ	柴朴湯
虚実間証	浮腫, 口渇, 血尿, 蛋白尿, 頭痛		柴苓湯
虚証	上逆感, 自汗, 痙攣, 頭痛, 両側腹直筋の上半部の張り	気逆	柴胡桂枝湯
虚証	神経過敏, 易怒性, 落ち着きなく過動, 筋の攣縮		抑肝散
虚証	上記に加え, 胃腸虚弱, 胃部振水音, 易疲労	脾虚	抑肝散加陳皮半夏
虚証	神経過敏, 上熱下寒, 臍上悸	気逆	柴胡桂枝乾姜湯

参考症例

アレルギー性鼻炎に柴胡桂枝乾姜湯

　58歳, 主婦。18歳の頃から春先になると, くしゃみ, 鼻水, 鼻閉, 眼のかゆみが発作的に出現。約1カ月持続する。抗ヒスタミン剤で症状は軽減するが, 発作中は全身倦怠感が強く, 数日寝込んでしまう。根治療法はないものかと当診療部を受診した。

　身長152 cm, 体重48 kg, 体温36.4°C, 血圧118/74 mmHg。頬部にわずかに赤味があり, 口唇が乾燥している。くしゃみ発作は20回以上連発。鼻かみ回数も20回以上で鼻閉感が強く, 時々口呼吸を行う。

　首から上に汗をかきやすく, 下肢は膝から下が冷える。脈は弦で弱, 舌は正常色で, 微白苔。腹力はやや軟弱で, 右に軽度の胸脇苦満があり, 心下と臍上に腹大動脈の拍動亢進がある。

　IgE(RAST)はスギ花粉が強陽性。末梢血中の好酸球数は741/mm^3。他の諸検査には異常はない。副鼻腔炎も伴わない。

柴胡桂枝乾姜湯エキスを投与した。

　投与後3日目より諸症状は半減し，2週間後には発作は消失した。以後2年間，本方を継続投与しているが，発作は寛解している。

○臨床の眼○

〔1〕柴胡加竜骨牡蛎湯はストレス過多により交感神経緊張をきたした高血圧患者に有効であったという症例報告がある。
- 小田口浩ほか：柴胡加竜骨牡蠣湯服用により自律神経機能の変化と降圧効果が認められた高血圧症例，日本東洋医学雑誌，59：53-61，2008

〔2〕小柴胡湯はC型慢性肝炎の治療薬として有効であり，肝硬変への進展抑制効果が期待される。
- 中島修ほか：小柴胡湯によるC型慢性肝炎から肝硬変への進展抑制効果，臨床と研究，76：176-84，1999

〔3〕柴苓湯は巣状・微小メサンギウム増殖を示す小児期IgA腎症に有効であることが報告されている。
- 吉川徳茂ほか：巣状・微小メサンギウム増殖を示す小児期IgA腎症における柴苓湯治療のプロスペクティブコントロールスタディ，日本腎臓病学会誌，39：503-6，1997

〔4〕柴苓湯が人工股関節全置換術後の下腿浮腫および炎症に有効であることが報告されている。
- Kishida Y, et al.: Therapeutic effects of Saireito (TJ-114), a traditional Japanese herbal medicine, on postoperative edema and inflammation after total hip arthroplasty. *Phytomedicine*, 14：581-6, 2007

〔5〕アトピー性皮膚炎の治療においては気の異常を是正することが重要であるが，この時，四逆散，柴胡桂枝乾姜湯，抑肝散加陳皮半夏などが使用されることが報告されている。
- 二宮文乃：心身症としてのアトピー性皮膚炎　気剤の併用が有効であった6症例の報告，日本東洋医学雑誌，59：799-807，2008

〔6〕柴胡桂枝湯が上腹部および下腹部痛に有効であったという症例報告がある。
- 鵜瀬匡祐ほか：慢性膵炎の急性増悪による上腹部痛に柴胡桂枝湯が著効した1症例，日本ペインクリニック学会誌，16：165-8，2009
- 地野充時ほか：疼痛管理が困難であった発作性・反復性下腹部痛に対し柴胡桂枝湯が奏功した2症例，漢方の臨床，56：1479-86，2009

〔7〕抑肝散がハンチントン病患者の運動機能改善に有効である可能性が報告されている。
- Satoh T, et al.: Traditional Chinese medicine on four patients with Huntington's disease. *Movement Disorders*, 24：453-5, 2009

〔8〕慢性頭痛に対し抑肝散加陳皮半夏が有効であったという症例報告がある。
- 関矢信康ほか：慢性頭痛の予防療法としての抑肝散加陳皮半夏の応用, 日本東洋医学雑誌, 58：277-83, 2007

〔9〕強い精神症状を伴う視床痛症例に対し抑肝散加陳皮半夏が有効であったという報告がある。
- 後藤博三ほか：視床痛に対する漢方治療の試み, 日本東洋医学雑誌, 61：189-97, 2010

〔10〕アルツハイマー型認知症の周辺症状（BPSD）に対し, 抑肝散が有効であることが報告されており, その薬理作用についても明らかになりつつある。
- Mizukami K, et al.: A randomized cross-over study of a traditional Japanese medicine (kampo), yokukansan, in the treatment of the behavioural and psychological symptoms of dementia. *International Journal of Neuropsychopharmacology*, 12：191-9, 2009
- Kawakami Z, et al.: Yokukansan, a kampo medicine, protects against glutamate cytotoxicity due to oxidative stress in PC 12 cells. *Journal of Ethnopharmacology*, 2010, in press
- Terawaki K, et al.: Partial agonistic effect of yokukansan on human recombinant serotonin 1 A receptors expressed in the membranes of Chinese hamster ovary cells. *Journal of Ethnopharmacology*, 127：306-12, 2010

臨床メモ　小柴胡湯による間質性肺炎

　慢性肝炎の治療に当たって, インターフェロンと小柴胡湯の併用は間質性肺炎の発生率が高くなる恐れがあり, 1994年1月から禁忌とされている。

　また小柴胡湯単独でも慢性肝炎治療中に間質性肺炎が起こる可能性が示唆されている。したがって, 本剤の投与に際しては, このような副作用発現の可能性を常に念頭に置き, 胸部X線撮影をあらかじめ行い,

発熱，乾性咳嗽，呼吸困難が現われた場合には，ただちに医師を受診するように患者に対して情報提供しておく必要がある。
・本間行彦：小柴胡湯による間質性肺炎について，日東洋医誌，47：1，1996

4．少陽病期・瘀血型

> **典型的症例**
>
> **前脊髄動脈症候群に桂枝茯苓丸**
>
> 　44歳，男性，左官業。両下肢のしびれ感，つっぱり感を主訴に来院。10数年来，両下肢のしびれ感に悩み，某整形外科にて黄色靱帯骨化症との診断を受け Th_{9-11} の椎弓切除術を受けた。しかしなんらの改善が得られず，このため当院整形外科を受診。ミエロ CT，MRI，脊髄血管造影を受けたが，手術適応となる病変はなく当診療部を紹介された。
>
> 　身長 165 cm，体重 60 kg，体温 36.5℃，血圧 134/76 mmHg，脈拍 64/分整。顔面はやや紅潮し，浅黒く，眼瞼部にくまがある。舌は暗赤色で腫大しており，湿潤した白黄苔が厚くみられる。脈は中等度の力である。腹力は中等度で，図59のような所見がみられる。
>
> 軽度の胸脇苦満
> 臍傍の圧痛
> 腹力 3/5
>
> 図59
>
> 　神経学的所見は両下肢痙性対麻痺で深部反射亢進，このため車椅子を用いている。
>
> 　解離性知覚障害が Th_8 レベル以下でみられ，障害部にはジンジンとしたしびれ感がある。

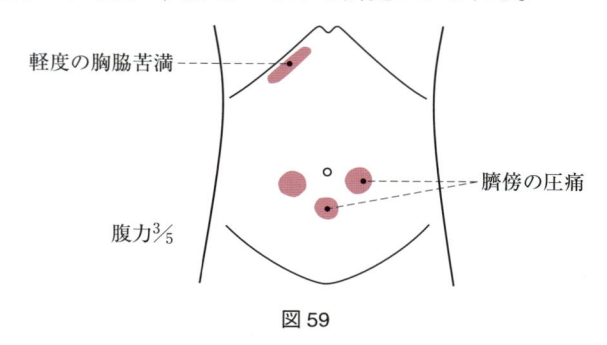

治療経過 寒性の所見に乏しいことから陽証とみなし，脊髄血行障害が推定されることと，瘀血の症候が顕著なことから桂枝茯苓丸を投与した。

服薬約1カ月で杖歩行が可能となり，しびれと知覚障害のレベルもL_1まで下行した．また膀胱直腸障害も改善傾向を示した．
　現在もなお続服中である．

•• 少陽病期，瘀血型のまとめ

　病変の主座が半表半裏にあって，陽証で瘀血病態を呈する病型が，少陽病期瘀血型である．

•• 少陽病期・瘀血型の治療方剤

虚実	特異的症候	随伴症候	適応方剤
実証	顔面紅潮，イライラ感，熱感，抑うつ傾向，下腹部の広汎な圧痛		黄連解毒湯
	上逆感，頭痛，肩こり，月経障害，両側臍傍の圧痛	気逆	桂枝茯苓丸
虚実間証	顔面紅潮，イライラ感，口角炎，口内炎，湿疹，皮膚枯燥	血虚	温清飲
	手足のほてり，口内乾燥，不眠，抑うつ，皮疹	気鬱	三物黄芩湯
	上逆感，頭痛，腰痛，動悸，下腹部の広汎な圧痛	気逆	女神散
虚証	易疲労，上逆感，頭痛，肩こり，めまい感，発作性発汗	胸脇苦満，血虚	加味逍遙散
	高血圧，頭痛，肩こり，健忘，眼精疲労，脳動脈硬化症	血虚	七物降下湯
	上・下肢痛，しびれ，麻痺，関節痛	血虚	疎経活血湯
	月経障害（過多，過少），下腹部痛，手掌のほてり，赤ぎれ，上熱下寒	血虚	温経湯
	頭痛，頭重，健忘，易怒性，高血圧，脳動脈硬化	肝の陽気の亢り	釣藤散

> ○臨床の眼○
> 　瘀血病態の臨床的意味については，2章　瘀血の項（49頁）に記した．

2　少陽病期の病態と治療

5. 少陽病期・腸型

> **典型的症例**
>
> **食中毒の下痢に葛根黄連黄芩湯**
>
> 　44歳，男性，公務員。昨日夕刻，宴会の席で生牡蛎を食べた。今朝，早朝に腹痛で目が覚めたところ水瀉性の下痢があり，肛門の灼熱感を伴った。それと前後して頭痛，発熱(37.4°C)，後頸部のこり，胃部の不快感が起こった。悪心，嘔吐はなく，わずかに自汗の傾向がある。
>
> 　初回の下痢の後，30分毎に下痢があり，軽い腹痛が加わった。また全身倦怠感も増強してきた。
>
> 　身長172 cm，体重72 kg，体温37.5°C，血圧118/72 mmHg，脈拍80/分整。
>
> 　顔面が紅潮し，眼光に力がない。脈は浮・数，やや実。舌は舌尖が紅く，乾燥した白黄苔がみられる。
>
> 　腹力は中等度で，腹部全体が緊張し，どこを按じても痛む。

治療経過 葛根黄連黄芩湯を投与した。

　服用後，30分ほどで首の後のこりが軽減した。1時間後に排便があったが，水瀉性ではなく軟便であった。

　さらに4時間毎に3服を服用したところ，翌朝には普通便となり，気分も爽快となった。以後，3日分を投与して廃薬とした。

●● 少陽病期・腸型のまとめ

　半表半裏のうち，消化管症状を主徴とする少陽病期の病症を一括して腸型という。共通症状としては裏急後重（しぶり腹）を伴う下痢である。下痢は消化便で便臭が強い。発熱，肛門灼熱感もしばしばみられる。

●● 少陽病期・腸型の治療方剤

虚実	特異的症候	随伴症候	適応方剤
実証	発熱，項背部のこり，胸内苦悶感，心窩部のつかえ	表証	葛根黄連黄芩湯
虚実間証	発熱，頭痛，心窩部のつかえ，しぶり腹	表証	黄芩湯
虚実間証	激しい下痢，しぶり腹，肛門灼熱感，口渇		白頭翁湯
虚実間証	嘔吐，口渇，尿量減少，胃部振水音	水滞	胃苓湯
虚証	暑気あたり，やせ，全身倦怠感	気虚	清暑益気湯
虚証	嘔吐，腹痛，上熱下寒，心窩部のつかえ		乾姜黄連黄芩人参湯

6．少陽病期・水滞型

典型的症例

大後頭神経痛に五苓散

51歳，女性。5年前に子宮筋腫のため子宮全摘術を受けた。その後，肩こり，首すじのこりを伴う後頭部痛が出現。神経内科，婦人科で鎮痛剤の投与を受けていたが次第に増悪し，最近では嘔吐を伴い，日常生活も満足に送れないとのことで来院した。

身長155 cm，体重56 kg，体温36.8°C，血圧98/68 mmHg。

頬部がわずかに紅潮，口唇が乾燥している。口渇が著しく，湯茶を1日 $2l$ は飲む。尿の回数は少なく，1日4〜5回。舌は正常紅で湿潤した白苔（滑苔）に被われている。脈は浮・弦。腹力は中等度であり，異常所見はない。

後頭部の大後頭神経支配領域に一致して軽度の痛覚過敏があり，大後頭神経出口部には両側に圧痛がある。

治療経過 陽証で虚実間証，口渇，嘔吐がある他には心窩部の異常などの他覚所見に乏しいことから，五苓散を投与した。

五苓散投与2週間で口渇は消失し，これに伴って後頭部痛もほとんどなくなった。以後6カ月間，本方を投与し，廃薬とした。

●● 少陽病期・水滞型のまとめ

　病変の主座が半表半裏にあり，しかも陽証で水滞の症候が主徴となる病型が水滞型である．共通症状は微熱，尿量減少，浮腫傾向である．

●● 少陽病期・水滞型の治療方剤

	特異的症候	随伴症候	適応方剤
実証	胃部のつかえ，胸痛，側胸部痛，咳嗽，呼吸困難	胸内型の移行	十棗湯
虚実間証	黄疸，口渇，尿量減少，食欲不振，発汗傾向		茵蔯五苓散
	口渇，尿量減少，嘔吐，下痢，頭痛，発汗傾向		五苓散
虚証	立ちくらみ，上熱下寒，胃部振水音，臍上悸	気虚	苓桂朮甘湯
	肩関節痛，上腕痛，胃腸虚弱，胃部振水音		二朮湯
	めまい，めまい感，尿量減少		沢瀉湯
	鼓腸，腹水，浮腫，微熱，易疲労	気虚 気滞	補気健中湯
	微熱，頭痛，項背の張り，心窩部痛，尿量減少		桂枝去桂加茯苓白朮湯

○臨床の眼○

〔1〕黄疸に対し茵蔯五苓散が奏効した例が報告されている．
　・田村博文：漢方治療が有効であった黄疸の1例，漢方の臨床，55：278-280，2008
〔2〕幼小児の嘔吐に対する五苓散坐剤の有効性を証明する報告が蓄積されている．
　・西恵子ほか：小児の嘔吐に対する五苓散坐剤の効果—ドンペリドン坐剤との比較—，日本病院薬剤師会雑誌，34：1173，1998
　・吉田政己：幼小児の嘔吐に対する五苓散坐薬の効果，日本東洋医学会誌，28：36，2000
　・吉田政己：五苓散坐薬の効果，日本小児東洋医学会誌，19：13，2003
〔3〕全身性の浮腫に対し，五苓散から補気健中湯へ転方したところ著明な改善を認めた例が報告されている．
　・矢数圭堂ほか：温知堂経験録　SLE・利尿薬でコントロール不良の全身浮

腫に対し補気健中湯が著効した1症例, 漢方の臨床, 51：1635, 2005
〔4〕難治性眩暈に対して沢瀉湯が有効であることが報告されている。
　・Yoneta Y, et al.：Clinical efficacy of takushato a Kampo (Japanese herbal) medicine, in the treatment of refractory dizziness and vertigo: Comparison between standard and triple dose, *Journal of Traditional Medicines*, 26：68, 2009
〔5〕早朝起立困難をはじめとした起立性調節性障害に対し苓桂朮甘湯が有効であることが示唆されている。
　・伊藤隆ほか：苓桂朮甘湯が奏効した早朝起立困難の3症例, 日本東洋心身医学研究, 20：34, 2006

3 陽明病期の病態と治療

病態の要点

陽明病期は陽証の兆候が顕著に認められる陽証の第3段階で，病変の主座は裏にある。

その症候は全身に隈なく熱が満ちており，熱型は稽留熱や弛張熱を示す。例外的に身体中心部が高体温であるにもかかわらず，四肢末梢が冷えていることがある（熱厥＝ねっけつ）。一般的に口渇と便秘を伴い，舌質は紅く，舌苔は乾燥した黄色苔を呈する。

陽明病期の病型は次の4型に分類される。
① 裏熱型：裏熱を主徴とするもの。
② 腸型：便秘，腹満感，裏熱を三主徴とするもの。
③ 瘀血型：瘀血を主徴とするもの。
④ 水滞型：水滞に裏熱を伴うもの。

陽明病期の治療の通則は裏熱型では清熱法（消炎・解熱），腸型では瀉下法，瘀血型では駆瘀血と瀉下法，水滞型では駆水と清熱法が用いられる。

陽明病期は外乱因子が強力で，しかも生体の側の気血の動員も十分になされた場合に成立する病期である。したがって，すべての症例が時間の経過と共に陽明病期を経過するものではない（図60）。

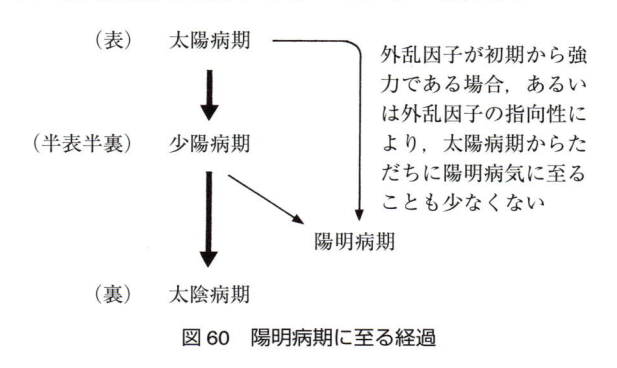

```
（表）     太陽病期 ────┐
                ↓       │ 外乱因子が初期から強
                        │ 力である場合，あるい
（半表半裏） 少陽病期    │ は外乱因子の指向性に
                ↓       │ より，太陽病期からた
                   ↘   │ だちに陽明病気に至る
                        │ ことも少なくない
                陽明病期 ┘
                ↓
（裏）     太陰病期
```

図60 陽明病期に至る経過

1. 陽明病期・裏熱型

典型的症例

頭痛に白虎加桂枝湯

58歳，女性。銀行員。主訴は頭痛である。約10年前から肩こりを伴う頭痛が出現。頭痛の型は混合性頭痛である。すなわち午前中よりは午後に出現することが多く，通常は前額部から側頭部を中心に重く，締めつけられるようである。これに加えて，頭頂部がズキズキと脈打つような発作性の頭痛が1週に1度くらいの頻度でみられ，この際，悪心と嘔吐を伴う。拍動性の頭痛にはエルゴタミン製剤が有効であるが，一度発作が起こると，24時間程度は就床していなければならない状態である。この他，鎮痛剤は各種のものを常用している。

身長155 cm，体重65 kg，体温36.7°C，血圧122/86 mmHg。

中心性肥満体で，首が太く赤ら顔，皮膚は全体にやや褐色調である。特に首から上に汗をかきやすく，入浴後などは1時間以上にわたって流れるように汗が出る。冷水を好み，冬でも熱いお茶よりは冷水がよい。便秘傾向である。

脈は充実し，舌は舌尖部が赤く，乾燥した白黄苔が中等度みられる。腹は膨隆し，腹力は中等度よりやや実。図61のような下腹部の圧痛がみられる。

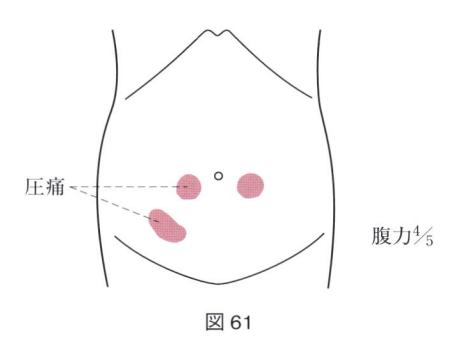

図61

眼圧，視力は正常。頭部CT，MRIに異常なく，血液生化学検査も異常がない。赤血球数497万/mm^3，Hb 16.2 g/dl，Ht 49.2％で，多血症の傾向がみられる。

治療経過 白虎加桂枝湯を投与した．約1カ月の服用により，発作性の頭痛は軽快した．しかし肩こりが不変であるため，腹候から大黄牡丹皮湯を兼用することにした．

両方剤の兼用により，順調に経過し，約6カ月で頭痛，肩こりはほぼ寛解した．

•• 陽明病期・裏熱型のまとめ

陽明病期・裏熱型は身体の深部に熱があり，このために口渇を呈する病態である．口渇は著しく，1日に2～4 l の冷水を飲む例もある．発汗傾向があり，また次項の腸型に似て腹満感や便秘を伴うものもある．

この病期の治療には白虎湯類が応用される．

•• 陽明病期・裏熱型の治療方剤

虚実	特異的症候	適応方剤
実証	脈，大で有力，口渇，ときに尿量減少，ときに腹満感	白虎湯
	気逆の病態で顔面紅潮，頭痛，関節痛を伴う	白虎加桂枝湯
	津液枯燥し，このため口渇が著明	白虎加人参湯

参考症例

1. 中枢性高体温症に白虎加人参湯

51歳，男性，大工．1984年1月11日早朝，右側の橋被蓋部外側に出血．半昏睡の状態で脳外科に搬入された．保存的加療によって，約2週間後には軽度の核上性球麻痺と左不全麻痺を残すのみとなった．しかし発症直後より，不規則な高体温発作がみられた．高体温発作は日によっては40℃に達するもので，発作に伴い患者は悪寒を訴え，厚い靴下を欲し，布団を何枚も重ね着する．体温が上昇した時点では顔面は紅潮し，前額部にかなりの発汗をみるが，身体の他の部にはまったく発汗がない．軀幹部の体表温は上昇しているが，四肢末梢の温度は低下し，冷えているのが特徴的な所見である．当初は感染症を疑い，抗生物質や消炎解熱剤を種々投与したが効果はみられず，熱媒体（アイスノン）による冷却が唯一有効である．

5月22日鳥取赤十字病院和漢診療室を受診した。

　患者は小肥りで，頑健な体軀をしており，顔面は紅潮。便秘を伴い，ピコスルファートナトリウム（ラキソベロン）を常用している。尿量は1日1,400～2,400 ml。口渇が特に夜間に著しく，冷水を1日に約1,800 ml飲む。腹満感を訴える。

　脈拍数は1分間72～100で，高体温発作と脈拍数に相関はない。しかし高体温時には，脈は大・滑となり有力である。舌は紅色が強く，無苔。腹は膨隆し，腹力は充実し，右に軽度の胸脇苦満がある。

　漢方方剤を種々試みたが著効なく，白虎加人参湯を投与したところ，手足の冷え，口渇の消失と共に高体温発作も軽減した。

　その後，残存した便秘と腹満感に対し，大承気湯などを投与し，1985年4月末に退院となった。

・櫻井重樹ほか：日東洋医誌, 39：263-272, 1989

参考症例

2. 陽明病期に陥った感冒に白虎加人参湯

　36歳，男性。12日前に夜の磯釣りをしていて，30分位海岸でうたた寝をしてかぜをひき，咽痛，腰痛を覚えていたが，休まずに仕事を続けていた。そうこうするうちに，2日前から今までの症状が一層強くなると共に，足が冷え，口渇も出現し，水を1日に4l近く飲むようになった。

　体格はよい方で，顔色はよく，脈は浮・実・滑，舌は乾燥して白苔を被り，腹力は充実している。背中に手を入れるとべっとりと粘った汗を触れる。風邪をこじらせたのであろう。

　自然発汗があるのに脈の緊張がよく，かつ滑の脈とあっては，この病態は太陽病期ではなく，すでに陽明病期に転じたものである。白虎加人参湯を投与したところ，1服で激しい口渇と腰痛が軽減し，3日間の服用で治癒した。

・小倉重成：漢方の臨床, 19：48, 1972

2. 陽明病期・腸型

> **典型的症例**
>
> **多発性関節痛と手指のしびれに大承気湯**
>
> 　61歳，主婦。9年前に子宮癌の診断の下に子宮全摘術と化学療法を受けた。このころより，便秘傾向となり，下剤を用いないと便が出ないようになる。
>
> 　約2年前，両膝と両足関節周囲の痛みが出現。整形外科を受診，非リウマチ性多発性関節炎の診断を受けた。投与された消炎鎮痛剤，湿布薬により，数カ月で小康状態を得た。
>
> 　約2カ月前，かぜをひいたのを機会に，左首すじから肩の痛み，手指の疼痛も出現。便秘も激しくなり，下剤を通常の倍も服用している。
>
> 　関節周囲の疼痛を訴えるが，関節の腫脹や熱感はなく，変形も認めない。またX線写真上も異常所見はない。
>
> 　自覚的にはこの他に腹部膨満感と首から上の熱感を訴える。口渇はない。
>
> 　身長155 cm，体重62 kg，血圧148/92 mmHg。赤ら顔である。脈は沈・実。舌は赤味が強く，やや乾燥した白黄苔がある。口の中が臭うようだという。腹力は充実しており，図62に示すような所見がある。
>
> 圧痛
> 腹力 4/5
> 手術創
>
> **図62**
>
> 　赤沈は1時間値18 mm，CRP（－），RA（－），抗核抗体（－），補体（C_3，C_4）正常，その他，血液学的，生化学的検査に異常はない。
>
> **治療経過** 大承気湯を投与した。投与2日目より，手指の温まりを感じ，疼痛は軽減した。便通も2日に1回の快便となった。大黄と芒硝をさらに増量

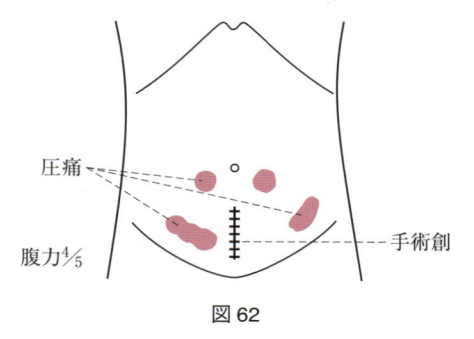

したところ，4週間目には諸症状はほぼ半減した．以後，桂枝茯苓丸を兼用して，約4カ月後には著効を得た．

•• 陽明病期・腸型のまとめ

陽明病期・腸型は少陽病期の心下痞鞕型，胸脇苦満型，胸内型などから移行することが多い．また当然のことながら，少陽病期・腸型からも移行する．稀ではあるが，太陽病期の実証の病態からここへ転入することもある．

その症候は便秘（下痢のこともある），腹満と裏熱である．また精神症状を併発し，うわごとをいったり，意識レベルが低下したり，精神不穏状態を呈したりする．この型の治療には承気湯類が用いられるが，承気とは気の変調を改善するという意味である．

•• 陽明病期・腸型の治療方剤

虚実	特異的症候	適応方剤
実証	精神症状（意識混濁，譫妄など），高熱，腹満，発汗，便秘	大承気湯
	同上．ときに下痢	小承気湯
	同上．ときに強い腹満感	厚朴三物湯
	便秘，心下部の不快感，精神不穏	調胃承気湯

3．陽明病期・瘀血型

典型的症例

四肢の筋力低下・脱力に桃核承気湯

54歳，主婦．5カ月前，特に原因と思われることなく，四肢近位部の筋力の低下を自覚した．すなわちトイレでのしゃがみ立ち，重いものを持ち上げる，手を挙上して洗濯物を干すなどの動作がつらくなった．近医（整形外科）を受診し，血清CPK，筋電図などの諸検査を受けたが異常がなく，神経内科を紹介された．しかし神経内科的にも脱力を説明しうる病因はないとのことで，当部に紹介入院となった．

身長159 cm，体重49 kg，体温36.6℃，血圧132/84 mmHg．
赤ら顔で，やや痩身，筋力テストでは，訴えに一致して両側の上腕三

頭筋，棘上筋，腸腰筋，大殿筋の筋力が 4/5 に低下している。

深部反射，知覚は正常で，病的反射はない．血清 CPK，筋電図，筋生検，脳および脊髄の MRI などを施行したが異常を認めない．また糖尿病，甲状腺機能異常，膠原病を疑い，諸検査を行ったがすべて否定された．

この他の自覚症状としては，不眠，肩と首すじのこりと痛み，頭痛を訴える．大便は 1 日 1 回あるが，排便後すっきりしない．尿利には異常がない．

脈は弦で虚実中間．舌は舌尖が紅く，やや乾燥した白黄苔がみられる．

腹力は中等度で，図 63 のような所見である．

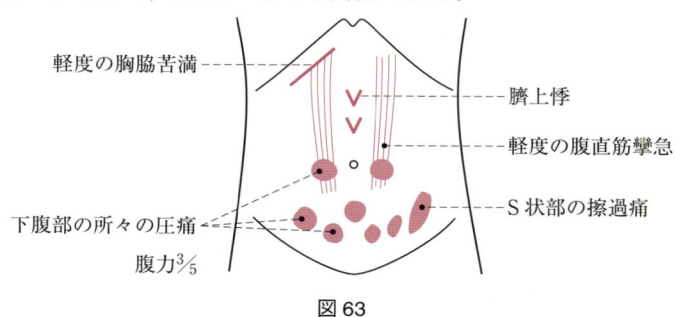

軽度の胸脇苦満
臍上悸
軽度の腹直筋攣急
S 状部の擦過痛
下腹部の所々の圧痛
腹力 3/5

図 63

心因性の要素が考えられたため家族背景を聞くと，長男が数年前，脳動静脈奇形の出血で半身不随状態となり，以来，長男の嫁と折合が悪く，3 歳になる孫の世話をしているとのことである．

治療経過 瘀血症候群と考え，脈力，腹力はやや典型例よりは弱いが，腹部の所見が顕著なことから桃核承気湯を投与した．約 20 日間の服用により，筋力はほぼ正常に回復した．また腹部の圧痛点も著明に改善した．その後，桃核承気湯を服用すると嘔気を催すとのことで，加味逍遙散に転方し，入院 3 週間で退院とした．以後，外来で同方を投与中であるが，筋力の低下はなく，不眠，肩こりも半減し，順調に経過している．

●● 陽明病期・瘀血型のまとめ

本病型は少陽病・瘀血型に連なるもので，その病勢が一層陽性で，便秘，腹痛，腹満など陽明病を特徴づける裏実の症候を伴うものである。また月経障害，性器出血などを呈することが多い。

●● 陽明病期・瘀血型の治療方剤

虚実	特異的症候	適応方剤
実証	下腹部深部の圧痛，月経障害，便秘	下瘀血湯
	下腹部深部の圧痛，神経不穏，月経障害	抵当湯
	頭痛，めまい感，肩こり，下腹部痛	通導散
	臍傍部圧痛，S状結腸の擦過痛	桃核承気湯
	臍傍と回盲部の圧痛・腫塊，便秘	大黄牡丹皮湯
	下腹部の圧痛・腫塊，膿血便	腸癰湯

4．陽明病・水滞型

典型的症例

非A非B肝炎に茵蔯蒿湯

　38歳，男性，教師。2年前に胆石症の手術を受け，その際，保存血輸血を400 ml行った。以後，肝機能障害もなく経過していたが，最近になって全身倦怠感が強くなり，近医を受診したところ　AST 250 KU，ALT 180 KU，T-Bil 2.0 mg/dlといわれた。肝炎には和漢薬治療がよいと知人に知らされ，来院した。

　身長167 cm，体重70 kg，体温36.8°C，血圧128/84 mmHg。

　顔面はわずかに紅潮し，眼球結膜が軽度に黄染している。全身倦怠感が強い。口苦，食欲不振，身体内部の熱感がある。また暑がりで，手足がほてり，冷水をしばしば飲む。大便は2日に1回，便色は正常であるが臭いが強い。水を飲む割りには小便が少なく，尿回数は1日4回前後である。

　脈は沈・緊で力がある。舌は舌尖が紅く，腫大し，乾燥した白黄苔に厚く被われている。

軽度の胸脇苦満

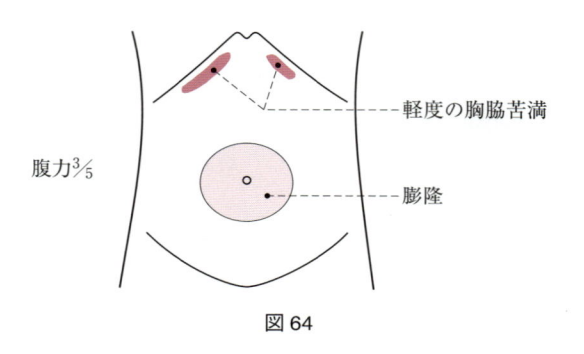

腹力3/5

膨隆

図64

　腹力は中等度で少しく膨隆している。
　検査成績で異常なものは，AST 220 KU，ALT 185 KU，γ-GTP 37 IU/l，T-Bil 2.2 mg/dl，D-Bil 0.7 mg/dl，γ-glob 22%。
　肝・胆・膵の超音波検査では，肝内胆石などの異常所見はない。

治療経過 高ビリルビン血症，口渇，尿量減少と脈が有力なことから茵蔯蒿湯を投与した。
　約1カ月の服用によってAST 45 KU　ALT 28 KU　T-Bil 1.5 mg/dlとなった。
　胸脇苦満が取り去れず，イライラ感もみられたため，小柴胡湯を以後併用したところ2カ月目で諸検査成績は正常化した。

●● 陽明病期・水滞型のまとめ

　水滞は一般に寒性の症候と関連するが，例外的に乏尿や腹水など水滞の症候を示し，かつ陽明病期を特徴づける裏熱を伴う病態もみられる。

●● 陽明病期・水滞型の治療方剤

虚実	特異的症候	適応方剤
実証	黄疸，頭部発汗，尿量減少，口渇，便秘	茵蔯蒿湯
虚実間証	泌尿・生殖器炎症，頭痛，眼球充血，耳鳴り	竜胆瀉肝湯
	尿量減少，口渇，排尿痛，精神不安。自然発汗はない	猪苓湯

○臨床の眼○

[1] 大承気湯のFisher症候群に対する効果が報告されている。
- 杉本精一郎ほか：傷寒論陽明病篇の条文に関する一考察　Fisher症候群に対する大承気湯の使用経験，日本東洋医学雑誌，52：217，2001

[2] 白虎湯加味方のさまざまな効果（アフタ性口内炎，線維筋痛症，結節性紅斑，など）が報告されている。
- 山口孝二郎ほか：漢方薬が奏功したアフタ性口内炎の4例，痛みと漢方，18：114，2008
- 橋本すみれほか：線維筋痛症に対し白虎湯加味方が著効した症例，日本東洋医学雑誌，60：171，2009
- 大野賢二ほか：清熱補気湯と白虎加桂枝湯の併用が奏効した結節性紅斑の一症例，日本東洋医学雑誌，60：539，2009

[3] 白虎加人参湯の唾液分泌増加効果は，ムスカリンM3レセプターを介したアクアポリン5の発現増強によることが，ラットを用いた実験で明らかにされている。
- Yanagi Y, et al.：Mechanism of Salivary Secretion Enhancement by Byakkokaninjinto, *Biological & Pharmaceutical Bulletin*, 31：431, 2008

[4] 受動感作マウスにおけるIgE介在三相性皮膚反応におよぼす桃核承気湯および白虎加人参湯の抑制効果が実験的に明らかにされている。
- Tatsumi T, et al.：A Kampo Formulation：Byakko-ka-ninjin-to (Bai-Hu-Jia-Ren-Sheng-Tang) Inhibits IgE-Mediated Triphasic Skin Reaction in Mice：The Role of Its Constituents in Expression of the Efficacy, *Biological & Pharmaceutical Bulletin*, 24：284, 2001

[5] 桃核承気湯の特徴的な腹証である少腹急結の3D画像解析を用いた客観的評価が試みられている。
- 西田欣広ほか：3D画像解析からみた少腹急結の客観的評価，日本東洋医学雑誌，61：856，2010

[6] 桃核承気湯のさまざまな効果（アトピー性皮膚炎，高齢者の腰部打撲症，月経前症候群における易怒性，など）が報告されている。
- 伊藤隆ほか：桃核承気湯が奏効した1歳のアトピー性皮膚炎の1例，漢方の臨床，46：1049，1999
- 木元博史：高齢者の腰部打撲症急性期6例に桃核承気湯エキスを使用した経験，漢方の臨床，49：1473，2002
- 高木恒太朗：月経前症候群における易怒性に対する桃核承気湯の効果，漢方の臨床，56：1507，2009

[7] 大黄牡丹皮湯のさまざまな効果（急性虫垂炎，抑うつ症状）に対する効果が報告されている。

- 永井良樹：急性虫垂炎に罹患した新幹線の乗客を大黄牡丹皮湯エキスで治療した話，漢方の臨床，53：1571，2006
- 秋葉哲生：大黄牡丹皮湯による虫垂炎の一症例，漢方の臨床，57：1351，2010
- 中井恭子ほか：右下腹部圧痛を目標に処方した"大黄牡丹皮湯"エキスにより劇的に「抑うつ症状」を改善した35歳女性と，"大黄牡丹皮湯"エキスを好む数症例，日本東洋心身医学研究，22：94，2008

[8] 胆管癌による胆道閉塞患者の肝臓に対する茵陳蒿湯の利胆作用が，ランダム化比較試験(RCT)によって明らかにされている。
- Watanabe S, et al.：Choleretic effect of inchinkoto, a herbal medicine, on livers of patients with biliary obstruction due to bile duct carcinoma, *Hepatology Research*, 39：247, 2009

[9] 茵陳蒿湯は，ラット肝臓の手術的虚血再灌流に対して有益な効果を発揮することが，実験的に証明されている。
- Kawai K, et al.：Inchinkoto, an herbal medicine, exerts beneficial effects in the rat liver under stress with hepatic ischemia-reperfusion and subsequent hepatectomy, *Annals of Surgery*, 251：692, 2010

[10] 竜胆瀉肝湯のさまざまな効果(男性排尿障害，経尿道的前立腺切除術後の疼痛と不快感，排卵痛，など)が報告されている。
- 森山学ほか：男性排尿障害に対する竜胆瀉肝湯の治療経験，和漢医薬学雑誌，20：230，2003
- 古屋聖児ほか：経尿道的前立腺切除術後の疼痛と不快感に対する竜胆瀉肝湯の有効性に関する臨床的検討，日本東洋医学雑誌，5：183，2003
- 熊谷由紀絵ほか：竜胆瀉肝湯が奏効した排卵痛の1症例，漢方の臨床，50：120，2003

[11] 猪苓湯のさまざまな効果(体外衝撃波砕石術後の自発的結石排泄，脳卒中後尿閉，尋常性乾癬，慢性蕁麻疹，舌痛症，慢性前立腺炎，など)が報告されている。
- Wada S, et al.：Effect of herbal drug, Choreito, after extracorporeal shock wave lithotripsy on spontaneous stone delivery, *Japanese Journal of Endourology and ESWL*, 14：155-158, 2001
- 若林礼浩ほか：脳卒中後尿閉に対する猪苓湯の効果，漢方医学，2：270，2005
- 桜井みち代：漢方治療が奏効した尋常性乾癬の10症例，漢方の臨床，52：1015，2005
- 望月良子ほか：猪苓湯が著効した慢性蕁麻疹の1例，漢方の臨床，55：

756, 2008
- 古賀実芳：舌痛症の経過中に猪苓湯が奏効した1例，伝統医学，11：26，2008
- 大塚薫：慢性前立腺炎に対する猪苓湯・桂枝茯苓丸併用療法の有用性に関する検討，医学と薬学，62：1051, 2009

〔12〕腸癰湯のさまざまな効果(慢性湿疹，手湿疹，繰り返す憩室炎，など)が報告されている。
- 引網宏彰ほか：慢性湿疹に対する腸癰湯の使用経験，漢方の臨床，49：329, 2002
- 田原英一ほか：手湿疹における腸癰湯の有効性の検討，日本東洋医学雑誌，57：639, 2006
- 河野吉成ほか：繰り返す憩室炎に腸癰湯が奏功した2例，漢方の臨床，57：259, 2010

〔13〕厚朴三物湯の巨大結腸症に対する効果が報告されている。
- 野上達也ほか：中建中湯による偽性アルドステロン症を経て厚朴三物湯の再投与にて軽快した巨大結腸症の一例，日本東洋医学雑誌，57：57, 2006

〔14〕子宮内膜症患者の心的外傷後ストレス症候群に対する抵当湯の効果が報告されている。
- 佐野敬夫ほか：子宮内膜症患者の心的外傷後ストレス症候群前後の変化，産婦人科漢方研究のあゆみ，18：67, 2001

〔15〕麻黄連軺赤小豆湯加減方の皮膚疾患に対する効果が報告されている。
- 柴原直利ほか：麻黄連しょう赤小豆湯加減方が有効であった皮膚疾患の3例，日本東洋医学雑誌，53：663, 2002

4 太陰病期の病態と治療

> **病態の要点**
>
> 4章の「陰陽の認識」に記したように，生体に外乱因子が作用した場合，生体の呈する反応の性質には陽証と陰証の2型がある（図65）。
>
> 陰証の反応様式を示すものを病期によって3段階に分けると，太陰病期はその第1段階である。
>
> 疾病の初発時に太陰病の病期から始まることも，当然のことながらみられる（下痢・腹痛を伴う小児の感冒など）。
>
> ```
> 外乱因子 ──→ 生体 ──→ 陽証
>                 ──→ 陰証　太陰病期
>                            少陰病期
> ```
>
> 図65　生体反応の2型
>
> しかし多くの場合には，太陽病期，少陽病期で完全寛解に至らなかった場合，あるいは陽明病期の治療が成功し，大半の症状は消失した後に生体の疲弊が残存した場合に，疾病状態は太陰病期へと移行してくる（123頁，図48参照）。
>
> 太陰病期の共通症候は気虚証あるいは血虚証を基盤としており，これに心窩部不快感，腹満感，悪心，嘔吐，下痢，便秘などの消化器症状が加わって形成される。
>
> 太陰病期の病型には，次の5型がある。
> ① 心下痞鞕型
> ② 腹直筋攣急型
> ③ 瘀血型
> ④ 水滞型
> ⑤ 気滞型
>
> 治療の通則は，裏の寒を温め，脾胃の働きを高め，気血を増し，気血水の滞りを解消する。

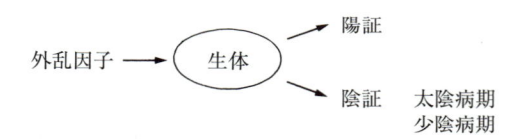

1. 太陰病期・心下痞鞕型

> **典型的症例**

心窩部のつかえ感と胸内苦悶感に人参湯

　75歳，男性。空腹時に胸がつかえ，心窩部から胸の中へ物が突き上げてくるとのことで来院。このような症状は約6カ月前から起こり，内科で胃透視と内視鏡検査を受けたが，軽い胃炎がある他は異常なしといわれた。胃粘膜保護剤を投与されたが症状は変わらず，最近，体重が4 kg減少し，また全身倦怠感も出現したため当診療部を受診した。

　既往歴では20歳の頃，腸チフス。35歳で肺結核に罹患，1年間の内科的治療の後，左肺葉切除術を受けている。

　自覚症状は主訴の他に，食欲不振，全身倦怠感，息切れ，物忘れしやすく，根気が続かない，すぐにかぜをひく，眠りが浅いなどの症状がある。

　身長162 cm，体重45 kg，体温36.4°C，血圧120/84 mmHg。顔貌は生気に乏しく，歩き方も弱々しい。皮膚は乾燥。脈は弱い。舌は淡白紅で，湿潤した白苔に被われている。腹力は軟弱で，図66に示すような所見がある。

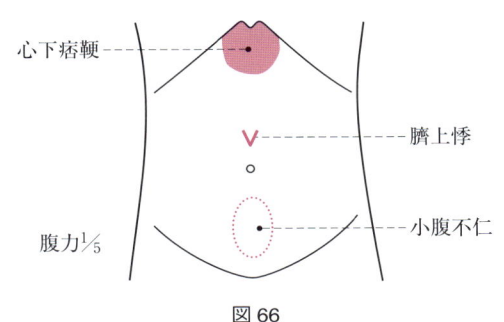

図66

　胸部X線所見では，左上葉が切除され，左胸膜の肥厚と癒着がある。右肺尖部に陳旧性の肺結核像を認める。

　心電図は洞調律で，Ⅲ，aV_FでT波の平坦化がある。

　肺機能検査では肺活量 $1.2 l$，%VC 42%，1秒率 72%。血液ガス分析では Po_2 62 torr，Pco_2 48.5 torr，pH 7.365。

　血液生化学検査ではChEが $0.45 \Delta pH$ と低下傾向，BUN 28 mg/dl，

Cr 1.8 mg/dl，CCr 32 ml/分である。

検討 本症例の主訴からは上部消化管疾患，心疾患，呼吸器疾患などが考えられるが，これを説明するに足りる活動性の病態は見出せない。

他方，自覚症状は生気の衰えを強く示唆するものであり，また他覚所見もこれを裏づけている。すなわち本症例は，気虚の病態と認識される。

これを五臓の概念で捕えると，息切れ，肺機能の低下は，肺の失調を示唆し，また食欲の低下，心下痞鞕は脾の失調を示し，さらに下腹部正中の腹壁が著しく軟弱なこと（小腹不仁）は腎の失調を示すものである。すなわち本症例は肺・脾・腎いずれの機能も低下した状態にあると理解される。

さらに六病位の流れの中で捕えると，本症は本質的に陰性で太陰病である。

治療経過 人参湯を投与した。

投与後1週間で主訴は半減し，約4カ月の服用で全身倦怠感も消失した。体重は2kg増加し47kgとなった。その後，約2年間続服中であるが，最近の状況は体重50kg，ChEは0.78 ΔpH，BUN 24 mg/dl，Cr 1.2 mg/dl，CCr 52 ml/分と改善傾向を示している。しかし肺機能検査は改善していない。

方剤の解説 人参湯は人参，白朮，甘草，乾姜からなる。その薬能は，**図 67**に示すとおりである。

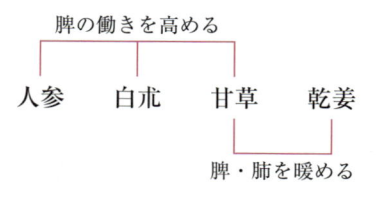

```
        脾の働きを高める
    ┌─────────────┐
   人参   白朮   甘草   乾姜
                  └─────┘
                  脾・肺を暖める
```

図 67　人参湯の処方構成

すなわち，上部消化管と肺の循環を改善し，組織代謝を賦活し，蛋白合成を促進する作用をもつ方剤である。人参湯は気虚で心下痞鞕がみられ，胸内の苦悶感や悪心のみられる症例に応用される。

•• **太陰病期・心下痞鞕型のまとめ**

　この病型は少陽病期の心下痞鞕型から流れ来ることが多く，このステージで慢性経過を呈するのも稀ではない。五臓論的にみると，脾の作用の衰えた病型である。乾姜，呉茱萸，附子などで冷えた脾を温めるのが治療の基本である。

　この病型に分類される附子瀉心湯は，胃炎などの消化器疾患にしばしば用いられるが，脳動脈硬化症を伴う糖尿病や，脳虚血にも応用されることが多い。

　桂枝人参湯と呉茱萸湯は共に胃炎，膵炎などの消化器疾患に用いられるが，常習性の頭痛にも卓効がある。

•• **太陰病期・心下痞鞕型の治療方剤**

虚実	特異的症候	適応方剤
実証	悪寒，四肢冷，イライラ，精神不安，心窩部のつかえ，出血	附子瀉心湯
虚証	裏急後重を伴わない下痢，悪心，嘔吐，発熱，悪寒，拍動性の頭痛	桂枝人参湯
	悪心，嘔吐，心窩部のつかえ，易疲労，衰弱傾向	乾姜人参半夏丸
	頭痛，嘔吐，腹部膨満感，四肢の冷え	呉茱萸湯
	水瀉性下痢，胃部膨満感，心窩部のつかえ，四肢の冷え	人参湯

○**臨床の眼**○

〔1〕呉茱萸湯が，片頭痛予防効果に関してのオープンクロスオーバー試験で，塩酸ロメリジンより有効であったとの報告がなされている。
　・丸山哲弘ほか：片頭痛予防における呉茱萸湯の有用性に関する研究　塩酸ロメリジンとのオープン・クロスオーバー試験，痛みと漢方，16：30，2006
〔2〕呉茱萸湯が，慢性頭痛患者の頭痛頻度や鎮痛薬の使用回数を減少させると報告されている。
　・Odaguchi H, et al.: The Efficacy of gosyuyuto, a typical Kampo (Japanese herbal medicine) formula, in preventing episodes of headache, *Current Medical Research and Opinion*, 22：1587, 2006
〔3〕緊張型頭痛に対する複数例の検討で，呉茱萸湯が有効であったとの臨床研

究がある．
　　・赤嶺真理子ほか：緊張型頭痛に対する呉茱萸湯の有用性，日本心身東洋医学研究，15：36，2001
〔4〕モルモットでの検討で，呉茱萸湯がコラーゲン誘発性の血小板減少を阻害することが示されている．
　　・Hibino T, et al.：Gosyuyuto, a Traditional Japanese Medicine for Migraine, Inhibits Platelet Aggregation in Guinea-Pig Whole Blood, *Journal of Pharmacological Science*, 108：89, 2008
〔5〕人参湯が，マウスにおいて膵島炎の進行予防と1型糖尿病発症を予防する可能性が示唆されている．
　　・Kobayashi T ほか：NODマウスにおける自然発症自己免疫糖尿病に対する人参湯の予防効果，Microbiology and Immunology，44：299，2000
〔6〕Streptozocin により誘発されるマウス自己免疫糖尿病において，人参湯が高血糖の発生を抑制することが報告されている．
　　・Kobayashi T ほか：Streptozotocin 頻回少量投与により誘発されたマウス自己免疫糖尿病及ぼす漢方人参湯の予防効果，和漢医薬学雑誌，16：72，1999
〔7〕再発性のアフタ性口内炎に人参湯が有効であった症例が報告されている．
　　・西森婦美子ほか：再発性アフタ性口内炎に人参湯が著効した2例，漢方の臨床，57：610，2010
〔8〕人参湯が，ヒト血漿中のモチリンなどの脳腸管ペプチドレベルに影響することが報告されている．
　　・Naito T, et al.：Effects of Ninjin-to on Levels of Brain-Gut Peptides (Motilin, Vasoactive Intestinal Peptide, Gastrin and Somatostatin) in Human Plasma, *Biological & Pharmaceutical Bulletin*, 24：194, 2001
〔9〕ヒト血漿中の calcitonin 遺伝子関連ペプチドと，substance Pレベルに，人参湯が影響をおよぼすことが報告されている．
　　・Sato Y, et al.：Effects of Ninjin-to on Levels of Calcitonin Gene-Related Peptide and Substance P in Human Plasma, *Biological & Pharmaceutical Bulletin*, 27：2032, 2004
〔10〕健常人における検討で，桂枝人参湯がカプサイシン感受性求心性神経を刺激し，胃粘膜血流を改善することで腸内分泌や運動に影響を与える可能性が示唆されている．
　　・Sato Y, et al.：Effects of a Single Treatment with Keishininjinto on Plasma Levels of Gut-regulatory Peptides in Healthy Subjects, *Journal of Health Science*, 53：220, 2007

2．太陰病期・腹直筋攣急型

典型的症例

食後の腹痛と夜尿症に小建中湯

10歳，女児。生来，虚弱な体質でよくかぜを引いた。幼児期より夜尿が1晩に1～2回あり，現在も続いている。2年前から食後，特に朝食後に臍周囲の腹痛と腹鳴が起こり，約1時間持続する。1年前，小児科を受診，起立性の低血圧を指摘され，自律神経調整剤と整腸剤の投与を受け，これまで断続的に服用してきたが著変がなく，当部を受診した（図 68）。

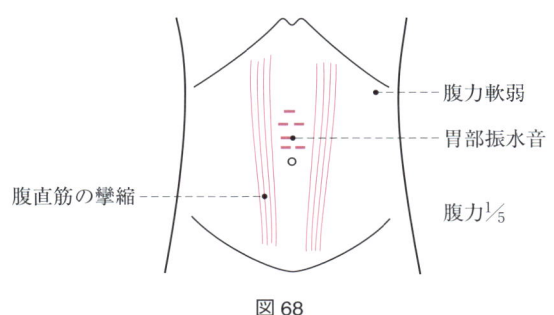

図中ラベル：腹力軟弱／胃部振水音／腹直筋の攣縮／腹力 1/5

図 68

小柄でやせ型(身長 135 cm，体重 30 kg)，蒼白な顔貌で，眼光に力がなく，みるからに弱々しい。血圧は仰臥位 96/44 mmHg，立位 82/40 mmHg，脈は細・弱・緊。舌は淡白紅で湿潤した白苔に被われている。

治療経過 小建中湯を投与したところ，2週間後には腹痛が消失し，10週後には夜間尿も週に1回に減じた。

●● 太陰病期・腹直筋攣急型のまとめ

太陰病期の症候を示すものの中で，両側の腹直筋の攣急を呈するのが，この病型である。血虚の症候を伴いやすく，また五臓論でいう肝の失調症状を現すものもある。

●● 太陰病期・腹直筋攣急型の治療方剤

虚実	特異的症候	随伴症候	適応方剤
虚実間証	腹部の膨満感，間歇性の腹痛，易疲労，便秘型の過敏性腸症候群		桂枝加芍薬大黄湯
	多発関節痛，関節の破壊と変形，易疲労，やせ，口渇，自汗	表証	桂枝芍薬知母湯
	上熱下寒，四肢の冷え，しもやけ，頭痛，悪心，嘔吐，腹痛		当帰四逆加呉茱萸生姜湯
	腹部疝痛（尿管，胆道，消化管），四肢筋のspasm		芍薬甘草湯
虚証	腹部の膨満感，間歇性の腹痛，易疲労，下痢型の過敏性腸症候群		桂枝加芍薬湯
	腹痛，易疲労，兎糞状の便，手足のほてり，胸内苦悶感	血虚	小建中湯
	同上に加え，盗汗，全身倦怠，皮疹	気虚 血虚	黄耆建中湯
	小建中湯証に加えて，側腹部痛，腰痛，性器出血，貧血	血虚 気虚	当帰建中湯
	上記2方剤の症候に加え，全身衰弱	血虚 気虚	帰耆建中湯

○臨床の眼○

〔1〕過敏性腸症候群（IBS）において桂枝加芍薬湯は有効かつ安全性が高いことがランダム化比較試験で報告されている。
・佐々木大輔，上原聡，樋渡信夫，ほか：過敏性腸症候群に対する桂枝加芍薬湯の臨床効果―多施設共同無作為割付群間比較臨床試験―，臨床と研究，75：1136，1998
〔2〕当帰四逆加呉茱萸生姜湯および当帰芍薬散は，レイノー現象に有効であったと報告されている。
・金内日出男：レイノー病と慢性動脈閉塞症，膠原病におけるレイノー現象の臨床症状とサーモグラフィーを用いた皮膚温との比較―当帰四逆加呉茱萸生姜湯の薬効評価，公立豊岡病院紀要，11：69-76，1999
・秋山雄次ほか：レイノー現象に対する塩酸サルポグレラートと漢方方剤（黄連解毒湯あるいは当帰芍薬散）の併用療法について，日本東洋医学雑誌，51：1101，2001

〔3〕芍薬甘草湯の腸管運動抑制作用がランダム化比較試験で報告されており，大腸内視鏡検査における鎮痙剤として応用できる可能性がある．
- Ai M, et al.: Objective assessment of the antispasmodic effect of shakuyaku-kanzo-to (TJ-68), a Chinese herbal medicine, on the colonic wall by direct spraying during colonoscopy, *World Journal of Gastroenterology* 12：760, 2006
- 相正人：大腸内視鏡検査における腸管管腔内直接散布による芍薬甘草湯の鎮痙剤としての有用性〜芍薬甘草湯とペパーミントオイルとの比較検討，Medical Tribune インターネット速報(DDW), 10, 2005

〔4〕芍薬甘草湯は腓腹筋痙攣に対して有効であることが二重盲検ランダム化比較試験で報告されている．
- 熊田 卓ほか：TJ-68 ツムラ芍薬甘草湯の筋痙攣(肝硬変に伴うもの)に対するプラセボ対照二重盲検群間比較試験，臨床医薬，15：499, 1999.
- 西澤芳男ほか：牛車腎気丸と芍薬甘草湯の肝硬変患者の有痛性こむら返りに対する鎮痛効果と安全性：多施設無作為抽出，比較試験による効果の検討－牛車腎気丸の肝硬変症に伴う有痛性"こむら返り"に対する臨床効果と安全－，痛みと漢方，10：13, 2000

〔5〕芍薬甘草湯は高テストステロン血症と高プロラクチン血症を改善させる効果があると報告されている．
- 伊藤 仁彦ほか：潜在性高プロラクチン血症を有する不妊婦人に対する芍薬甘草湯の使用経験，産婦人科の実際，49：1161, 2000.

〔6〕月経困難症に対する芍薬甘草湯の効果が，症例集積研究において明らかにされている．
- 大田博明ほか：機能性月経困難症に対する visual analogue scale (VAS) の有用性と TJ-68(芍薬甘草湯)の鎮痛効果に関する検討，産婦人科漢方研究のあゆみ，13：25, 1996.
- 田中哲司：妊娠を希望する重症月経困難症患者に対する新しい漢方療法．漢方医学，26：69, 2002.

〔7〕黄耆建中湯は褥瘡に有効である報告がある．
- 仲 秀司ほか：褥瘡に対する黄耆建中湯の効果，*Progress in Medicine*, 21：1833, 2001

〔8〕小建中湯は抑うつ気分に対して有効であったと報告されている．
- 尾崎 哲ほか：小建中湯の老年期うつ病への応用，新薬と臨床，43：962, 1994

〔9〕小児起立性調節障害に小建中湯が有用であった報告がある．
- 津留 徳：起立性調節障害に対する半夏白朮天麻湯と小建中湯の使用経験，

　　　　小児科臨床, 48：585, 1995.
〔10〕軽症糖尿病に用いられるアカルボースの副作用である消化器症状の軽減に桂枝加芍薬湯併用が有用で, 両者併用によるHbA1c低下がRCTにて確認されている.
　・長谷部啓子ほか：アカルボースと桂枝加芍薬湯併用療法の有用性について, ―消化器症状の軽減効果の検討―, 基礎と臨床, 31：3179, 1997

3．太陰病期・瘀血型

典型的症例

月経不順・下肢の湿疹に当帰芍薬散
　25歳, 女性, 事務職. 2年前より膝から下の前面を主に皮疹が出現. 皮膚科で貨幣状湿疹といわれ, 外用薬を用いているが, 一進一退で, 特に冬に悪化する. この他に, 数年前より月経周期が乱調で, 2カ月程発来しないかと思うと3週間で発来することがある. 冷え症で, 月経前には下腹部痛, 腰痛がひどく, 鎮痛剤を常用しているという. 倦怠感も強い.

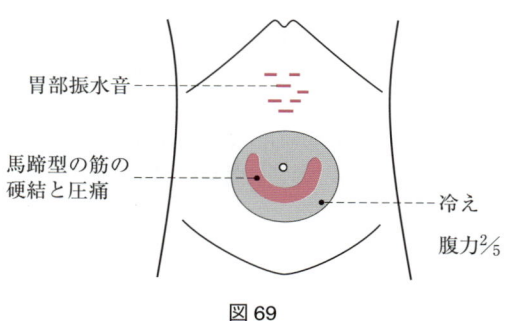

図69

　身長161 cm, 体重54 kg, 体温36.3℃, 血圧102/60 mmHg.
　顔面は蒼白で, 下眼瞼にくまがある. 脈は弦・弱. 舌は淡白紅, 腫大, 歯痕舌で, 地図状の白苔がみられる. 腹力はやや軟弱で図69のような所見がある.
　この他に下肢の冷えがみられる. 浮腫はない.
　血液学的検査では, 赤血球数386万/mm^3, Hb 10.6 g/dl, Ht 31％,

血液生化学的検査には異常を認めない。

治療経過 蒼白な顔貌，下肢の冷え，下腹部痛から太陰病期で，さらに臍傍の圧痛，眼瞼のくま，月経障害より瘀血の病態と診断した。

当帰芍薬散を投与したところ，2週間後には下肢の温まりを自覚。

6カ月後には月経周期もほぼ4週間型となり，これに伴って下肢の貨幣状湿疹も改善した。また赤血球数 402 万/mm^3，Hb 12.1 g/dl となった。

•• 太陰病期・瘀血型のまとめ

太陰病期の共通症候である気虚と血虚の症状に加えて，臍傍の圧痛，月経障害など瘀血の症状を明らかに伴うものを太陰病期・瘀血型という。当帰，川芎など身体を温め，血行を改善する生薬が配剤された方剤が，その治療に用いられる。

•• 太陰病期・瘀血型の治療方剤

虚実	特異的症候	随伴症状	適応方剤
虚証	多関節痛，衰弱傾向，貧血，神経痛，筋の萎縮	血虚	大防風湯
	皮膚枯燥し，瘙痒感を伴う。皮疹はないか，あっても乾燥し，分泌物は少ない	血虚	当帰飲子
	腰脚の冷え，貧血，肩こり，めまい，月経不順，月経困難，浮腫	水滞	当帰芍薬散
	貧血，諸種の出血(性器，痔，消化管，尿路)，左下腹部の圧痛	血虚	芎帰膠艾湯
	冷え，貧血，皮膚枯燥，色素沈着，神経痛，関節痛，回盲部の圧痛	血虚	薏苡附子敗醬散

○臨床の眼○

〔1〕当帰芍薬散の子宮筋腫を有する女性の軽度～中等度の貧血に対する有用性が示されている。
- Akase T, et al.：A comparative study of the usefulness of Toki-shaku-yaku-san and an oral iron preparation in the treatment of hypochromic anemia in cases of uterine myoma，薬学雑誌，123：817，2003

〔2〕漢方治療の原発性月経困難症に対する有用性が示されている。
- Oya A, et al.：Clinical efficacy of Kampo medicine（Japanese traditional herbal medicine）in the treatment of primary dysmenorrhea，*The Journal of Obstetrics and Gynaecology Research*，34：898，2008

〔3〕当帰芍薬散の子宮内発育遅延予防効果が，妊娠ラットを用いた研究で明らかにされており，胎児における下垂体ソマトトロピン産生細胞増殖亢進およびそれに伴うGHの分泌増加がその作用規序として示唆されている。
- Takei H.：The Herbal Medicine Tokishakuyakusan Increases Fetal Blood Glucose Concentrations and Growth Hormone Levels and Improves Intrauterine Growth Retardation Induced by Nω-Nitro-L-arginine Methyl Ester，*Journal of Pharmacological Sciences*，104：319，2007

〔4〕当帰芍薬散の不妊症に対する効果が明らかにされている。
- 藤井俊策ほか：体外受精治療周期における当帰芍薬散併用の検討，産婦人科漢方研究のあゆみ，14：121，1997
- 安井敏之ほか：排卵障害患者に対するクロミフェン・当帰芍薬散併用療法の有用性の検討，日本不妊学会雑誌，40：83，1995

〔5〕大防風湯の抗関節炎効果がコラーゲン誘導性関節炎マウスを用いた動物実験で示されている。
- Inoue M, et al.：Suppressive Effect of Dai-bofu-to on Collagen-Induced Arthritis，*Biologial & Pharmaceutical Bulletin*，27：857，2004

〔6〕黄連解毒湯と当帰飲子の皮膚掻痒症に対する効果が報告されている。
- 大熊守也：皮膚掻痒症に対する漢方治療－外用剤，抗ヒスタミン内服併用，和漢医薬学雑誌，11：302，1994

4. 太陰病期・水滞型

> **典型的症例**
>
> **関節リウマチに桂枝加朮附湯**
>
> 　54歳，主婦。6年前に右の手関節痛が出現，消炎鎮痛剤の投与を1カ月ほど受けたところ関節痛は寛解した。
>
> 　2年前，かぜを引いたのを契機に両肘関節，両手関節の疼痛と朝のこわばりが出現。赤沈の亢進 52 mm/時と RA テスト (卅) で，RA と診断された。消炎鎮痛剤の投与を受けて小康状態を保っていたが，朝のこわばりは1時間ほどみられ，また手指の MP 関節の疼痛が2カ月前より出現した。このため，金製剤 (シオゾール) の注射を開始したが，4回目の注射のあと全身に粟粒大の発疹が出現したため中止した。このため和漢薬による治療を希望して来院した。
>
> 　身長 155 cm，体重 52 kg，体温 36.2°C，血圧 126/84 mmHg。
>
> 　全身倦怠感があり，顔面は蒼白で，自汗と盗汗の傾向がある。疼痛部の関節は腫脹し，わずかに熱感がある。下腿三頭筋の攣縮が頻発する。
>
> 　朝のこわばり，下腿に軽度の浮腫傾向と冷えがある。脈は沈・弱。舌は正常紅で，湿潤した微白苔がみられる。腹力はやや軟弱で，図70のような所見がある。
>
> 　ランスバリー指数は 72%。

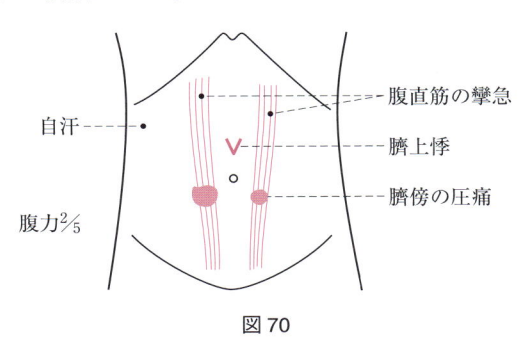

図70（自汗，腹直筋の攣急，臍上悸，臍傍の圧痛，腹力 2/5）

> 　検査成績では赤沈 46 mm/時，CRP 2.4 mg/dl，RA テスト (卅)，RA-HA 640 倍，白血球数 7,200/mm³，赤血球数 390 万/mm³，Hb 10.8 g/dl，Ht 28%，α_2-glob 11.8%，γ-glob 23.2%。手指骨・手関節の X 線像

は stage II 相当の関節裂隙の狭小化と軽度の erosion がみられる。

治療経過 桂枝加朮附湯を投与したところ，5 カ月の服用でランスバリー指数は 32% となり，赤沈値も 32 mm/時となった。なお続服中である。

•• 太陰病期・水滞型のまとめ

太陰病期の共通症状に加えて，下肢浮腫，関節の腫脹（関節液の貯留），朝のこわばりなど水滞の症候を主徴とするものが太陰病期・水滞型である。

•• 太陰病期・水滞型の治療方剤

虚実	特異的症候	随伴症候	適応方剤
虚実間証	頭痛，上熱下寒，関節痛，腹痛，月経障害，四肢の冷え	表証 気滞 瘀血	五積散
	関節痛，口渇，尿量減少，浮腫，顔面紅潮，脈実	表証	越婢加朮附湯
虚証	上記に加え，自汗傾向が明らかで，脈が弱い	表証	桂枝二越婢一湯加朮附
	自汗，悪寒，関節痛，尿量減少，脈は弱く，口渇はない	表証	桂枝加朮附湯
	易疲労，下肢の浮腫，腰脚の冷えと痛み，口渇，夜間尿	腎虚	八味地黄丸
	上記に加え，浮腫傾向強く，関節痛が強い	腎虚	牛車腎気丸
	腰脚の冷えと痛み，下肢浮腫，頻尿（低張尿が多量に出る）		苓姜朮甘湯

> ○**臨床の眼**○
>
> 〔1〕各種難治性疼痛に対する桂枝加朮附湯の有用性が報告されている。
> - 大上沙央理ほか：漢方薬が著効を示した三叉神経痛の2症例，痛みと漢方，15：86, 2005
> - 中山禎人ほか：肺切除術後の肩部疼痛に対する葛根湯・桂枝加朮附湯の術前投与の効果，痛みと漢方，18：31, 2008
> - 中西美保ほか：難治性の帯状疱疹後神経痛(PHN)に対する桂枝加朮附湯エキス剤と修治附子末Nとの併用の有用性　有効10例と無効6例の検討，痛みと漢方，18：40, 2008
>
> 〔2〕苓姜朮甘湯が尿失禁に有効であることが示唆されている。
> - 柴原直利ほか：苓姜朮甘湯が有効であった尿失禁の3例，日本東洋医学雑誌，60：545, 2009
>
> 〔3〕苓姜朮甘湯は椎間板障害が主に関与する慢性腰痛症に最も効果があることが報告されている。
> - 穴吹弘毅ほか：腰痛疾患に対する苓姜朮甘湯の有用性とその効果，漢方医学，30：120, 2006

5．太陰病期・気滞型

典型的症例

麻痺性イレウスに厚朴生姜半夏甘草人参湯

　70歳，女性，無職。主訴は意識障害。既往歴は特記すべきことなし。家族歴は父，脳血管障害にて死亡。母，気管支喘息にて68歳で死亡。現病歴は1984年7月，RAのため某病院へ入院。

　8月中旬より食欲不振が続いていたが，11月15日希望退院。帰宅後ほとんど食事摂取せず。同年11月22日夕刻，意識障害を来し，富山県立中央病院救命センターへ救急入院した。

　入院時現症，身長157 cm，体重50 kg，体温35.5°C，意識状態は深昏睡で，3-3-9度方式で300。瞳孔径3.5 mmで左右差なく，対光反射消失。血圧測定不能。脈拍は橈骨動脈で触知せず，頸動脈，股動脈のみ触知するが，微弱でショック状態である。呼吸は努力様呼吸で規則的。眼球結膜に黄疸なし。眼瞼結膜は貧血性。肺は左呼吸音微弱，左右全肺野に湿性ラ音を聴取する。心音はⅠ，Ⅱ音ともに減弱し，雑音なし。

肝，脾触知せず，腹水なし．両膝関節，両手関節ともに腫脹．深部反射は低下し，病的反射なし．

入院時検査成績は WBC 13,500/mm^3，RBC 344×10^4/mm^3，Hb 10.5 g/dl，Ht 33％，BUN 40.8 mg/dl，Cr 2.6 mg/dl，Na 155 mEq/l，K 5.5 mEq/l，GOT 46 KU，GPT 14 KU，CPK 74 IU/l，LDH 660 IU/l，血糖値 23 mg/dl，ESR 85 mm/時，CRP 6＋．

頭部 CT は年齢相応の cortico-medullary atrophy を示すが，脳内出血などの異常所見は認められなかった．

胸部 X 線像は左中〜下肺野に，著しい気管支肺炎の像を認めた．

顔色は白く，ベッド上仰臥位の状態で，独力では体位変換ができない．食欲なし．食物残渣および胃液を頻回に嘔吐．手足の厥冷著明．皮膚は乾燥して潤いがない．尿意なし．脈，沈・細・弱．舌，湿潤した白苔．腹候，腹部は著しく膨隆しているが，腹力は軟弱である．胸脇苦満，臍上悸，瘀血の圧痛点などは，腹部膨隆のため不明である．

治療経過 以上より，RA を基礎に肺感染症を合併し，これに起因する低血糖とショックによる意識障害と診断した．

ショック対策とブドウ糖の補給により，第 2 病日に意識は清明となった．しかし血液ガス分析において，酸素分圧の著しい低下を認めたため，人工呼吸器により補助呼吸を行った．肺感染症に対しては，各種の抗生物質を使用した．経口摂取不能のため，中心静脈栄養を施行した．12 月 3 日，喀痰による窒息防止のため，気管切開を施行し，人工呼吸器を再装着した．これらの処置により，小康状態を保っていたが，第 15 病日（12 月 6 日），急激に腹部膨満を来した．腸雑音はまったく聴取できなかった．腹部単純 X 線像において，腹部は空腸および結腸のガス像で占められていた．しかしニボーは認められず，機能的病態による麻痺性イレウスと診断した．

全身状態，手足厥冷，脈候，腹候より，本症例は，陰・虚証で，腹満は虚満と考えられた．12 月 6 日 13 時 30 分，まず桂枝加芍薬大黄湯を胃ゾンデより注入したが，かえって腹満は顕著となり，12 月 7 日 19 時，厚朴生姜半夏甘草人参湯に転方した．しかしこの処方も胃ゾンデより注入直後逆流し，効果が期待できなかった．そこで 12 月 8 日午前 9 時半，同処方の 1 日量の 1/6，すなわち 50 ml を注腸したところ，同日正午すぎには，上腹部がわず

かながら軟らかくなってきた。以後は4時間毎に7回注腸を繰り返したところ，腹満は徐々に軽快し，12月10日夕刻には，胃ゾンデからの投薬が可能となった。12月11日約100gの軟便が排泄され，12月14日午前0時頃，紙おむつ一杯の大量の茶褐色軟便を排出し，腹満は完全に消失した。腹部単純X線像においても，治療前にみられた小腸の拡張像は消失し，ほとんどが結腸のガス像のみとなった。なお，第4病日より茯苓四逆湯も併用した。その後漢方治療により麻痺性イレウスを併発することなく経過良好であったが，約6カ月後，肺感染症を繰り返し，死亡の転帰をとった。

・金木美智子ほか：日東洋医誌，38：163，1988

•• 太陰病期，気滞型のまとめ

太陰病期の共通症候である気虚と血虚の症状に加えて，胸内の閉塞感，腹部膨満感，身体のしびれ感など気滞の症状を明らかに伴うものを太陰病期・気滞型という。厚朴，橘皮などの気を巡らし，気滞を除く生薬が配剤された方剤が，その治療に用いられる。

•• 太陰病期・気滞型の治療方剤

虚実	特異的症候	随伴症候	適応方剤
虚実間証	腹部の自他覚的膨満感，便秘傾向，上逆感，微熱	陽明病期との移行	厚朴七物湯
	胸部閉塞感，胸痛，息切れ，呼吸困難，摂食物の胸内停滞感	少陽病期との移行	橘皮枳実生姜湯
	胸部閉塞感，感冒後の咳嗽，就眠時に頻発する喘咳，自汗	表証	桂枝加厚朴杏仁湯
虚証	身体や四肢のしびれ，麻痺，皮膚の蟻走感，かゆみ	気虚	黄耆桂枝五物湯
	鼓腸，麻痺性イレウス症状，便秘	気虚	厚朴生姜半夏甘草人参湯

> ○**臨床の眼**○
>
> 〔1〕黄耆桂枝五物湯のさまざまな効果（体感幻覚症，知覚異常，舌痛症，ANCA関連血管炎のneuropathy，抗がん剤による知覚神経障害など）が報告されている。
> - 小林豊ほか：黄耆桂枝五物湯が奏効した体感幻覚症の一例，漢方の臨床，50：1227, 2003
> - 古谷陽一ほか：知覚異常に黄耆桂枝五物湯が有効であった3症例，日本東洋医学雑誌，55：131, 2004
> - 木村豪雄ほか：黄耆桂枝五物湯が有効であった舌痛症の一例，漢方の臨床，53：278, 2006
> - 引網宏彰ほか：ANCA関連血管炎のneuropathyによるしびれ・疼痛に黄耆桂枝五物湯が奏効した二例，日本東洋医学雑誌，58：495, 2007
> - Tatsumi T, et al.：The efficacy of ogikeishigomotsuto on chronic cumulative sensory neuropathy induced by Oxaliplatin: Case report and Literature view, *Journal of Traditional Medicines*, 26：136, 2009
>
> 〔2〕黄耆桂枝五物湯の使用目標が検討されている。
> - 岡洋志ほか：黄耆桂枝五物湯の有効症例の検討，日本東洋医学雑誌，56：947, 2005
>
> 〔3〕橘皮枳実生姜湯の咳嗽に対する効果が報告されている。
> - 堀野雅子：橘皮枳実生姜湯による咳嗽治療の一例，漢方の臨床，54：1419, 2007
>
> 〔4〕大建中湯の視床痛に対する効果が報告されている。
> - 犬塚央ほか：大建中湯で視床痛が改善した一例，漢方の臨床，57：582, 2010
>
> 〔5〕烏頭・附子剤（烏頭桂枝湯，桂枝加苓朮附湯など）の視床痛に対する効果が報告されている。
> - 後藤博三ほか：視床痛に対する漢方治療の試み，日本東洋医学雑誌，61：189, 2010

5 少陰病期の病態と治療

病態の要点

　少陰病期は臓腑の機能が衰え，気血の不足が一段と進行した病期である。全身倦怠感，四肢末梢の冷え，脈微弱が共通症状である。
　この病期は次の3型に分類される。
　① 表寒型：頭痛，関節痛，筋肉のこわばり，咽痛，背部の悪寒など表を主体とした気血の巡りの不調（営衛不和）を主徴とするもの。
　② 裏寒型：不消化の下痢など，裏寒の症状を主徴とするもの。
　③ 血虚型：津液および血の不足を主徴とするもの。
　疾病の初発時に表寒型を呈することは稀ではない。また太陽病期の誤治により表寒型に陥ることもある。裏寒型と血虚型の多くは少陽病期，陽明病期，太陰病期のいずれかを経て，この病型を呈するに至る。
　いずれの病型においても，臓腑の機能を回復することに治療の主眼が置かれる。

1．少陰病期・表寒型

典型的症例

感冒に麻黄附子細辛湯

　20歳の女子学生。ここ数日，精神的なストレスが重なったためか熟睡できず，しかも朝早く目が醒めてしまう日が続いた。
　今日の昼頃から軽い頭重感と身体の違和感があった。夕方になると咽頭痛と悪寒が加わったが，家庭教師のアルバイトがあり，無理をして出かけた。これを終える頃から本格的に気分がひどく悪くなったため受診。
　脈はやや浮で弱。舌には特変がない。手足が冷えており，顔色もさえない。日頃の元気がすっかり失せている。自汗の傾向はなく，体温が37.4°Cであるのに熱感がなく，ひたすらゾクゾクと寒いという。

治療経過 麻黄附子細辛湯を投与した。これを服用したところ，服用後10分ほどで身体が温まり，気分も楽になり，ぐっすりと眠れた。翌日には，まったく元の元気を取り戻した。

●● 少陰病期，表寒型の治療方剤

虚実	特異的症候	随伴症候	適応方剤
実証	激しい胸痛，腹痛，関節痛，脈弦・実		大烏頭煎
	激しい関節痛，筋肉痛，脈弦		烏頭湯
	激しい関節痛，自汗傾向		烏頭桂枝湯
虚実間証	悪寒，喘咳，蒼白な顔貌，水様鼻汁，脈細	表証	麻黄附子細辛湯
	悪寒，喘咳，咽痛，脈細	表証	麻黄附子甘草湯
	悪寒，喘咳，胸内苦悶感，心下痞堅	表証	桂姜棗草黄辛附湯
	悪寒，下肢の攣急，関節痛，両側腹直筋の張り		芍薬甘草附子湯
虚証	脱汗，悪風，尿量減少，関節・筋肉の痛み，脈浮		桂枝加附子湯
	悪寒，特に首の周囲を寒がる，下肢冷，イライラ，関節痛		甘草附子湯
	背部の悪寒，易疲労，四肢冷，尿量減少，関節痛	裏寒型との移行	附子湯
	全身の著しい冷え，寒気		赤丸

○**臨床の眼**○

〔1〕麻黄附子細辛湯はかぜ症候群に対し総合感冒薬以上の有用性があることがランダム化比較試験で報告されている。
・本間行彦ほか：かぜ症候群に対する麻黄附子細辛湯の有用性－封筒法による比較試験－，日本東洋医学雑誌，47：245，1996
・西澤芳男，永野冨美代，山田まゆみ，ほか：風邪症候群患者に対する麻黄附子細辛湯と西洋感冒薬の咳嗽改善効果無作為比較検討，漢方と免疫・アレルギー，18：56，2005
〔2〕麻黄附子細辛湯は鼻アレルギーや喉頭アレルギーに有効である事が多施設症例集積研究で報告されている。
・吉本達雄，森壽生，倉田文秋ほか：春季花粉症に対する小青竜湯と麻黄附

子細辛湯の効果―両方剤効果の検討―，Therapeutic Research，23：2253，2002
- 伊藤博隆ほか：鼻アレルギーに対する麻黄附子細辛湯の薬効評価―鼻閉症状の臨床効果について．耳鼻咽喉科臨床，補52：107-118，1991
- 馬場錬，宮田昌，山川聡ほか：喉頭アレルギー症例に対する麻黄附子細辛湯の有用性について，アレルギーの臨床，21：640，2001

〔3〕麻黄附子細辛湯のインフルエンザ抗体に対するアジュバンド効果の有無が高齢者のインフルエンザ予防対策として注目されている。
- 岩崎鋼ほか：麻黄附子細辛湯が高齢者におけるインフルエンザワクチン接種に及ぼす影響，漢方と免疫・アレルギー，17：97，2004
- Terashima Y, et al.：Effect of a traditional Chinese medicine, maobushi-saishinto, on the antibody titer after influenza vaccination: A randomized, placebo-controlled, double-blind trial, Journal of Traditional Medicines, 24：59, 2007

〔4〕かぜ症候群およびかぜに罹患しやすい体質の改善に桂枝加附子湯が有効であったとの報告がある。
- 栄山雪路，崎山武志：インフルエンザ治療中の脱汗状態に対して桂枝加附子湯が有効であった3症例，日本東洋医学雑誌，60別冊：338，2009
- 鈴木邦彦，花輪壽彦：桂枝加附子湯が有効であった3例，日本東洋医学雑誌，60別冊：221，2009

〔5〕強直性脊椎炎の疼痛に烏頭湯や烏頭桂枝湯が有効であった報告がある。
- 引網宏彰ほか：強直性脊椎炎に対する烏頭剤の使用経験，日本東洋医学雑誌，56：281，2005

〔6〕疼痛疾患に附子湯が有効であった報告がある。
- 高木恒太朗：附子湯の4症例の分析，日本東洋医学雑誌，60：314，2009

2．少陰病期・裏寒型

典型的症例

遷延した下痢に真武湯

56歳，女性。約2カ月前，刺身を食べた翌日から下痢便となった。下痢は軟便で水様性ではなく，回数は1日3～4回であった。発熱や腹痛は伴わない。近医を受診し，止痢剤を投与されたが，これを3日間服

用したところ下痢は治まったが，便秘と強い腹満感が生じ，食欲がまったくなくなってしまった。そこで止痢剤を中止し，以後は整腸剤と，時々点滴を受けて過ごしていたが，下痢は次第に水様便となり，回数も日中3〜4回，夜明けに1〜2回となったため，紹介されて来院した。体格は小柄でやせており，顔面は蒼白である。雲の上を歩くような浮遊感があり，全身倦怠感も著しい。脈は沈・弱・渋で，腹力は軟弱，胃部振水音を認める。四肢の末端に冷えがある。浮腫はなく，皮膚は乾燥している。

治療経過 以上から本症は少陰病期の水滞と考え，真武湯を投与した。服薬直後より身体が温まり，約3週間の服薬で全治した。

•• 少陰病期・裏寒型のまとめ

少陰病・裏寒型は裏(消化管付近)に寒があり，このために下痢や腹痛を生じている病態である。消化管を主とした血流の低下と代謝の低下が想定される。

•• 少陰病期・裏寒型の治療方剤

虚実	特異的症候	随伴症候	適応方剤
虚実間証	熱候のない下痢，粘液血便，尿量減少		桃花湯
	腹部グル音の亢進，激しい腹痛，嘔吐，悪寒，四肢冷		附子粳米湯
虚証	下痢，心下痞鞕，胃部膨満感，四肢冷		附子理中湯
	下痢，めまい，めまい感，浮腫，尿量減少，四肢冷	表証を伴うことあり	真武湯
	下痢頻発，時に失禁，脈微弱，脱水症状		白通湯
	四肢の強い冷え，不消化下痢便，全身倦怠感		四逆湯
	上記で脱水症状の著しいもの		四逆加人参湯

参考症例

少陰病期の感冒性下痢症に真武湯

　67歳，女性。3日前にくしゃみと鼻水があり，市販の風邪薬を服用したところ一時好転した。しかし昨夕より再び咽痛と下痢が出現したため来院した。来院時の検温では37.4℃であったが本人は熱感を訴えず，むしろ背すじが寒いという。顔面はわずかに紅潮している。全身倦怠感が強く，食欲も低下している。脈は沈・細・弱。腹力は軟弱で胃部振水音を認め，グル音が亢進している。下痢は消化便で，泥状便，回数は昨夕2回，本日は明け方に1回，来院前に1回。下痢に伴って肛門の灼熱感やしぶり腹はない。そこで真武湯を投与した。帰宅後，本方を服用し就床したところ体温が徐々に上がり，30分ほどで寒気が去り，気分がよくなって寝入った。2時間ほどして目が覚めたところ，少しく汗ばんでおり，身体の倦怠感も去り，下痢も治まり，翌朝には通常便となり，諸症状は消失した。

3．少陰病期・血虚型

典型的症例

不眠症に黄連阿膠湯

　72歳，男性，農業。ここ数年，夜寝つけない，眠りが浅い，一度目が覚めると朝まで寝つけないなどの症状があった。近医にて入眠剤エスタゾラム(ユーロジン)の投与を受けているが，1錠を服用すると翌朝の午前中は頭がスッキリせず，仕事をする気になれない。そこで1/2錠にしてみると，効果はまったくない。最近，体重も減少し，疲労感も増強したとのことで来院した。

　身長167 cm，体重51 kg，体温36.3℃，血圧152/92 mmHg。

　良く日灼けした筋肉質の体軀であるが，皮膚は枯燥している。眼光は異常に鋭くギラギラとしている。口唇は乾燥し，湯茶を1日2 l は飲むという。上熱下寒があり足が冷える。

　舌は舌質が薄く，鏡面舌に近い苔の無い舌で暗赤色を呈している。脈は沈・細・弱。腹力はやや軟弱で，軽度の心下痞鞕がある。

治療経過 津液が枯燥し，血虚の状態が明らかなことから，黄連阿膠湯を投与した。

服薬後，足の温まりを感じると共に，就寝時の頭の中のざわつきが消失した。約2週間の服薬でユーロジンは不要となった。しかし，舌所見や皮膚の枯燥が改善しないため，さらに約4カ月続服し廃薬とした。

●● 少陰病期・血虚型のまとめ

少陰病期に血虚型を設定するか否かは議論の別れるところであるが，気血が極度に疲弊した病態であるので本書では1型として分類した。

黄連阿膠湯が唯一の治療方剤である（図71）。

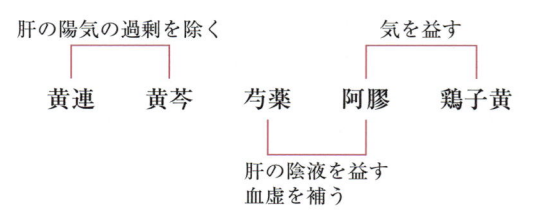

```
        肝の陽気の過剰を除く              気を益す
      ┌─────────────┐          ┌─────────┐
     黄連    黄芩    芍薬    阿膠    鶏子黄
                    └─────────┘
                    肝の陰液を益す
                    血虚を補う
```

図71　黄連阿膠湯の処方構成

黄連阿膠湯は気虚，血虚に加えて肝の陽気が相対的に過剰な特異な病態であるが，少陽病期の三黄瀉心湯証あるいは陽明病期の白虎加人参湯証などで治療が成功しなかった場合に流れつく1型であろうと考えられる。

○臨床の眼○

〔1〕真武湯加味方のさまざまな効果（頭痛，身体表現性自律神経機能不全，小児感染症，アレルギー性鼻炎，脊髄小脳変性症，など）が報告されている。
- 久永明人，水島豊：胸部圧迫感を主訴とする身体表現性自律神経機能不全に対して真武湯が著効した1例，日本東洋医学雑誌，58：735，2007
- 大沢正秀，李康彦：複数の臓腑経絡が関与する頭痛に対し真武湯で著効を得た一例，日本東洋医学雑誌，60：357，2009
- 石井アケミ：小児の感染症に漢方を使うわけ　小児感染症における漢方治療　小児急性疾患における真武湯の有用性，小児疾患の身近な漢方治療，5：50，2006
- 関矢信康ほか：真武湯が奏功したアレルギー性鼻炎の2症例，日本東洋医学雑誌，57：213，2006

- 堀内正浩ほか：脊髄小脳変性症に対する真武湯,当帰芍薬散の有用性　経頭蓋磁気刺激法との併用において, 聖マリアンナ医科大学雑誌, 3：423, 2003
- 秋葉哲生, 木元博史：脊髄小脳変性症における真武湯エキス投与経験例2例, 漢方の臨床, 49：1141, 2002

〔2〕真武湯の証を明らかにする試みがなされている。
- 高木嘉子：真武湯の圧briefly点, 日本東洋医学雑誌, 43：425, 1993
- 宮崎瑞明, 盛克己：真武湯有効例の検討, 漢方の臨床, 51：1657, 2004

〔3〕慢性疲労症候群に対する少陰病の方剤を中心とした漢方治療の効果が報告されている。
- 盛克己, 宮崎瑞明：慢性疲労症候群に対する漢方治療の効果, 漢方の臨床, 55：847, 2008

〔4〕四逆湯加減方のさまざまな効果（短腸症候群, ふらつき, 全身倦怠, 膵臓癌のターミナル期,「虚熱」, 陰証から始まる風邪など）が報告されている。
- 小川恵子ほか：四逆湯加減方により長期間安定した経過を維持しえた短腸症候群の1例, 日本東洋医学雑誌, 59：641, 2008
- 黒瀬喜久雄：四逆湯二例, 漢方の臨床, 54：1101, 2007
- 山本篤ほか：四逆湯類にてターミナル前期および死亡直前期に著明な効果をみた1例, 漢方と最新治療, 13：359, 2004
- 後藤博三ほか：「虚熱」に対する四逆湯類の治療経験, 漢方の臨床, 50：1097, 2003
- 盛克己, 宮崎瑞明：陰証から始まる風邪に対する四逆湯（散剤）の使用経験から, 漢方の臨床, 48：646, 2001

〔5〕茯苓四逆湯加減方のさまざまな効果（抑うつ状態, 末期肝癌の激しい筋痙攣, 慢性頭痛, 長期臥床患者に併発した急性胆嚢炎・胆管炎, など）が報告されている。
- 木村豪雄ほか：茯苓四逆湯が有効であった抑うつ状態（リストカット症候群）の1例, 漢方の臨床, 54：601, 2007
- 引網宏彰ほか：激しい筋痙攣を訴える末期肝癌・肝硬変患者に対する和漢薬による緩和医療の経験, 漢方の臨床, 51：1491, 2004
- 小林豊ほか：慢性頭痛に対する茯苓四逆湯の使用経験, 日本東洋医学雑誌, 55：139, 2004
- 引網宏彰ほか：長期臥床患者に併発した急性胆嚢炎・胆管炎に対する漢方治療の経験, 日本東洋医学雑誌, 50：897, 2000

〔6〕四逆加人参湯のさまざまな効果（特発性血小板減少性紫斑病, 骨髄異形成症候群, 掌蹠膿疱症, など）が報告されている。

- 鈴木邦彦ほか：四逆加人参湯が有効であった2症例，漢方の臨床，52：1880，2005
- 大関潤一ほか：四逆加人参湯が有効であった掌蹠膿疱症の1例，漢方の臨床，47：562，2000

〔7〕黄連阿膠湯のさまざまな効果(痒疹，難治性下痢，POEMS症候群，など)が報告されている。
- 大野佳織：夜間増悪する痒みを伴う発疹に黄連阿膠湯を用いた一例，漢方の臨床，56：322，2009
- 笠原裕司ほか：難治性下痢に対する黄連阿膠湯の効果，*Journal of Traditional Medicines*，24Suppl.：97，2007
- 佐藤浩子ほか：めまいとしびれの合併した不全型POEMS症候群のADLの改善に，黄連阿膠湯去卵黄が有効であった一例，日本東洋医学雑誌，58：261，2007

〔8〕潰瘍性大腸炎に対する大桃花湯の効果が報告されている。
- 伊藤剛ほか：潰瘍性大腸炎症例に対する大桃花湯の使用経験，漢方の臨床，53：441，2006

〔9〕胸水貯溜に対する附子粳米湯の効果が報告されている。
- 平崎能郎ほか：附子粳米湯合小陥胸湯が奏効した胸水貯溜の1例，漢方の臨床，54：254，2007

6 厥陰病期の病態と治療

病態の要点

厥陰病期は臓腑の衰えがきわめて重篤な状態に陥った病期である。pre-shock ないし，shock 状態に相当する。このため意識レベルの低下，脳症，体温調節機構の失調などが錯綜して現れる。

すなわち裏寒証を主体としつつ，上熱下寒の状態，あるいは気逆の症候などを伴う。

治療の原則は臓腑の機能を温めて回復し，裏寒を改善することである。この目的のために，以下の三方剤が用いられる。

虚実	特異的症候	適応となる方剤
虚証（極虚）	煩躁（精神不穏），四肢冷	茯苓四逆湯
	顔面紅潮，下痢，四肢冷	通脈四逆湯
	脈きわめて微弱，意識混濁	通脈四逆加猪胆汁湯

典型的症例

慢性閉塞性肺疾患に茯苓四逆湯

61歳，女性，主婦。

主訴：呼吸困難。

既往歴：28歳虫垂炎兼腹膜炎。

家族歴：特記することはない。

現病歴：23歳第1子出産後，咳嗽が頻発するようになった。40歳頃気管支拡張症，肺のう胞症と診断されたが，呼吸機能低下のため手術不能であった。5年前より喘鳴が年間を通して持続するようになり，呼吸困難，気管支肺炎のためしばしば入退院を繰り返した。1978年12月頃より，呼吸困難が持続し，近医にて加療を受けたが軽快せず，起座呼吸となった。1980年1月4日当院内科受診し，抗生物質投与後上腹部痛併発，漢方療法を希望し，1月5日転科。慢性呼吸不全兼心不全の診断

にて 1980 年 1 月 5 日より 2 月 20 日の間，第 1 回入院。退院後小康状態が続いたが，再び呼吸困難増強し，1980 年 7 月 1 日より 7 月 5 日の間，第 2 回入院。茯苓杏仁甘草湯にて軽快。以後外来治療を行ったが，7 月 25 日頃より全身倦怠感，不眠，呼吸困難が増悪し，起座呼吸となり，1980 年 7 月 30 日当院へ第 3 回目の入院となった。

　入院時現症：身長 146 cm，体重 45.5 kg，体温 37.6°C，脈拍 102/分，整，弱。血圧 150 〜 80 mmHg，呼吸数 32/分。栄養は普通で，皮膚は色白であるが，顔面はやや黒味を帯び，口唇にはチアノーゼを認める。多量の発汗がある。貧血，黄疸はない。舌は暗赤色で腫大し微白苔がある。頸静脈の怒張を認める。リンパ節は触知せず。胸部はビヤ樽状で，全肺野に乾性および湿性ラ音を聞く。心音は正常で雑音はない。腹筋はやや軟弱であるが，上腹部に抵抗圧痛を認める。肝は右鎖骨中線で 4 横指触知する。腹水はなく脾腫もない。下腿に浮腫を認める。腱反射正常。病的反射はない。自覚的には，口乾が強い。

　検査成績：入院時の主要検査所見を，**表 1** に示した。代償性の多血症がある。血液化学では γ-globulin の軽度の増加がある以外は異常を認めない。赤沈は軽度亢進し，CRP(4＋)である。血液ガスは pH 7.362，P_{O_2} 49.5 mmHg，P_{CO_2} 63.8 mmHg と，明らかに呼吸不全の状態である。胸部 X 線では，心胸比 59％，左第 2 弓の突出と肺野に線状粒状陰影を認め，血管陰影の増強がある。心電図は軸がほぼ垂直で，V_1 で RS pattern を示し，右室負荷を認める。テクネシウム 99 m アルブミンを用いた肺スキャンでは，左上肺野と右の一部肺野にのみ血流が保たれており，その他の部分は非常に血流が悪いことが示されている。呼吸機能は肺活量 0.90 l，％肺活量 39.8％，1 秒率 29.7％ と，混合性障害である。内因性クレアチニンクリアランスは 67 ml/分であった。

　入院後の経過：これまで，抗生剤，茯苓杏仁甘草湯で小康を保っていたが，8 月 16 日朝より食欲不振，全身倦怠が著明になり，傾眠傾向となった。この時点の経過の詳細を**図 72**，**表 2** に示す。呼吸数 36/分，脈拍 120/分より，ただちに 5％ ブドウ糖にラナトサイド C 0.2 mg を入れ，持続点滴し，抗生物質を投与したが，午後 1 時までに得られた尿量はわずかに 20 ml であった。

　全身倦怠のためか，手足をしきりにばたつかせている。口渇が強く，

四肢は厥冷している。脈は微弱で，強い発汗がある。食欲不振，口渇，四肢厥逆を厥陰病ととり，また手足をばたつかせて苦しがることを煩躁と考え，茯苓四逆湯（甘草4.5，乾姜3.5，炮附子3.0，茯苓10.0，人参2.0，水600 mlを200 mlに煎じた）20 mlを服用させた。約2時間後，尿量270 ml 全身倦怠感は軽減し，意識がはっきりし，気力が出てきた。顔面に赤味がさし，四肢が温かさを取り戻し，脈にも力が出てきた。

結局尿量は，午後10時までに700 mlとなり，脈拍も101/分に減少し，呼吸困難の軽減をみた。しかし，血液ガスの所見にはほとんど変化がなかった。

・土佐寛順ほか：日東洋医誌，32：117，1981

表1　症例の入院時一般検査成績

血液				
RBC	$731 \times 10^4/mm^3$		Ch-E	0.97Δ pH
Hb	15.9 g/dl		T-chol	197 mg/dl
Ht	54%		TG	97 mg/dl
Pl	29×10^4		B-Lip	512 mg/dl
WBC	$2,700/mm^3$		Na	146 mEq/l
Band	5%		K	4.6 mEq/l
Seg	49%		Cl	94 mEq/l
Lym	39%		Ca	8.9 mg/dl
Mon	5%		Urea N	11 mg/dl
Eosino	2%		Creat	0.7 mg/dl
生化学			Uric A	4.0 mg/dl
T-P	7.0 g/dl		CPK	32 U
Alb	50%		血清	
α_1 gl	3.4%		CRP	(4+)
α_2 gl	12.4%		RA	(±)
β gl	9%		ASLO	40
γ gl	25.2%		〈FBS〉	117 mg/dl
LDH	271 IU		〈ESR〉	36/h
AST	9 KU		尿	
ALT	4 KU		Prot	(−)
γGTP	7 IU		Sug	(−)
ZTT	14.7 U		血液ガス	
TTT	9.0 U		pH	7.362
T-Bil	0.4 mg/dl		P_{O_2}	49.5 mmHg
D-Bil	0.2 mg/dl		P_{CO_2}	63.8 mmHg
			HCO_3	35.5 mEq/l

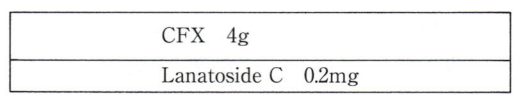

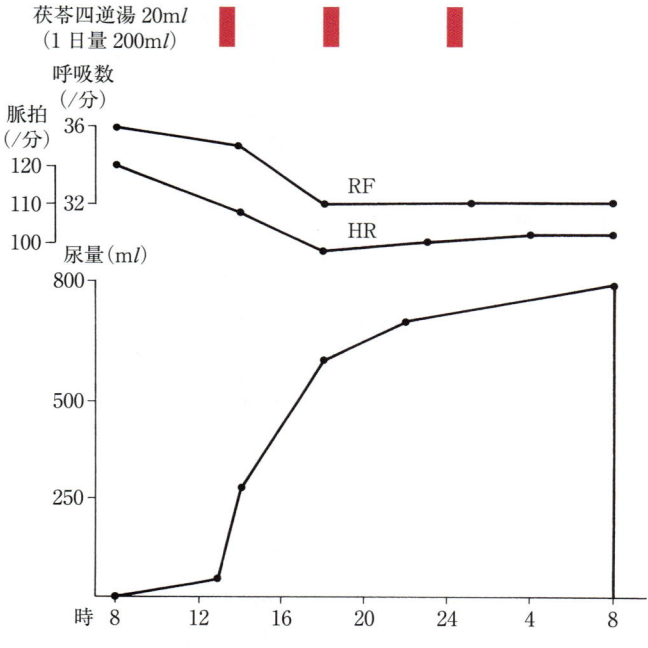

図 72 症例の茯苓四逆湯投与後の尿量，脈拍，呼吸数の経過

> **臨床メモ**
>
> 　厥陰病期は感染症，膠原病，悪性腫瘍などさまざまな病態に伴って現れる．また肺線維症，肝硬変症，慢性腎不全などの不可逆性の病理組織変化を有する疾患の末期にもしばしば現れる．
> 　シーハン症候群で副腎皮質ステロイドと甲状腺ホルモン剤の補充療法を受けている者にも厥陰病期の方剤が適応となることが多い．
> 　茯苓四逆湯などは裏寒を治すといわれるが，消化管のみならず，全身の組織代謝を賦活すると考えてよい．

表2　茯苓四逆湯投与前後の臨床症状，諸検査成績の経過（8月16日の経過）

時刻	
8	呼吸困難，持続。 全身倦怠，食欲不振，増強。 Bp 120/70　HR 120　RF 36。 次第に傾眠傾向となる。
13	著明な全身倦怠感，口渇，煩燥。 傾眠。呼吸困難，顔色不良。四肢厥冷。 Bp 110/70　HR 118　脈 微弱　尿量 40 ml 茯苓四逆湯 20 ml 投与。
15	全身倦怠感軽快。傾眠消失し，気力が出る。 煩燥改善。呼吸困難改善。顔に赤味がさす。 四肢が温くなる。脈 微弱なるも力あり。 尿量 270 ml
16	血液ガス　pH 7.364　PO$_2$ 35　PCO$_2$ 63 HCO$_3$ 35　SaO$_2$ 65.2
18	茯苓四逆湯 20 ml 投与。
22	全身状態不変。意識明瞭。 呼吸困難軽快。 Bp 120/70　HR 101　RF 32 尿量 700 ml

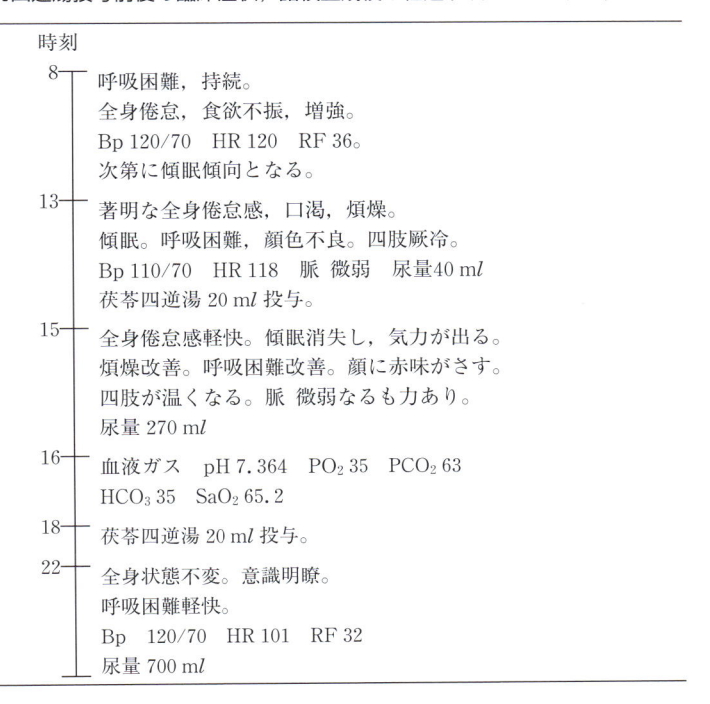

臨床メモ

　一見すると少陽病期など陽証の所見を呈しながら，厥陰病期の病態が潜んでいることがある。これを潜証と呼んでいる。

　また同一の患者が同一時期に太陽病期と少陽病期，あるいは少陽病期と少陰病期など2つの異った病期の病態を併せもつ例がある。これを併病という。

・小倉重成：虚寒証の顕在と潜在――いわゆる潜証をめぐって，日東洋医誌，37：273，1987
・藤平　健：併病認識の重要性，日東洋医誌，39：153，1989

○臨床の眼○

〔1〕厥陰病は感染症，悪性腫瘍などさまざまな病態に伴って現れる。また，間質性肺炎，肝硬変，慢性腎不全などの不可逆的な疾患の末期にもしばしば現れる。
- 引網宏彰：激しい筋痙攣を訴える末期肝癌・肝硬変患者に対する和漢薬による緩和医療の経験，漢方の臨床，51：1491，2004

〔2〕甘草乾姜湯，四逆湯，四逆加人参湯，茯苓四逆湯がエンドトキシンショックに対する予防効果があったという報告がある。
- Zhang Hang Jun：ラットのエンドトキシンショックに及ぼす4種類の伝統的中国「熱剤」の予防効果，和漢医薬学雑誌，16：148，1999

〔3〕うつ状態を「煩躁」と捉え，茯苓四逆湯でうつ状態が改善したという報告が多数ある。
- 三潴忠道：東洋における心身医学療法　漢方医学的な湯液（漢方薬）治療経験における心身医学療法としての効果，心身医学，48：29，2008
- 木村豪雄：茯苓四逆湯と四逆散が有効であった思春期心身症の1例，漢方の臨床，53：1344，2006

第6章

診察の実際

和漢診療学における病態の認識を前章までに述べたが，実際の診療に当たって患者からどのように情報を収集するかについて，その具体的な方法を本章に記すことにする。

診察室の条件
診察を行う部屋は直射日光が当たらず，しかも十分な自然光が得られる場所がよい。皮膚や可視粘膜の色調を観察する上でこの点は特に重要である。また，室温は脈の性状や骨格筋のトーヌスに微妙な影響をおよぼすので，患者が衣服を脱いでも寒さを感じない室温を確保すべきである。診察室の広さは患者の動作や歩容を観察するために十分なものでなければならない。

診察に当たっての心得：和漢診療学は心身一如の治療学である。患者が診察室に入って来たときから診察が開始されるのはもちろんのことであるが，同時に治療も開始されていることを自覚する必要がある。すなわち，温かい眼差しや語りかけが求められる。

診察法
4種に大別される：望診・聞診・問診・切診である。

1．望診
視覚による患者からの情報収集を望診という。

1）動作・歩容の観察
動作・歩容が機敏でしっかりとしていれば極端な気・血の不足はないと考えてよい。陰陽論的にみれば，陽性の病態が示唆される。動作が緩慢で，椅子に座ったり椅子から立ち上がったりするのがつらい様子を呈する者は，気・血の不足している者が多い。陰陽論的には陰性のもの，あるいは陽性であっても虚性のものが示唆される。

2）眼光の観察
目に力があり，その光に翳りのないものは正気が保たれていると考えてよい。これに対して，力と光のない目は気虚を，さらに，抑うつ的な印象が強ければ気のうっ滞が示唆される。

また，目がつり上がって，イライラした目つきは，五臓論でいう肝の陽気の亢りを示唆する。目の充血は心の陽気の亢り・気逆・瘀血のいずれかによ

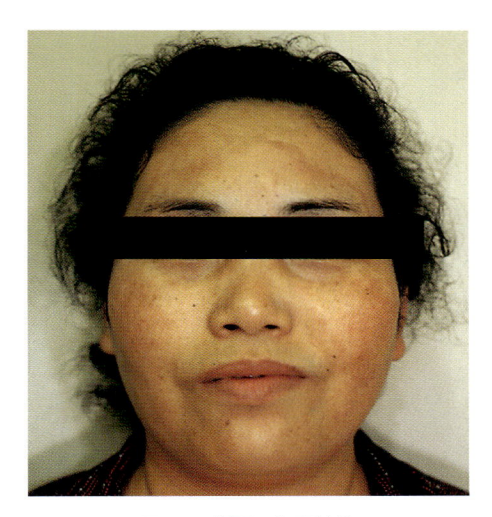

図 73　顔面の色素沈着

るものであることが多い。

3) 顔色の観察

　顔色が紅潮しているのは熱があるか，気逆か，心の陽気の亢り，あるいは瘀血が示唆される。気逆に伴う顔面の紅潮はアルコールを摂取した時のような鮮やかな赤味であり，他方，心の陽気の亢りや瘀血に伴うものでは赤黒い色調を呈することが多い。前者のような顔面紅潮を示す病症としては苓桂味甘湯・桂枝湯があり，また後者の例としては三黄瀉心湯・黄連解毒湯・桃核承気湯などがある。

　顔色が蒼白であれば血虚あるいは陰性の病態が示唆される。

　異常に黒味を帯びた顔色は，腎虚あるいは瘀血病態と関連してみられることが多い。また，黄色調の顔色は脾虚・血虚・黄疸を鑑別するとよい。

　眼瞼や顔面の浮腫状の変化は水滞を示し，その多くは気虚を合併していると考えてよい。越婢加朮湯・木防已湯・分消湯などの適応病態にみられる症候である。

　頰部や鼻部の毛細血管の拡張，眼瞼部の隈（クマ），顔面の色素沈着などは瘀血病態を示唆する所見である（図 73）。

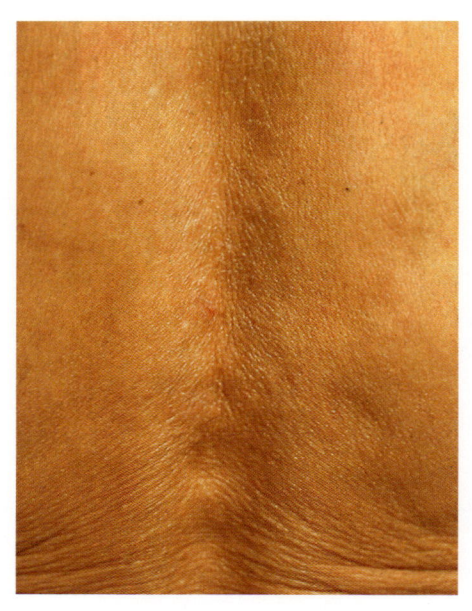

図74 皮膚の乾燥と色素沈着

　顔面を含め，頸部から上に汗をかきやすいものは気逆によるものが多く，柴胡桂枝湯・柴胡桂枝乾姜湯・加味逍遥散・苓桂味甘湯などの適応病態にみられる症候である．

4）皮膚の観察
　皮膚は男女によって，また年齢によっても相当の違いがあるが，色つやがよく，適度な潤いがあるのが正常である．
　皮膚が乾燥傾向にあり，低栄養状態や萎縮を呈するものは血虚の病態を示唆する．皮膚の角化異常がみられ，亀裂を生じているものも血虚である．温経湯や温清飲などの四物湯の加減方が用いられる病態に伴ってよくみられる（図74）．
　皮膚の色素沈着・大理石紋様の充血・毛細血管の拡張・皮下出血は瘀血病態を示唆する．静脈瘤や閉塞性動脈硬化症に伴う皮膚症状・凍瘡・膠原病によるレイノー現象や皮膚硬化なども瘀血病態と関連するものである．
　普通では汗をかかない条件下で，粘りけの少ない発汗が明らかにみられる

のは表の気虚によることが多く，桂枝加黄耆湯・桂枝湯・防已黄耆湯・玉屛風散・柴胡桂枝湯などの適応病態でしばしばみられる。他方，粘りけの強い汗は裏の熱によるものが多く，大柴胡湯・大承気湯・白虎湯・麻杏甘石湯など少陽病期・実証や陽明病期の方剤の適応病態に伴ってみられる。

手掌の紅斑や充血は瘀血病態や血に熱を帯びた病態であり，荊芥連翹湯・三物黄芩湯・温経湯の適応となる病症でみられる。

5) 爪の観察

爪が割れたり，爪床部の皮膚に亀裂がみられるのは血虚を示唆する。爪の色が暗赤色であるものは瘀血病態を示唆する。

6) 頭髪の観察

頭髪が抜けやすいのは血虚によることが多い。女神散・薏苡仁湯・四物湯などが適応となる病態でよくみられる。

円形脱毛症は気鬱と関連し，桂枝加竜骨牡蛎湯・柴胡加竜骨牡蛎湯などが応じる例が多い。

7) 口唇と歯齦の観察

暗赤調を帯びた口唇は瘀血を示唆する。また，その色調が淡白色であるものは血虚を示唆する。

口唇が乾燥して亀裂を生じているものは血虚あるいは気逆に津液の不足を伴った病態である。温経湯・温清飲・黄連阿膠湯・柴胡桂枝乾姜湯などが適応となる病症にしばしば伴ってみられる。

口角炎は五臓の脾の障害を反映するとされている。温清飲・清熱補気湯・半夏瀉心湯などが応じることが多い。

口腔内のアフタは五臓の心と脾の熱を反映するものとされている。清熱補気湯・半夏瀉心湯・黄連湯・温清飲・涼膈散などが適応となる。

8) 舌の観察

舌の観察を舌診という。舌診は和漢診療学の診断学では重要な部分を占めている。舌の部位別の呼称を**図75**に示した。舌質と舌苔に分けて観察を進める。舌の観察にあたっては口を大きく開かせ，無理な力を入れずに自然な

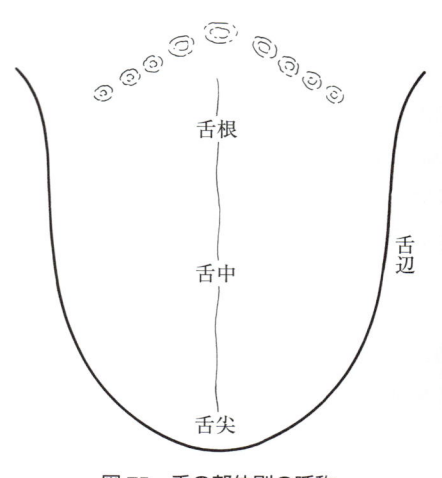

図75　舌の部位別の呼称
舌の本体を舌質，苔を舌苔という。

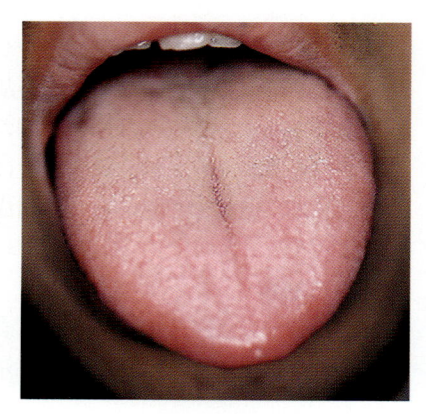

図76　正常舌
わずかに舌質が腫大傾向にあるがほぼ正常としてよい所見である。

形で舌を出させる(図76)。

① 舌質の病的所見

舌質の色調：色調に赤味が乏しいものを淡白紅舌といい，気虚，血虚を示唆する所見である(図77)。また，紫色調や暗赤調を帯びるものは瘀血病態を示唆する。赤味が異常に強いものは五臓の心の陽気が過剰な状態を反映するものとされ，また六病位のうちでは少陽病期と陽明病期にあることを示唆する所見である(図78)。

舌質の萎縮・菲薄：舌の萎縮は舌下神経の障害に伴ってみられるが，明らかな神経障害がないにもかかわらず舌が菲薄化したものは，気・血が著しく衰えていることを示唆する。ただし，舌の厚さは先天的な要素もあるので，疾病の経過による変化を捕らえることに意義がある。

舌質の腫大：舌が腫大した状態を呈するのは気虚あるいは水滞(特に心下の水滞)を示唆する症候である。少陽病期の方剤である大柴胡湯・小柴胡湯・半夏瀉心湯・黄連解毒湯・茯苓飲などの適応病態にしばしば伴うが，この場合には舌質の色調は赤味を帯びている。赤味の少ない淡白色の腫大舌は気虚に水滞を兼ねる病態を示唆し，真武湯・人参湯などの適応病態でみられる。

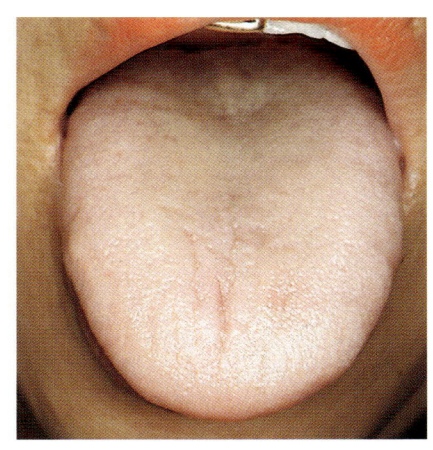

図77 淡白紅舌
舌質の赤味が乏しく、軽度の腫大と白苔がみられる。気虚を示唆する所見である。

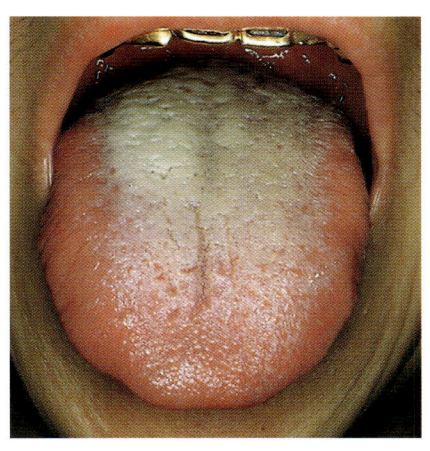

図78 舌尖と舌辺の舌質に赤味がつよく、白黄色の粘った苔（膩苔）がみられる。陽証で脾に水滞のあることを示唆する所見である。

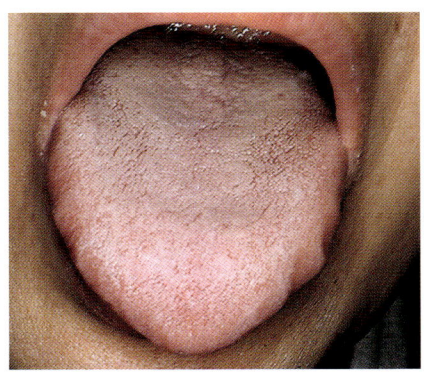

図79 歯痕舌
舌辺に歯型の圧痕がみられる。脾虚と水滞を示唆する所見である。この他にやや乾燥気味の白苔がみられる。

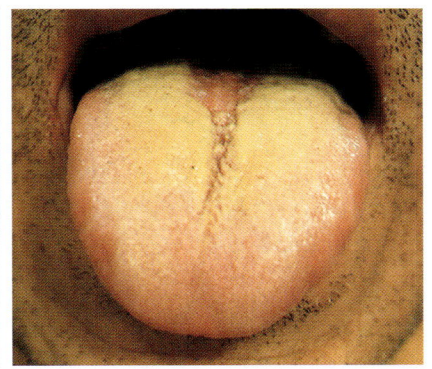

図80 亀裂舌
本例では舌根〜舌中部に亀裂がみられる。この他に舌辺部の歯痕、厚い白黄色の膩苔がみられる。半夏瀉心湯が奏効した一例である。

舌質の歯痕：腫大舌に伴って、歯痕が舌の辺縁にみられることがある。他方、舌の腫大が明らかでないにもかかわらず歯痕が明らかに認められる例もある。いずれにせよ、歯痕の存在は水滞と脾虚を示唆する（図79）。黄連解毒湯や大柴胡湯の適応となる症例（湿熱の病態）では前者の形をとり、五苓散

1 望診 201

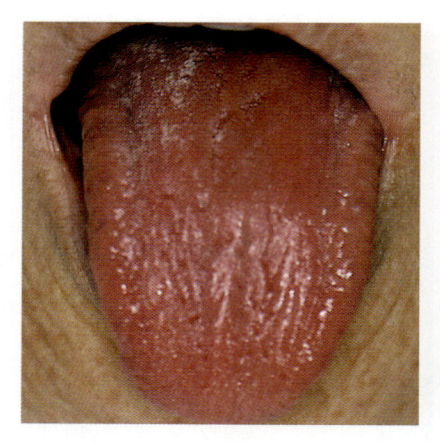

図 81　鏡面舌
滋陰降火湯が奏効した一例

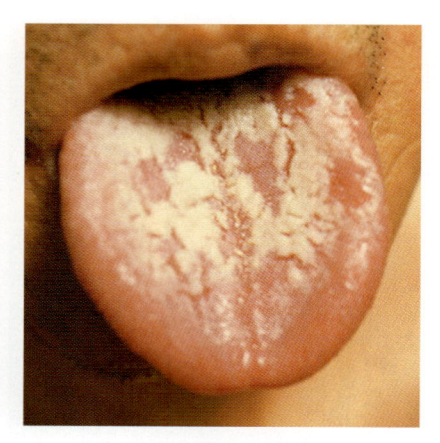

図 82　地図状舌
気虚を示唆する所見である。清熱補気湯が奏効した一例

や苓桂朮甘湯などの陽証ではあるが熱状の著しくない水滞では後者の形が多い。

　舌質の亀裂：舌体の中央に縦走する亀裂がみられるのは脾・胃の虚を反映する症候であるとされている（図80）。亀裂が傍正中部に複数みられたり，舌尖部に分岐してみられる場合もあるが，これらも同様の病的意義がある。ただし，舌の亀裂には遺伝的素因によって時間経過によってまったく変化を示さないものもあるので，治療経過を追って観察を進め診断を確定するのが安全である。

　鏡面舌：舌の表面が光沢を帯び鏡面のようにテカテカとしている舌をいう。血が極度に不足している状態を示唆する。鏡面舌で色調が淡白なものは気・血がともに著しく消耗していることを意味する。人参養栄湯・十全大補湯などの適応病態に伴ってみられる（図81）。

　地図状舌：舌苔の分布が一様でなく，一部で舌質が露見し，一部が舌苔に不整形に被われているものをいう。気虚の症候である（図82）。

　② **舌苔の病的所見**
　舌苔の性状の観察は乾燥と湿潤，厚・薄，浄・膩（じ），色調について行う。

　乾燥と湿潤：舌の表面が乾燥しているのは津液の不足を意味する。一般的

には熱証を示唆するが，まれに五臓の腎の陰液の不足による仮性の熱証の場合がある．白虎湯・大承気湯などの適応病態は前者の舌状を呈する例であり，滋陰降火湯・滋陰至宝湯などは後者の舌状を示す．

厚・薄：舌苔の厚さは苔を通して舌質の透見できるものを薄苔といい，できないものを厚苔という．苔が厚いのは病勢が勢んなことを意味する．ただし，舌苔の厚さは食物の咀嚼によって薄くなり，絶食によって厚くなるので，この点の留意が必要である．

浄・膩（じ）：舌苔を形成する糸状乳頭がブラシ状にみられるものを浄苔といい，絵の具を塗ったように表面を被う苔を膩苔という．膩苔は心下の水滞や消化機能の衰えを反映する症候である．

白苔：薄い白苔は正常でもみられる．白苔があって，寒天で表面を被ったような状態（滑苔）を呈するものは水滞に寒証を伴った病態を示唆し，人参湯・苓姜朮甘湯・真武湯などの適応病態でみられる．

白苔があって，乾燥し，浄苔であるものは少陽病期にあることを示唆する．舌尖に赤味が強ければこの可能性が一層高い．麦門冬湯・梔子豉湯・竹葉石膏湯などの適応病態でしばしばみられる．

白苔で膩苔が厚いものは心下の水滞を示唆し，舌質（特に舌尖部）の赤味が強いものは少陽病期の心下痞鞕型や胸脇苦満型と関連して出現することが多い．半夏瀉心湯・茯苓飲・小柴胡湯などの適応病態でよくみられる．

黄苔：舌苔が黄色調を呈する場合には熱証が示唆される．三黄瀉心湯・黄連解毒湯などの適応病態では厚く膩苔のことが多く，大柴胡湯・柴胡加芒硝湯などでは乾燥した黄苔がみられる．

褐苔・黒苔：陽明病期と厥陰病期でみられる．いずれの病期にあるかは脈候や熱型などを考慮して決定する．脈が有力で高体温が持続していれば陽明病期であり，脈が弱く，体力が疲弊した状態であれば厥陰病期の可能性が高い．

著者らは近年，黄苔と胃のびらん性病変との間に有意の相関があることを明らかにした．

・土佐寛順ら：*Gastroenterological Endoscopy*，30：303-313，1988

2．聞診

聴覚と嗅覚による患者からの情報収集を聞診という．

1) 言語と音声

　言語が明瞭で力のある音声は，気・血がよく保たれている状態である。これに対して力のない言語・音声は気虚によるものが多い。問いかけに対して自発的に機敏に応答できないものは気鬱を示唆する。

　感情的にたかぶった，イライラしたしゃべり方をするものは五臓の肝や心の陽気の過剰状態を示唆する。

　ベッド上にある患者で意識が混濁し，ぶつぶつと口の中で何事かをつぶやき続けるのは厥陰病期を示唆する。他方，発熱を伴い大きな声でうわごとをいうものは陽明病期でみられる症候である。

2) 咳嗽と呼吸音

　咳嗽と喘鳴は聞診によって容易にわかるが，力強い咳嗽・喘鳴は肺の病変が実の状態にあることを示唆し，麻杏甘石湯・越婢加半夏湯・木防已湯などでみられる。これに対して，無力性の咳嗽・喘鳴は肺の虚によるものが多く，竹葉石膏湯・竹茹温胆湯が適応となる病症に伴う。

　乾性の咳嗽や乾性ラ音は肺の熱によって津液が失われていることを示唆する。滋陰降火湯・滋陰至宝湯・麦門冬湯などが用いられる病態に伴って出現する。

　湿性の咳嗽や湿性ラ音は肺に水滞のあることを示唆する所見であり，小青竜湯・甘草乾姜湯・茯苓杏仁甘草湯・木防已湯などの適応となる病態でみられる。

3) グル音

　グル音の亢進は腸の水滞あるいは気・血の流通不全に伴ってみられる。半夏瀉心湯・大建中湯・桂枝加芍薬湯などの適応病態を示唆する。

4) 動脈の雑音

　聴診器によって聴取される動脈の雑音は，血の流通障害を示唆する所見であり，各種の駆瘀血の方剤や黄連解毒湯・三黄瀉心湯などの適応病態であることを示唆する。

4）便臭

大便の便臭が強いものは一般的に熱証である。大柴胡湯・大承気湯・三黄瀉心湯などの適応病態では便臭が強い。これに対して，桂枝加芍薬湯・小建中湯・潤腸湯などの適応となる寒証あるいは熱証傾向でないものでは便臭は少ない。

5）尿量・尿臭と色調

尿の量が多く，色調も無色で臭いも少ないものは寒証であることが多い。苓姜朮甘湯・八味地黄丸などの適応病態ではこの種の尿がみられる。

尿の量が少なく，黄色調が濃く，臭いのきついものは熱証である。病証が少陽病期や陽明病期にあり，熱の盛んなことを示唆する。

3．問診

和漢診療学においては，自覚的な訴えを丹念に取り上げて病態を決定する。気虚や血虚などさまざまな病態の診断に当たって，自覚症状は重要な要素となっていることからもこのことは了解される。

1）病歴の聴取

主訴：患者が医療機関を受診した理由を問うものであり，患者がもっとも苦痛に感じている事柄を記す。主訴は1人の患者に1つとは限らない。苦痛と感じている順に逐次列記する。この際，できるだけ患者自身の訴えた言葉でこれを記載することが重要である。例えば，「腰と右足がズーンと重い」，「胸が塞がるようで，ときに締めつけられる」，「頭がズキズキと痛む」というように記す。これを「坐骨神経痛」，「狭心症」，「血管性頭痛」などと自らの主観による診断名で記してはならない。

現病歴：主訴の生じた原因と思われる事柄や，その後の治療経過，治療による変化を記す。主訴やその随伴症状の日内変動・季節的変化・増悪因子・寛解因子などを尋ねることも重要である。喫煙や飲酒などの生活習慣も，この末尾に記載する。

既往歴：現在の主訴とは直接関連がないと判断される既往の疾患や異常について記す。

家族歴：家族構成と高血圧症，糖尿病などの遺伝性の要素をもつ疾患，あ

るいは結核, 肝炎など家族内感染が関与する疾患の有無について聴取する.
　実際の臨床においては, 主訴と現病歴を尋ね, 次に述べる自覚症状の聴取を十分に行ってから最後に家族歴および現在や過去の職業の内容などを聴取するとよい. その理由は, 十分な医師・患者の信頼関係が形成される前に, 初対面の医師から家族の病気や職業の内容について立ち入った質問をされることを患者は一般的には好まないからである.

2）自覚症状の聴取

　和漢診療学において, 患者の自覚症状の聴取はきわめて重要である. 詳細な病歴と自覚症状によって診断の 80％ が確定するという臨床家がいるほどである. 問診すべき自覚症状は気虚・血虚など, 本書ですでに記したさまざまな病態のいずれに属するかを診断するための情報を収集することにある. したがって, 問診すべき項目が多岐にわたるので, 著者らは巻末の健康調査表を用いている. この調査表を初診時の診察開始の前, あるいは治療後の一定期間ごとに患者に記入してもらう. これによって, 自覚症状の聞き漏らしがなく, しかも問診の時間が短縮され, さらに治療の効果を自覚症状の面から評価することが可能となる.

4．切診

　医師の手掌・手指を用いて患者の身体に触れ, 情報を収集する診断法を切診といい, 触診・脈診・腹診がその代表的なものである.

1）触診

　四肢厥冷：図 83 に示したように, 患者の四肢末梢を触診し, その皮膚温を診る. 四肢厥冷があり, 次項に記す脈が沈んで微弱なものは少陰病期・厥陰病期を示す症候である. ただし, 桃核承気湯・白虎湯など陽明病期の方剤の適応となる場合にも四肢厥冷を示すことがある. この場合は身体の軀幹部に明らかな熱があり, 脈は充実している.
　四肢厥冷に伴って手掌に発汗がある場合がある. 四逆散・当帰四逆加呉茱萸生姜湯などの適応病態でみられる.
　腰背部の冷え：腰背部の皮膚温の低下は, 太陰病期・少陰病期を示唆する. 八味地黄丸・牛車腎気丸・附子湯・苓姜朮甘湯などの適応病態にみられ

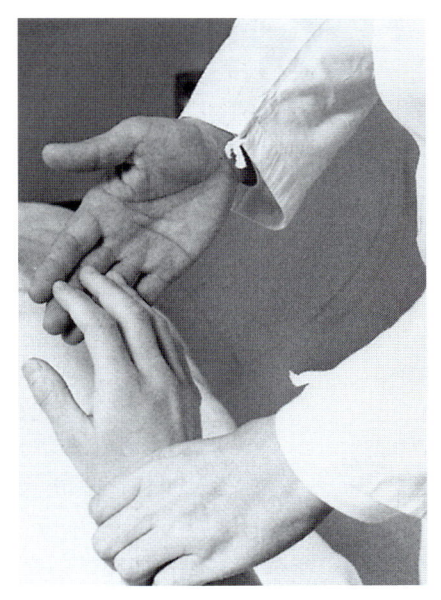

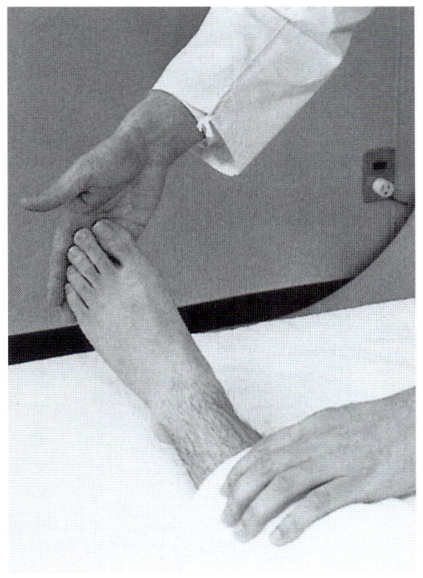

図83 四肢厥冷の観察
四肢末梢が明らかに冷えているものがあるが,写真に示すように指頭部のみに冷えがみられることがある。注意深い観察が必要とされる。

る。

　皮膚の甲錯：皮膚が低栄養状態で乾燥し,色素沈着を伴うものを甲錯という。瘀血や血虚を示唆する症候である。当帰飲子・温清飲・当帰建中湯・薏苡附子敗醤散などの適応病態でよくみられる。

　浮腫：前脛骨部・足背などの浮腫は水滞の症候である。また,関節液の貯留・陰嚢水腫も水滞と考える。

2）脈診

　橈骨動脈の性状から病態の情報を収集する診察法を脈診という。脈診の手技を図84に示した。術者のⅡ・Ⅲ・Ⅳ指を揃えて,その指頭を軽く当てて脈の性状を観察する。観察すべき項目を図85に掲げた。

　浮と沈：軽く指頭を触れてすぐによくわかる脈を浮脈といい,表に病変のあることを示す脈である。これに対して,深く指を押して初めて触れる脈を

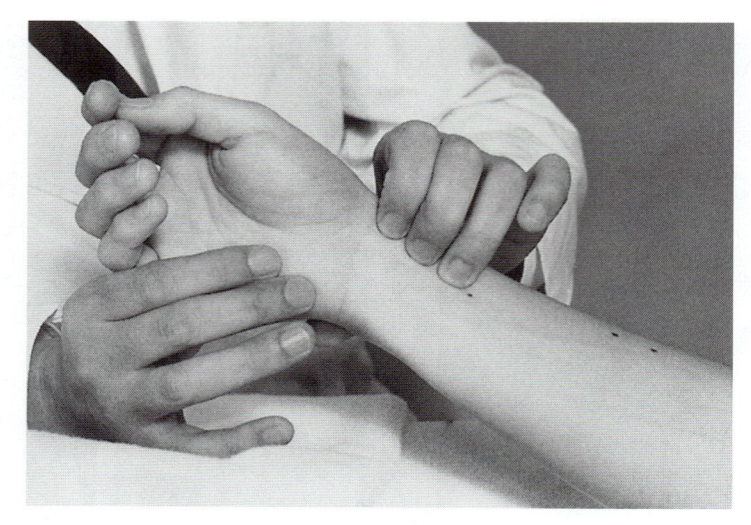

図84　脈診の実際
術者の指頭を立てて軽く按じ，ついで深く按じて脈の性状を診る。

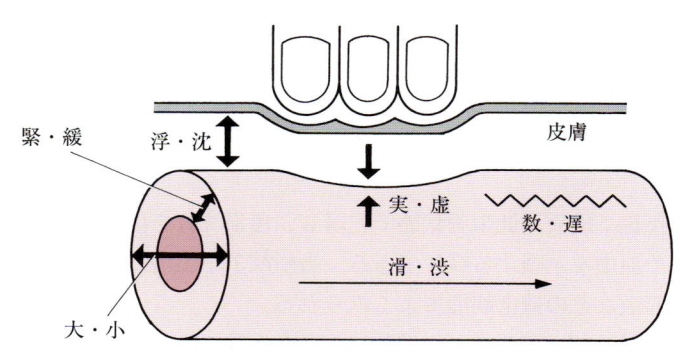

図85　脈診で判定する脈の性状の模式図

沈脈という。裏に病変の主座があることを示唆する脈である。
　虚と実：血管全体から受ける反発力が充実しているものを実脈，無力なものを虚脈という。病変の虚実が推測できる重要な要素で，特に病変が表にあるときは虚実は脈にきわめてよく反映される。虚脈をしばしば弱脈と表現する。
　数と遅：脈拍数を示す要素で，その個人の平常の脈拍数より著しく頻拍な

ものを数，徐脈となったものを遅という。数脈は熱が身体内にあることを意味する。また血虚の著しいものにも現れる。浮で数ならば病変の主座が表にあり，熱性であることを意味する。遅脈は寒が身体内にあることを意味する。また，気虚の著しいものでも遅脈がみられる。

大と小：図には血管の直径として示したが，拍動する脈の大きさを表現するのが大・小である。大という脈は，ゆったりと大きく触れる脈で，さらにあふれるばかりの大きな脈を洪という。大きくしかも実の脈であれば，病勢が盛んで生気も激しく応答していることを示す。陽明病期に出現する脈である。しかし大きくしかも虚の脈は，生気の衰弱を意味するのでこの区別は大切である。小の脈は細脈ともいわれるが，指頭で触れる脈の太さが細く感じるものをいう。気・血の不足，すなわち血虚や気虚を示唆する。

緊と緩：聴診器のビニール管を両手でピーンと引張ったときのように，脈管の性状が著しく緊張している脈を緊の脈といい，病変が実性・寒性であることを示唆する。沈で緊の脈は病変の主座が裏にあり，しかも寒性であることを示し，少陰病期を示唆するものである。真武湯の適応病態でよくみられる。一方，浮で緊の脈は病変の主座が表にあり，しかも寒性であることを示す。

浮数緊という脈は数が熱を表し，緊が寒を表すので矛盾するが，これについて筆者は次のように考えている。すなわち，病変の主座は表にある。そして闘病反応は全体として熱性で，これから発熱も表面に出てくる。しかし現時点では表が寒に侵され，ごく表面だけ寒性で，ゾクゾクと悪寒がしているという状態なのである（真熱・表仮寒証）。本当は熱なのに表面だけ見かけ上，仮性の寒を呈しているといえる。インフルエンザの罹りはじめなどでは，この浮数緊の脈はよく表れる。関節痛や喘鳴，咳嗽があれば麻黄湯がまず考えられる。緊脈はまた疼痛の強いときにも表れる。

緩という脈は正常な状態を示唆する。すなわち，穏やかで，脈にほどほどの緊張があるものをいう。疾病状態にあり，しかも脈が緩であるときは外邪が強力でないことを意味する。また治療の結果，例えば緊の脈が緩になれば，それは疾病が治癒する方向に動いていることを示す。

成書に弦という脈が記されている。緊の脈に属し，その緊張が著しくないものを弦の脈という。少陽病期あるいは疼痛，水滞の存在を示唆する。

滑と渋：3本の指頭を順次通過する脈波がなめらかで，球を転がすように

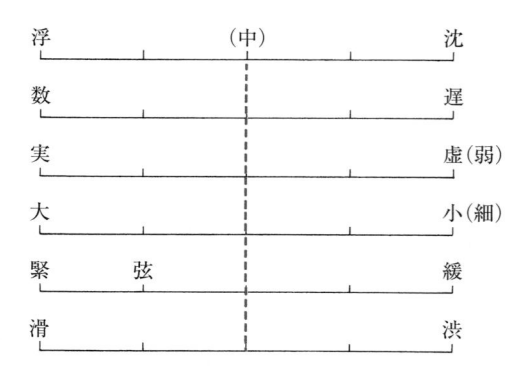

```
浮            (中)              沈
数                              遅
実                            虚(弱)
大                            小(細)
緊    弦                        緩
滑                              渋
```

季節的な変動があるが，春や秋では健常者の
脈は破線のようになる．

図86　脈診ダイアグラム

伝播する脈状を滑という。これに対し，脈波の伝播が遅く，ドロドロとしてスムーズでない脈状を渋（しゅう）の脈という。滑脈は，病変が熱性であることを示唆する。渋で虚の脈は血虚，あるいは津液の枯燥を，また渋で実の脈は瘀血を示唆する。沈細渋は裏寒で血虚を伴うことを示し，茯苓四逆湯などの適応病態でよくみられる。

漢方医学の古典や教科書には30種前後の脈状が記されているが，基本的なものはこれまでに記した6対，12種であると著者は考えている。しかし6対といってもその組合わせは莫大な数字になる。脈から得られる情報の処理の仕方はその組合わせが大きな意味をもってくる。図86には著者の工夫した脈診のダイアグラムを示したが，このパターンによってその複雑な情報処理が幾分か簡略化されるものと考えている（図87）。

3）腹診

腹診とは腹部の触診をいう。西洋医学の腹部の診察が主として内臓諸器官の腫大や圧痛，あるいは腫瘤の有無を観察するなど，専ら解剖学的な観点からなされるのに対して，和漢診療学における腹診は腹壁のトーヌスや，筋性防御を観察し，虚実の判定や病型の決定など和漢診療学的な病理を明らかにすることを目的としてなされる。この腹部の触診による診察法は，わが国において江戸期に再発掘され，独自の発展をとげてきたものである。

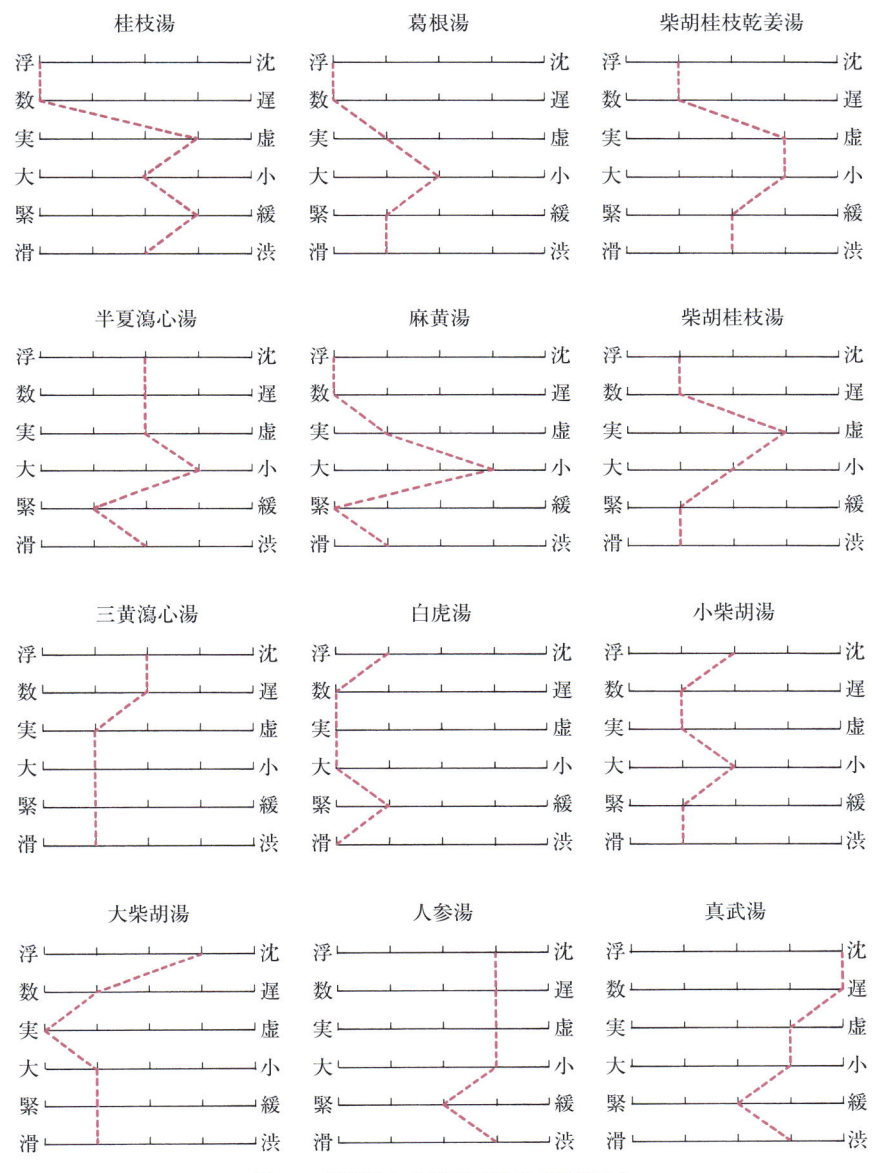

図87 代表的な方剤の脈診ダイアグラム

4 切診

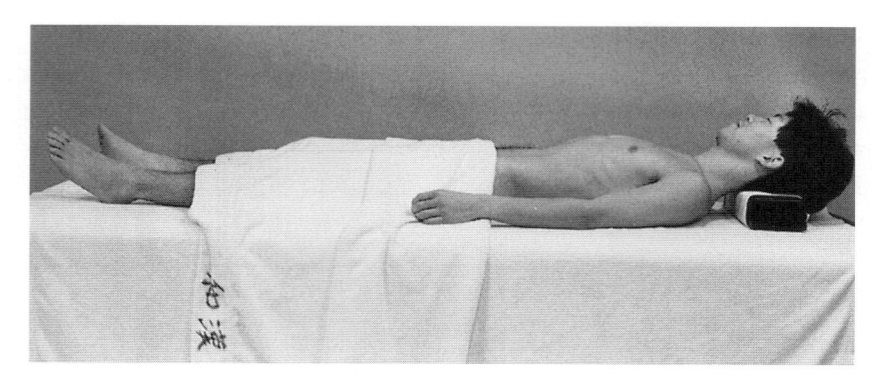

図88 腹診を行う際の患者の姿勢

a. 腹診を行う場合の一般的な心得

腹壁のトーヌスや筋性防御を観察することを主目的とするので，患者にはベッドの上に仰臥し，足を楽に伸ばし，両上肢を軀幹の脇に置いた姿勢をとらせる（図88）。

検者は患者の右側に立つ。検者は診察に先立って十分に手を温め，平静な気持ちで虚心に所見をとることが大切である。また，患者が過度に腹部に気持を集中したり，恐怖感にとらわれないように，楽しい一般的な話題などを語りかけながら，安心感を与えつつ，ていねいに，やさしく行うことも重要である。

b. 外見の観察

触診に入る前に，腹部の望診を行う。

① 腹壁の色調・栄養状態

皮膚の色調に健康な赤味があり，皮膚の栄養状態もよいものは，気・血の量がよく保たれていることを意味する。他方，色調が蒼白であるものは寒（かん）の状態あるいは血虚を示唆する材料である。皮膚に色素沈着があり，乾燥し，低栄養状態にあるものは，瘀血や血虚を示唆する。

② 肋骨弓角

胸骨の剣状突起を頂点として，左右の肋骨弓で形成される肋骨弓角が鋭角のもの（120度以下）は，生来，脾胃の虚弱なものが多い。すなわち気虚の傾向をもつ。他方，肋骨弓角が鈍角なものには生気の充実した者が多い。

ただし，これらは一般的な傾向であるので，あくまで参考にとどめておき

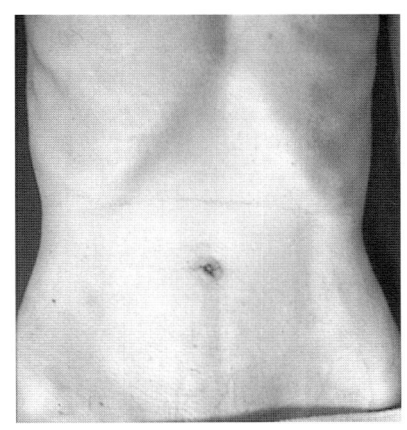

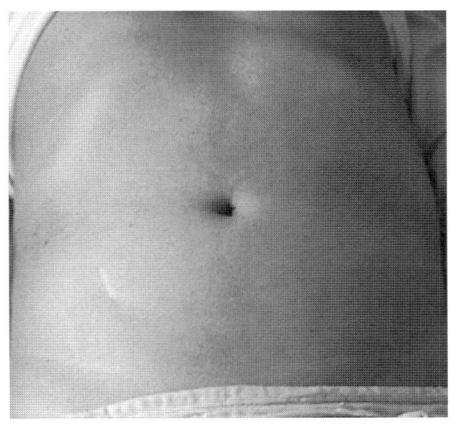

図 89　肋骨弓角が鋭角な例(左)と鈍角の例(右)
ちなみに左の症例では腹直筋の攣急がみられる。小建中湯証ではこのような腹部の外観を呈するものが多い。一方，右側の症例は柴胡加竜骨牡蛎湯が奏効した。

たい(図89)。

③ 腹壁の形状

　腹壁が胸郭よりも膨隆しているもの，平坦なもの，あるいは陥凹しているものの3型に大きく分類される。

　腹部が膨隆している場合には，半表半裏あるいは裏の気・血の充実・腹部の気滞・腹部の水滞のいずれかが示唆される。

　大柴胡湯や防風通聖散(少陽病期・実証)の適応となる症例では，膨隆型を示すものがよくみられる。

　分消湯(少陽病期・虚証)が適応となる症例では，腹部の気滞と水滞があり，膨隆型を示すものを典型とする。

　防已黄耆湯(太陰病期・虚証)の適応となるものは，水肥りの傾向があり，膨隆型に属するものが多い。この場合には，腹壁のトーヌスが低く低緊張の外見を呈する。

　腹部が陥凹しているのは，半表半裏あるいは裏の気・血の衰えを示唆する。

　柴胡桂枝乾姜湯(少陽病期・虚証)が適応となる症例では，腹部が軽度に陥凹していることが多い。

図90 腹部の名称

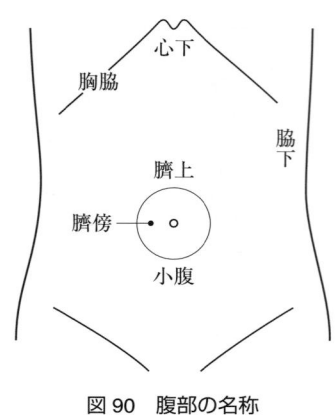

小建中湯・人参湯などの太陰病期の方剤が適応となるものにも腹部の陥凹はよくみられる。

c. 腹診の方法

以上のような外見の観察に次いで，腹部の触診を行う。腹壁の発汗の様子・皮膚温・全体のトーヌス・局所的なトーヌス・腹部大動脈の拍動（臍上悸）・局所的な抵抗と圧痛・心窩部拍水音（胃部振水音）などについて全体から局所へと観察を進める。圧痛が予見される場合には診察の最後にまわす。腹壁を叩打する心窩部拍水音（胃部振水音）の観察も最終段階で行うとよい。初期の段階で著しい圧痛や叩打を与えると，警戒心のために腹壁に異常な緊張がもたらされ，正確な情報が得にくくなるからである。和漢診療学で用いる腹部の区分・局所の名称を図90に示した。

① **腹壁の発汗**

腹壁に軽く手掌を当てて発汗の有無をみる。希薄なサラサラとした汗は，表の気・血が衰えた状態で現れやすい。桂枝湯・柴胡桂枝湯・苓桂朮甘湯・防已黄耆湯などの適応となるものでは，このような汗がみられる。

また，粘り気のある汗は裏熱によるものが多い。麻杏甘石湯・白虎湯・大承気湯などの適応となる症例では，このような汗がみられる。

② **腹壁の皮膚温**

腹壁の皮膚は発汗の有無や，着衣によっても左右されるが，数秒間同一の場所に手掌を置くことによって皮膚温の異常を知ることができる。人参湯や

呉茱萸湯などの太陰病期の心下痞鞕型に用いる方剤が適応となる症例では，心下痞鞕とともに心窩部の皮膚温が低下している例が少なくない。また，当帰芍薬散や薏苡附子敗醤散などの太陰病期・瘀血型の方剤が適応となる症例では，臍傍部や回盲部の皮膚温が低下していることが多い。八味地黄丸や牛車腎気丸を用いる症例では，臍下部に後に記す小腹不仁とともに皮膚温の低下をみることがある。

③ 腸の蠕動亢進の有無

大建中湯が適応となる症例では，菲薄な腹壁を通して消化管がムクムクと動くのをみることがある。また，腹壁上に手掌をそっと置いてみると，消化管内のガスの動きやこれに伴う蠕動の亢進を感じることができる。このような症候がみられる場合には，少陽病期であれば半夏瀉心湯が，太陰病期であれば大建中湯などが示唆される。

④ 胃腸のガスの多寡

腹壁上を打診することによって，腹腔内のガスの多寡を知ることができる。結腸の肝曲部や脾曲部にガスが多い場合には柴胡疎肝湯・疎肝湯や柴胡剤や理気剤(気を巡らす剤)が適応となることが多い。また，小腸ガスが多くみられる場合には半夏瀉心湯・甘草瀉心湯などの瀉心湯類が適応となることが少なくない。腹部単純X線撮影所見も参考とするとよい。

⑤ 腹力(腹壁のトーヌス)

腹壁上をくまなく手掌で押すことによって，腹壁の緊張度を評価する。著しく充実したものを5/5，中等度のものを3/5，著しく軟弱なものを1/5とし，それぞれの中間にあるものを4/5，2/5とする。

腹力を評価する際に注意すべきことは，運動選手など腹筋を鍛えたものでは，正中部の腹直筋のトーヌスに惑わされることなく，側腹部のトーヌスを評価することである。また，パーキンソン症候群などでは腹力は正しく評価できないことがある。このような症例では，脈の力や眼光など，他の所見をより重視するとよい。

腹力は半表半裏や裏の気・血の状態を反映しているものと考えられており，この部の虚実の判定に有力な情報を与える。

⑥ 腹直筋の緊張

腹直筋の緊張状態を診察するには，図91のように，Ⅱ・Ⅲ・Ⅳ指の3指をもって，腹直筋の肋骨弓付着部から恥骨結合部までを順次押しながら，そ

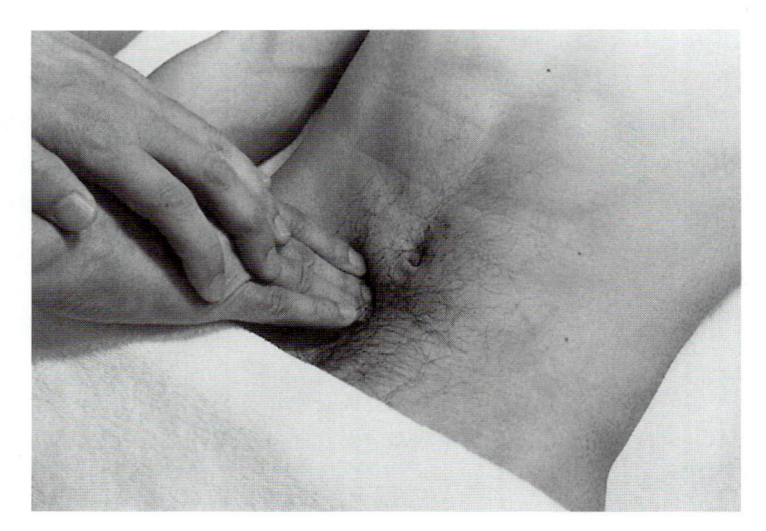

図91　腹直筋の緊張の診察法

の全長にわたるトーヌスを診る。
　腹直筋のトーヌスの異常にはいくつかの型があり，この型により特定の方剤が強く示唆される場合がある（図92）。
　⑦ **心下痞鞕（心窩部の抵抗・圧痛）**
　心下部の抵抗と圧痛を心下痞鞕という。これを診るには図93のようにⅡ・Ⅲ・Ⅳ指の3指をもって，胸骨剣状突起の下部から臍部に至るまでの正中部を圧迫しつつ抵抗や硬結を観察し，圧痛の有無を患者に問う。
　心下痞鞕の範疇に入るが，その局在や分布が特徴的であるものがあり，これらには特別な名称が与えられている。
　疝癖（げんぺき）：患者を直立させた状態で心下部を3指で圧迫すると，胸内に放散する強い痛みを訴えるもの。仰臥位では心下痞鞕がさほど著しく認められないにもかかわらず，立位で圧痛のみられるものを典型とする。この際，左肩胛骨の内縁に沿った痛みを示すものが多い。延年半夏湯・大柴胡湯・呉茱萸湯などを示唆する症候である。
　心下支結：図94に示した圧痛を心下支結という。茛根湯証と関連する所見である。なお，心下支結について，最近，新たな知見を得たので，245頁に詳説した。

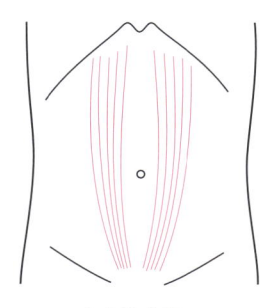

芍薬甘草湯

桂枝湯

桂枝加芍薬湯

小建中湯

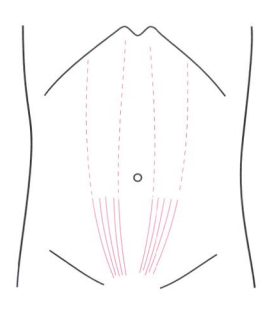

八味丸

六味丸

図92　腹直筋の攣急のパターンと方剤

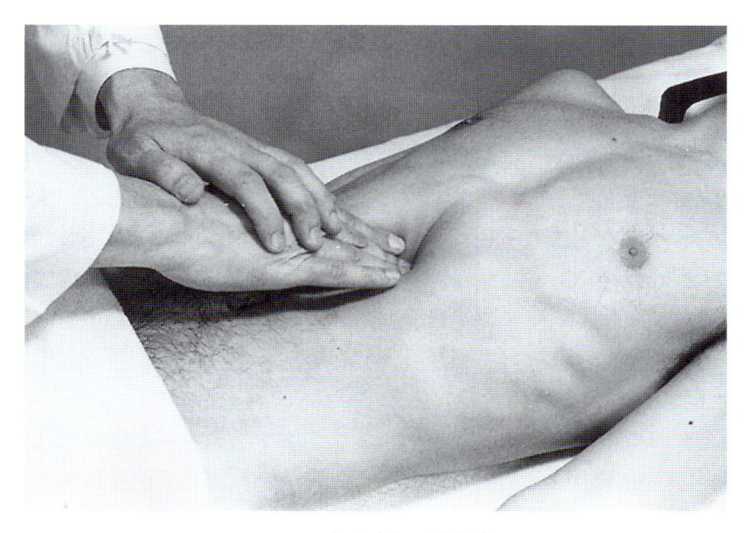

図93　心下痞鞕の診察法

心下硬（鞕）：圧痛を伴わない心窩部の腹壁にみられる局所的な筋の緊張亢進を心下硬という。高齢者の人参湯の適応病態でしばしばみられる。その範囲が特に広汎なものを心下痞堅という。茯苓杏仁甘草湯・木防已湯を指示す

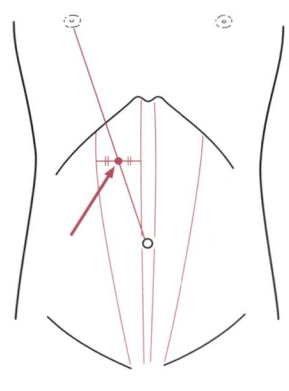

図94 心下支結

る症候である．胸骨剣状突起と臍の中間部を中心に，テニスボール大の抵抗が現れることがある．桂姜棗草黄辛附湯を指示する症候である．

⑧ **胸脇苦満（季肋下部の抵抗・圧痛）**

左右の肋骨弓周辺の重圧感・圧迫感と，肋骨弓下の筋の緊張と圧痛を胸脇苦満という．すなわち，この症候は自覚的な要素と他覚所見とによって形成されている．他覚的な所見を得るための手技を図95に示した．

この症候は少陽病期・胸脇苦満型を決定する重要な症候である．大柴胡湯の適応病態で最も顕著にみられ，小柴胡湯では中等度に，そして柴胡桂枝乾姜湯のそれは軽微である．すなわち，実の病証では顕著に現れ，虚の病証では軽微である．少陽病期・胸脇苦満型の各種の方剤と胸脇苦満と腹直筋の緊張の典型的な出現パターンを図96に図示した．

⑨ **臍上悸（腹部大動脈の拍動亢進）**

臍の上部の正中線上，またはやや左側に手掌や指頭を軽く置いた状態で触知する腹部大動脈の拍動を臍上悸という．腹壁の軟弱な症例では視診によってこの拍動をみることもある．腹部大動脈はすべての人に存在するので，この症候は全症例にみられると思われがちであるが，決してそのようなことはない．この症候の出現の機序は未だ明らかでないが，その拍動を腹壁に軽く置いた指頭で触知できる症例はむしろ少ない．

臍上悸は，気逆に水滞を兼ねた病態に深く関連して現れる症候である．苓桂朮甘湯・苓桂甘棗湯・良枳湯・桂枝加竜骨牡蛎湯などの気逆の治療方剤が

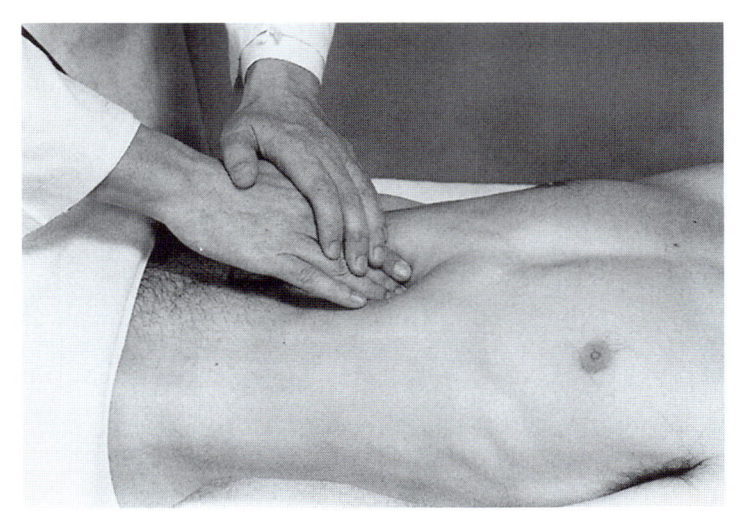

図 95　胸脇苦満の診察法

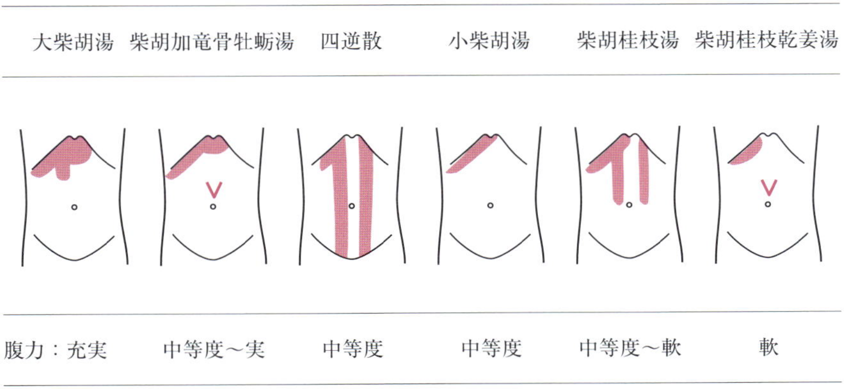

大柴胡湯	柴胡加竜骨牡蛎湯	四逆散	小柴胡湯	柴胡桂枝湯	柴胡桂枝乾姜湯
腹力：充実	中等度〜実	中等度	中等度	中等度〜軟	軟

図 96　少陽病期・胸脇苦満型の方剤における胸脇苦満と腹直筋攣急の典型的パターン（⌵印：臍上悸）

適応となる病証では，この症候を高頻度に伴う．また，柴胡桂枝乾姜湯・柴胡加竜骨牡蛎湯・加味逍遥散などの適応となる病症にもしばしば認められる．

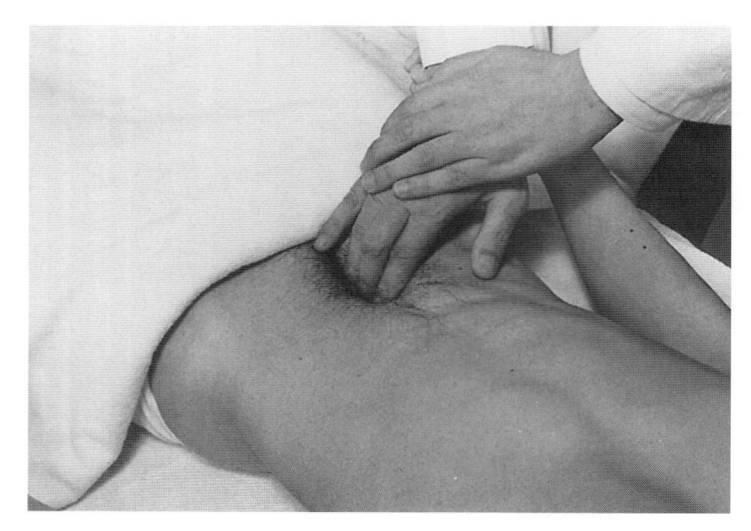

図97　小腹不仁の診察法

⑩ **胃部振水音（心窩部拍水音）**
　胸骨剣状突起と臍との中間部，あるいは臍周囲の腹壁を手首のスナップをきかせて軽く指頭で叩打したときに聴取する水の揺れ動く音を胃部振水音（心窩部拍水音）という。低緊張の胃壁・胃腔内の空気・胃液または十二指腸液が併存した状態で出現することが明らかにされている。
　・土佐寛順ほか：胃内停水の研究，日東洋医誌，33：53，1982
　胃部振水音は心下部に水滞のあることを示す1つの症候である。六君子湯・苓桂朮甘湯・二陳湯・茯苓飲などの適応となる病症では高頻度に認められる。また，加味逍遥散・人参湯・半夏瀉心湯の適応となるものにもしばしばみられる。
　この症候を胃内停水と記載している成書もあるが，胃内停水の正確な意味は心下部周辺の水滞のことで，嘔吐・胃部膨満感・めまいなどの一群の症候群のことである。すなわち，胃部振水音は胃内停水を構成する1つの症候であるので，この2つの用語は明確に区別されなければならない。
⑪ **小腹不仁（しょうふく・ふじん）**
　小腹とは，腹部の臍から下の領域を意味し，不仁は内実の整わないことをいう。すなわち，この部の腹壁の緊張が他の部に比較して軟弱で，しばしば

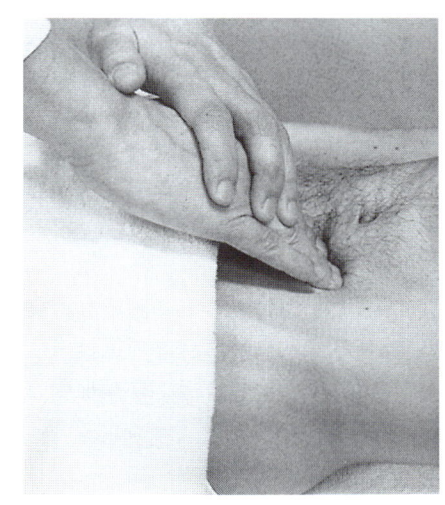

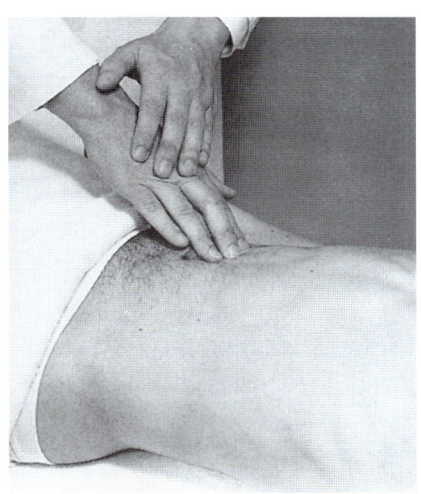

図98 臍傍部の抵抗・圧痛の診察法

表在知覚の低下を伴う状態である(図97)。この症候は五臓のうちの腎の機能の衰えを意味する。したがって、八味丸・六味丸・牛車腎気丸などが適応となる病症であることを示唆する。

　正中芯(せいちゅうしん)：小腹の正中部に触知する縦走する索状の抵抗をいう。小腹不仁に伴ってしばしばみられ、このものも腎の機能の衰えを意味する。臍よりも上方にもこれと類似の索状物がみられることがあり、この場合には五臓論の脾の衰えを示唆する。

　小腹拘急：腹直筋が恥骨結合付着部の近傍で異常に緊張しているものを小腹拘急という。小腹不仁と同様に腎の衰えを示す症候である。

⑫ 臍傍部の抵抗・圧痛

　図98に示すように、臍の斜め外方、約2横指の腹直筋上の点に筋の硬結を認め、この部を脊椎に向けて指頭で圧迫すると、放散する激しい疼痛を訴えるものを臍傍部の抵抗・圧痛という。この種の圧痛が正中部の臍下部に現れることもある(臍下部圧痛・抵抗)。いずれも瘀血病態の存在を示唆する重要な症候の1つである。左側に出現することが多いが、瘀血の診断基準に示したように、右側に認められた場合の方が瘀血病態との特異的な関連性は高い。桃核承気湯・桂枝茯苓丸・当帰芍薬散などが適応となる病症では、ほぼ

全例でみられる。

⑬ 回盲部の抵抗・圧痛

回盲部を指頭で軽く触診した場合にみられる腹壁筋の硬結と，この部を圧迫した際に現れる放散痛を回盲部の抵抗・圧痛という。瘀血病態の存在を示唆する重要な症候の1つである。駆瘀血の方剤の中でも，大黄牡丹皮湯・腸癰湯・薏苡附子敗醬散を強く示唆する症候である。

⑭ S状部の抵抗・圧痛

左下腹部のS状結腸部を指頭で軽く触診した場合にみられる腹壁筋の硬結と，この部のS状結腸を擦過した際に現れる放散痛をS状部の抵抗・圧痛という。瘀血病態の存在を示唆する重要な症候の1つである。駆瘀血の方剤の中でも桃核承気湯・芎帰膠艾湯を特異的に示唆する症候である。

⑮ 鼠径部の抵抗・圧痛

鼠径部の腸骨稜前縁を指頭で圧迫した際に圧痛がみられることがある。この症候は，当帰四逆加呉茱萸生姜湯を示唆するものの1つとされている。鼠径部の鼠径靱帯にみられる圧痛は，四物湯とその加減方を示唆するとの説がある。

⑯ 心下支結

図94に示した圧痛点と共に，胸骨剣状突起と臍との中間点に認められる圧痛を心下支結と言う。後者は近年，『傷寒論』柴胡桂枝湯の条文より，筆者が明らかにした重要な所見である。詳細は245頁に記した。

⑰ 立位診

新たな腹診法として，筆者が提唱したものである(詳細は245頁を参照されたい)。

第7章

証：診断と治療のプロセス

1. 証の定義

　さまざまな漢方方剤が今日臨床の場で広く使われているが，慢性肝炎に小柴胡湯というように西洋医学の疾病分類によって用いられていることが少なくないのが現状である。いうまでもなく，各種の漢方方剤は証（しょう）に基づいて用いることが現在のところもっとも安全でかつ高い治療成績が望める方法論である。「現在のところ」と限定する理由は，今後の研究の進展によって，さらに治療精度の高い方法論が展開される余地が多々残されているからである。すなわち，証は現状ではもっとも臨床効果の得られやすい1つの作業仮説として認識すべきである（**図99**）。

　証を定義すると，次のようになる：「証とは，患者が現時点で現している症状を気血水・陰陽・虚実・寒熱・表裏・五臓・六病位などの基本概念を通して認識し，さらに病態の特異性を示す症候を捉えた結果を総合して得られる診断であり，治療の指示である。」

　この定義について注釈を加えると，「現時点で」とするのは，和漢診療学においては疾病は常に流動するとの基本的認識に立つからである。すなわち，証は1人の患者に恒常的に存在するものではなく，生体とその外乱因子

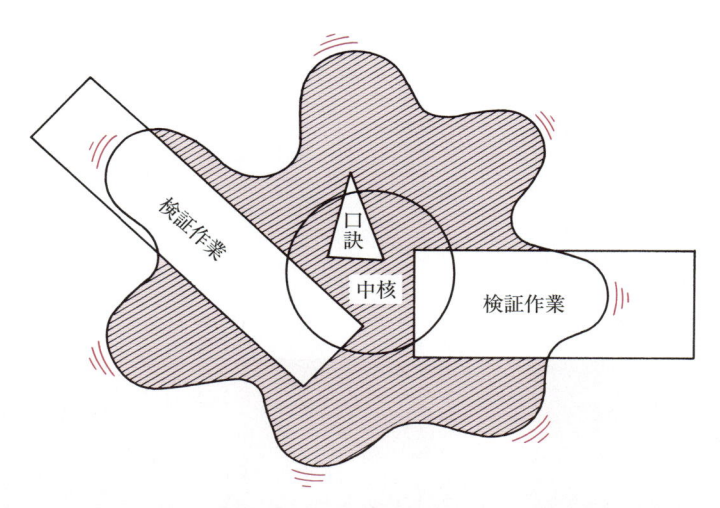

図99　方剤の適応病態すなわち証（斜線部）は中核部分を除いては確定したものではない。今後の臨床研究によってその周辺が逐次明らかにされていくものと考える（口訣とは臨床経験を多数重ねた先人が証の中核についていい当てた言葉）。

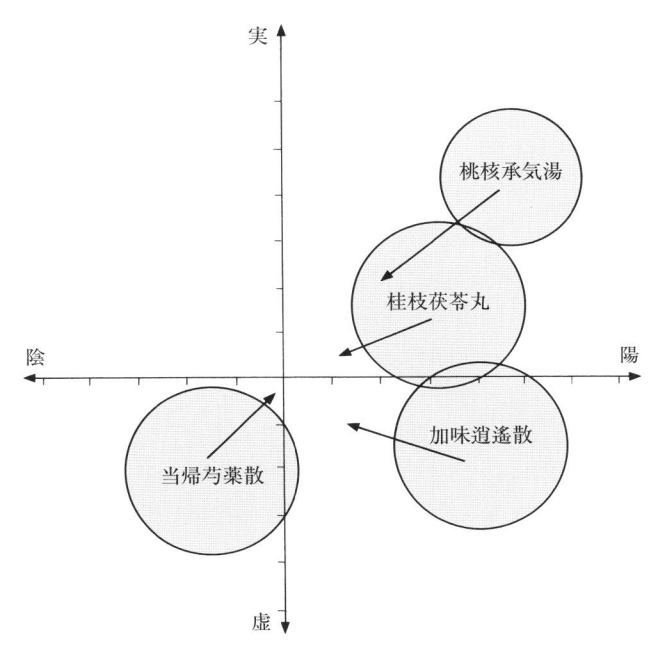

図 100　駆瘀血剤の陰陽論的位置づけとその作用ベクトル

の絡み合いによって時々刻々変化すると考えるのである。この流動する病態の認識の詳細については5章〔六病位〕の項にすでに記した。「病態の特異性を示す症候」とは，葛根湯の適応病態における項背部の筋のこり，小柴胡湯における胸脇苦満，あるいは半夏瀉心湯における心下痞鞭・グル音の亢進などがこれである。また「診断であり，治療の指示である」とする理由は，**図100** に示すように診断によって正常状態からの偏位が認識されると，これを正常な状態に修正する方向が指示されたことになるからである。このことは各々の漢方方剤のもつ作用ベクトルとその病態スペクトル（方格）を医師の側にあらかじめ集積しておかないと治療は成功しないことを意味する。このように，方剤の方格と証とは key and lock の関係にあるとみなすこともできる。これを「方証相対」（ほうしょう・そうたい）といい，特にわが国で伝統的に好んで用いられてきた方法論である。この方法論による便利な点は小柴胡湯証というように方剤の名称で病症を表現できることである。また，このような認識を共通の基盤として，症例を集積したり，対照試験を実施するこ

1　証の定義

とが可能である。

2．証の決定

　証の定義は上述のとおりであるが，最終的な証の決定に至るプロセスには主訴や疾患に応じていくつかの経路がある．本書の典型的症例の項にはこのプロセスを記したが，これを総論的にまとめると次のようになる．

　1）全身倦怠感・虚弱体質・やせなどが主訴や主症状となっている症例では，気血水のいずれに障害があるかを診断し，五臓論を参考として病態を把握し，さらに特異的症候を勘案して最終の証の決定を行う．例えば，気虚で五臓の脾が衰えており，特異的症候として軽度の胸脇苦満がある場合に，これを補中益気湯証と診断するなどがこの例である．

　2）急性熱性疾患あるいは一部の慢性疾患の症例では，まず六病位を決定し，虚実を判定し，さらに特異的症候を勘案して最終の証の決定を行う．

　3）慢性疾患で他覚症状や自覚症状が多彩で錯綜している症例では，気血水論・五臓論・六病位の認識を場合に応じて採用し，特異的症候を勘案して最終診断に至る．この際はいくつかの証が決定されるので，逐次これを試み，臨床効果をみながら修正を行う．

　4）西洋医学的な検査成績に異常があるにもかかわらず，和漢診療学的所見に乏しい場合もある．このような症例に対する対策は今後の和漢診療学に期待される領域でもあるが，このような場合には，

　① 五臓論の抽象的概念を敷衍して対処する．例えば，重症筋無力症は筋力の低下を主徴としているが，これを五臓の脾の作用の衰えと解釈して，補脾益気の方剤を用いてみる．

　② 顕微鏡的血尿・便の潜血・血清ビリルビン値の軽度の上昇などは，これまでもっぱら五感に頼ってきた特異的症候の延長線上にあるものと解釈し，各々を特異的症候とする猪苓湯・三黄瀉心湯・茵蔯蒿湯などを陰陽・虚実を考慮しつつ，選用する．

　③ 先人の同様の症例に対する治験例を参考に対処する．この際，疾病の基盤に自己免疫機転があるなどの共通項を手がかりとしてよいことがある．

　④ 各種の和漢薬の基礎実験の成績を参考にして方剤を選定する．例えば，人参サポニンの脂質代謝改善に関する基礎データを根拠に，高脂血症患者に人参を配剤する人参湯や小柴胡湯を選用する．

いずれにせよ，1つのアプローチで治療が成功しなかった場合には，各々の症例から別のキーワードを拾い出し，異なった範疇を適応して証の決定を行う．

3．漢方方剤のベクトル論的位置づけ

方剤の方格と証とはkey and lockの関係（方証相対）にあり，各々の漢方方剤のもつ作用ベクトルとその病態スペクトル（方格）を医師の側にあらかじめ集積しておかないと治療は成功しないことを先に記した．そこで，本書の方剤の解説（付録）の「病態」の項に，各方剤の陰陽論的あるいは気血水論的位置づけを記し，方格を理解するための助けとした．これらの記載がどのような意味をもつかを陰陽・虚実の座標軸に展開して解説を試みたい．

4章に記したように，陰陽は生体反応を表現する総括的な概念であり，虚実は反応の場に動員された気血の多寡である．したがって，これをX軸とY軸で表現することには問題があるが，理解を助けるために瘀血を改善する方剤（駆瘀血剤）を例に，このような展開をあえて試みることにする（図100）．

図100には駆瘀血剤の代表的なものとして桃核承気湯・桂枝茯苓丸・加味逍遥散・当帰芍薬散の位置関係を示した．いずれの方剤も原点（生体に歪みのない状態）への作用ベクトルを保有している．しかし，桃核承気湯・桂枝茯苓丸のベクトルと当帰芍薬散のベクトルの方向は逆である．このことは，漢方方剤を臨床応用する場合にきわめて重要である．すなわち，当帰芍薬散の適応病態にある症例に誤って桃核承気湯を投与すると，生体はさらに陰性で虚性の方向に向かって偏位してしまい，下痢・冷え・倦怠感などが引き起こされることになる．逆に，桃核承気湯の用いられるべき症例に対して当帰芍薬散を投与すると，身体の熱感・のぼせ感・倦怠感など不快な症状が現れ，疾病は治癒しない．ちなみに，最近の臨床の場で慢性肝炎に最も頻用されている小柴胡湯は，桂枝茯苓丸とほぼ同じ位置にある．したがって，この方剤を冷え症・胃腸虚弱の者に用いると，胃部膨満感・下痢・冷えの増悪などが起こる可能性がある．同じく慢性肝炎と診断された者でも，このような虚弱で，冷え症のものには人参湯・附子理中湯など，上向きのベクトルをもつ方剤が適応となる．

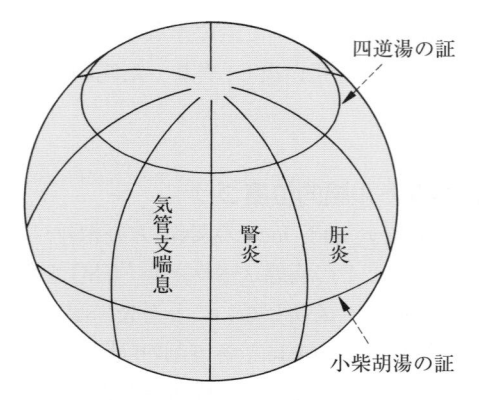

図 101 証と西洋医学的病名との関係は地球儀にたとえると緯度と経度の関係に相当する。証は各種の疾患を横断的に認識しているともいえる。

4. 証と西洋医学的病名との関連

伝統的な東洋の医学は，西洋医学とは独立して別個に形成されたものである。しかも前者は心身一如の医学体系であり，後者は人間の物質的側面を追及する医学体系である。したがって，きわめて原則論的にいえば，証と西洋医学の病名とはなんらの関連がない(**図101**)。しかし，いずれの見方を採用するにせよ，病人は1人である。ここに両者の関連性を示唆する基盤が存在する。事実，西洋医学的診断名と証とがきわめて密接に関連している事例は少なくない。例えば血管性頭痛と桂枝人参湯証，メニエール症候群と沢瀉湯証，ヒステリーと甘麦大棗湯証，アトピー型の気管支喘息と小青竜湯証，過敏性腸症候群と桂枝加芍薬湯証，慢性肝炎と小柴胡湯証，急性尿路感染症と猪苓湯証などである。

この種の関連性を追及することは，漢方方剤の運用を容易にする1つの方法論として今後さらに研究が推進されることが望まれる。本章の冒頭にも明記したように，証は1つの作業仮説であると著者は考えている(図99)。したがって，今後は対照試験などの薬効評価法も動員して，漢方方剤の適応病態(証)と西洋医学的な病型分類との関連性について，あらたな作業仮説を展開することが求められている。

第8章

「証」決定 演習

1．アトピー性皮膚炎

参考症例

　25歳，女性，未婚・会社員（事務職）。アトピー性皮膚炎の和漢薬治療を希望して来院。皮疹は小学校低学年時に出現。以後，ステロイド外用剤と抗ヒスタミン剤などによる治療を受けてきたが，増悪と寛解を繰り返していた。このため1993年7月当科を受診した。

　家族歴にアレルギー疾患はない。4年前に右上腕が化膿し，全身の発疹を伴う菌血症となり入院したことがある。

　身長156 cm，体重50.5 kg，体温36.8°C，脈拍72/分・整，血圧119/78 mmHg。

　皮疹は乾燥性で，全身の皮膚も乾燥傾向で熱感がある。皮疹は顔面，後頸部，肘内側部，手関節内側部に分布し，体幹部や下肢にはない。首と口周囲のかゆみが強い。便秘と月経前緊張症がある。脈は弱で小，舌質は暗赤調を呈し，微白苔。腹力は中等度（3/5）で，臍上悸，両側臍傍の圧痛と回盲部の圧痛を認める。

　検査成績では白血球数 8,120/μl，好酸球数 789/μl，IgE（RIST）3,535 IU/ml，肝機能，腎機能などに異常はない。

証の決定

ステップ1．気血水の異常を考える。

　月経前緊張症，左右の臍傍圧痛，回盲部圧痛，舌色が暗赤色であることは瘀血の病症を示唆する。また，皮膚および皮疹が乾燥していることは血虚も伴っていると考えられる。皮疹が上半身に分布し，臍上悸がみられることから気逆の傾向もある。

ステップ2．陰陽のいずれかを考える。

　体温36.8°C，熱感があることから陽の病症としてよい。

ステップ3．虚実のいずれかを考える。

　腹力が中等度であることから虚実間証が示唆されるが，脈は弱・小で虚証の兆候である。腹診と脈診の所見が乖離している。このような錯綜した状況は臨床の実際でしばしば遭遇する。一般通則として，急性の感染症のような場合には脈診を重視し，一方，慢性に経過する病症では腹診所見を優先す

る。したがって本症例の場合には腹診所見を優先する。

ステップ4. 腹部症候から方剤を選択する。

　本症例では瘀血に気逆を伴う病症であり，左右の臍傍圧痛，回盲部圧痛がみられる。〔瘀血の治療方剤〕(52頁)をみると，虚実間証では桂枝茯苓丸，加味逍遥散。実証では桃核承気湯，腸癰湯，大黄牡丹皮湯などが掲げられている。さらに〔気逆を改善する方剤〕(34頁)をみると，桂枝・甘草の組み合わせが気逆を改善する方剤の基本的骨格であることが理解できる。

　そこで，上述した方剤の中で桂枝(桂皮)を配合する方剤を選ぶと，桂枝茯苓丸と桃核承気湯が浮かび上がる。桂枝茯苓丸の構成は桂皮，芍薬，桃仁，茯苓，牡丹皮であり，桃核承気湯は桂皮，桃仁，大黄，甘草，芒硝である。桃核承気湯証は実証で，便秘傾向，S状結腸部の圧痛が認められることが多い。本症例を教科書的に考えると，桂枝茯苓丸証となるが，気逆が明らかであると判断し，便秘傾向のある点も勘案し，ひとまず桃核承気湯証と診断した。また，回盲部の圧痛がみられたことと薏苡仁の薬効に期待し腸癰湯証の併存とし，桃核承気湯に牡丹皮と薏苡仁を加味した方剤を投与した。

　もしもこの診断が誤っていた場合には，激しい下痢，腹痛，胃部不快感などが起こることが予想される。したがって，患者にはあらかじめこのような不具合が生じるかも知れないことを告げ，そのような場合には服薬の中止，服用量の半減を指示しておいた。

　治療経過　服薬開始後，すぐに快便があり，気分的に落ち着いたという。

　4週間後には顔面の紅潮が軽減し，これに伴って皮疹も軽快した。以後2年間，同方を服用し寛解状態となった。

2．頸腕症候群の肩こり，頭痛

参考症例

　35歳，女性，精密機械工員。両側の頸部・肩こりと頭痛を主訴に来院。既往歴では6歳時に虫垂切除術，29歳時に外傷による右鎖骨骨折がある。また5年前の上部消化管造影検査で胃下垂を指摘されている。

　現病歴は高校1年生ごろから特に誘因なく肩こりが強くなり，頸部・肩部のこりが高じると後頭部を中心とする拍動性の頭痛を生じるようになった。嘔気や嘔吐は伴わない。頭痛のない日にも頭に物をかぶせられ

たような感じがあったという。

　これまで病院受診歴はなく，頭痛のひどい時は市販の鎮痛剤（バッファリン）を1錠頓服していたが，最近では一度に2錠ずつ毎日服用するようになった。しかしこの種の鎮痛剤も十分に効果がなく，仕事にも支障をきたすようになったため1993年5月当科を受診した。

　身長155 cm，体重47 kg，血圧110/70 mmHg，脈拍72/分・整，体温36.0°C。

　身体所見には神経学的なものを含めて著変はない。臨床検査成績では軽度の貧血（RBC 385×10^4/μl，Hb 10.7 g/dl，MCV 86.5 fl，血清鉄80 μg/dl，TIBC 378 μg/dl，フェリチン4.9 ng/ml）の他は異常がない。腹部超音波検査で子宮筋腫の所見はない。

　自覚症状としては，両側頸肩のこり，寒がりで熱い風呂を好む，お腹が張りやすく食が細い，食後すぐに眠気に襲われる。疲れやすく，寝起きが悪い。常に頭に帽子をかぶっている感じがする，足が浮腫みやすいなどの諸症状を認める。

　便通は正常。夜間尿が3回ある。月経周期は不規則で1週間以上ずれ，2〜3日で終了するが，出血量がやや多い。平素白色の帯下を認める。

　他覚所見としては，顔色が青白く，皮膚は乾燥傾向。頸と肩のこりは広汎であるが，筋のこりは著しくない。脈は虚で，やや渋。舌質は正常紅で腫大と歯痕がある。舌苔は湿潤した白苔を薄く認める。腹力は2/5（やや軟弱），心下痞鞕，振水音，臍上悸，左右の臍傍圧痛がある。

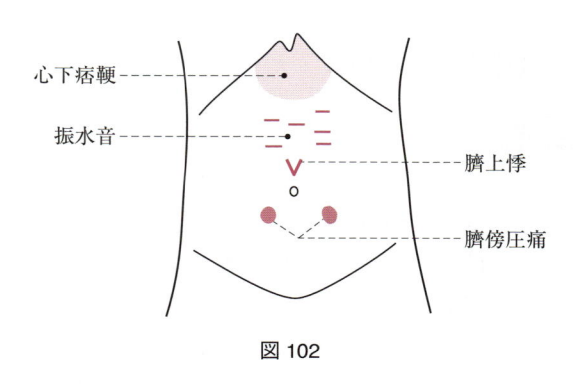

図102

証の決定

ステップ1. 気血水の異常を考える。

頭痛そのものは気血水いずれの変調にも伴うので，それ自体は気血水いずれかの鑑別材料にはならない。しかし「頭に物をかぶせられた感じ」(頭冒感)は〔気鬱の診断基準〕(24頁)の1項目である。本症例では腹部膨満感もみられることから気鬱の病症が強く示唆される。これに加えて，食が細い，食後すぐに眠気に襲われる，疲れやすいという自覚症状は〔気虚の診断基準〕(17頁)で高いスコアとなり，気虚の病症が併存している。さらに浮腫もみやすい，胃部振水音は水滞の併存を示唆し，月経周期の乱れ，臍傍圧痛など瘀血の病症もある。

ステップ2. 陰陽のいずれかを考える。

寒がりで熱い風呂を好む，顔色が青白いことは陰証を示唆する。

ステップ3. 虚実のいずれかを考える。

腹力が弱いこと，脈が虚であることから，虚証の病症である。

ステップ4. 以上を総合して最終診断をめざす。

すなわち本症例は陰証で虚証，気鬱，気虚，水滞に瘀血も併存した病症である。そこで〔気鬱の治療法剤〕(24頁)と〔気虚の治療法剤〕(18頁)をみると，この両者に登場する方剤があることに気づく。半夏白朮天麻湯である。この方剤の構成は陳皮，半夏，白朮，茯苓，人参，生姜(以上は六君子湯に近似)に沢瀉，黄耆，天麻，麦芽，乾姜が加わっている。沢瀉は利水，黄耆・麦芽は補気，天麻は鎮痛・鎮暈，乾姜は温裏(身体の中心部を温める)である。

以上より本症例は半夏白朮天麻湯証と決定した。瘀血の病症には対処していないことになるが，気血水は互いにリンクしており，気鬱・気虚を改善し利水を図ると，血の運行も副次的に改善することが多いので，駆瘀血剤は用いないで経過をみることにした。

治療経過 投与後，1週間で，20年来の頸肩のこりが消失し，頭痛も改善した。約4週間の服用により諸症状が著しく改善したため廃薬とした。

検討 頸肩部のこりと頭痛を訴える患者は少なくない。陽の病態にある者では葛根湯，柴胡桂枝湯などが適応となることが多いが，本症例のように太陰病期にある者は「脾」が衰えており，これを改善することが重要である。

半夏白朮天麻湯には半夏，白朮，茯苓，沢瀉などの水滞を改善する生薬が

配剤されており，本症例のように，車酔いしやすい，浮腫傾向のある者には良い適応となる。本方剤は気虚と共に気鬱を改善する作用もあり，幅広く応用できる方剤である。　　　　　　　　　　　　　　　　（新谷卓弘氏の経験例）

3．ネフローゼ症候群

> **参考症例**
>
> 　47歳，男性，魚商経営。ネフローゼ症候群の漢方治療を希望し来院。1988年に住民検診で多量の蛋白尿を指摘され，某市立病院に即時入院となった。当時の尿蛋白は10～15 g/日で，血清総蛋白3.8 g/dl，アルブミン2.8 g/dlであったという。腎生検で膜性腎症と診断され，プレドニゾロン40 mg/日の投与を約3年間受けたが無効。次いでシクロフォスファミドの投与を受けたが，これも無効であった。
>
> 　退院時の処方はジピリダモール，カプトプリル，アルファカルシドール，フロセミドであった。
>
> 　当院初診時1990年9月の血清総蛋白は4.6 g/dl，アルブミン2.5 g/dl，血清総コレステロール296 mg/dl，BUN 31 mg/dl，クレアチニン1.5 mg/dlであった。
>
> 　自覚症状としては倦怠感が強く，何もする気にならない。食欲不振もある。冷え性ではない。大便は1日1回あるが，腹部膨満感がある。
>
> 　他覚所見は血圧150/90 mmHg，体重63.5 kg，体温37.1℃で，脈はやや実で弦。舌は暗赤で腫大・歯痕があり微白苔を認める。腹力は3/5
>
> 図103
>
> 鼓音／小腹不仁／正中芯／腹力3/5

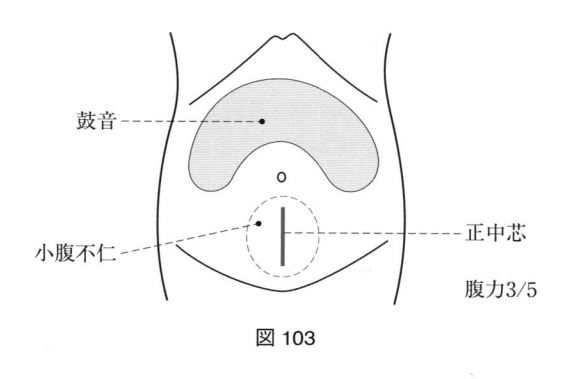

で，鼓音が広汎にあり，小腹不仁もある。腹水はないが，両下肢に浮腫がある。

証の決定

ステップ1．気血水の異常を考える。

倦怠感，何もする気にならない，食欲不振，腹部膨満感，腹部の鼓音は気鬱を強く示唆する自他覚症状である。両下肢の著明な浮腫は水滞であり，舌が暗赤色であるのは瘀血を示唆する。

ステップ2．陰陽のいずれかを考える。

低体温ではなく，冷え性もないことから陰証ではない。

ステップ3．虚実のいずれかを考える。

脈はやや実，腹力は中等度であることから虚実中間証〜実証と考えられる。

ステップ4． ネフローゼ症候群で利尿剤を常用している病症であることから，まず〔水滞・全身型の治療方剤〕(63頁)をみると，虚実間証〜実証の方剤では分消湯，柴苓湯，五苓散が該当する。この内で柴苓湯は小柴胡湯と五苓散を組み合わせた方剤であることから，腹診で胸脇苦満がみられるのを典型とする。本症例では胸脇苦満が存在しないことからひとまず除外する。

そこで五苓散と分消湯の構成を比較すると，五苓散は沢瀉，猪苓，茯苓，蒼朮，桂皮である。分消湯は沢瀉，猪苓，茯苓，蒼朮と共通しており，加えて陳皮，厚朴，香附子，枳実，大腹皮，縮砂，木香，灯心草，生姜が配剤されている。〔気鬱を改善する生薬〕(25頁)をみると，これに該当するものが殆どであることがわかる。すなわち分消湯証は五苓散証でさらに気鬱を伴った病症であることが理解される。本症例は分消湯証であると決定した。

治療経過

和漢薬を服用して2週間で腹部膨満感が半減し，気力も出てきた。

3カ月服用した時点で血清総蛋白は$5.8\,g/dl$，アルブミン$4.0\,g/dl$となり，総コレステロール値も$296\,mg/dl$から$216\,mg/dl$と低下した。またBUNも$27\,mg/dl$，クレアチニンは$0.86\,mg/dl$といずれも改善傾向を示した。

和漢薬開始後約1年で血圧$114/70\,mmHg$となり，ジピリダモール，カプトプリルなどは中止とした。この時点で血清総蛋白は$6.6\,g/dl$，アルブミン$4.4\,g/dl$，総コレステロール$218\,mg/dl$となった。

以来，約7年間，続服中であるが，経過は順調で，血清総蛋白 7.3 g/dl，アルブミン 4.9 g/dl，BUN 25 mg/dl，クレアチニン 0.9 mg/dl となっている。ただし尿蛋白半定量で(+)を持続している。

検討 プレドニゾロン，シクロフォスファミドなどに不応であった膜性腎症によるネフローゼ症候群が，和漢診療学的アプローチにより良好な経過をとっている一例である。

小児のネフローゼ症候群では柴苓湯がよいことが多いと報告されている。また五苓散が有効であった例も報告されている。

4．非定型抗酸菌症

参考症例

24歳，女性，会社員（事務系）。易疲労と左胸部痛を主訴に1991年4月初診。2年前の1989年5月に突然に喀血。肺結核症の診断の下にリファンピシン，イソニアジドの投与を受けた。翌年2月に治癒したとのことで廃薬となった。

ところが同年3月，6月，8月に少量の喀血があり，喀痰検査により非定型抗酸菌症と診断された。リファンピシンと塩酸エタンブトールの投与を受けているが，易疲労と左胸部痛があり，和漢薬治療を希望して来院した。身長 155 cm，体重 51 kg，血圧 110/56 mmHg，体温 37.0°C，脈拍 72/分整。

色白で，頬部にわずかな紅潮があり，口唇が乾燥している。脈は虚実中間で細，やや緊。腹力は 2/5，臍上悸右側の胸脇苦満と両側臍傍の圧痛がある。下肢の冷えを認める。

臨床検査成績は CRP 0.1 mg/dl，赤沈値1時間：5 mm，白血球数 3,900/μl，赤血球数 396×10^4/μl，Hb 12.3 g/dl で，その他の血液生化学的検査に異常はない。

胸部レントゲン撮影で左中肺野に直径約 3 cm の網状陰影がある。

以上の経過と所見の他に月経不順が著しく，11歳で初潮をみたが，16歳頃ダイエットをしたところ無月経となり，4年前から婦人科に通院し，ホルモン療法を受けたが不順な状態は今も続いているという。

> 証の決定

ステップ 1．六病位から考える。

その理由は，腹診でみられた胸脇苦満は少陽病期に現れる特徴的な症候であるからである。そこで，まず少陽病期・胸脇苦満型と設定。

ステップ 2．虚実のいずれかを考える。

腹力がやや軟弱(2/5)，脈は虚実中間で細いことから虚実中間証〜虚証と考えられるが，主訴が易疲労であること，脈が細であることを勘案すると，虚証であると考えてよい。

ステップ 3．気血水の異常を考える。

易疲労が主訴となっている。易疲労は気虚に直結するものではないが，その可能性は高い。顔面の頬部の紅潮と下肢の冷えは上熱下寒と呼ばれ，気逆の病症を示唆する。腹部でみられた臍上悸もこれを補強する症候である。本症例では無月経，両側の臍傍圧痛があり瘀血の病症も併存していると考えられる。

ステップ 4．以上の事柄を踏まえて〔少陽病期・胸脇苦満型の治療方剤〕(143頁)をみる。柴胡桂枝湯，抑肝散加陳皮半夏，柴胡桂枝乾姜湯が鑑別の対象となる。気逆という観点からは抑肝散加陳皮半夏は候補となりにくい。臍上悸を伴う上熱下寒の病症には柴胡桂枝乾姜湯が相応しい。そこで柴胡桂枝乾姜湯証と決定。ここで更に考えなくてはならないことは併存する瘀血への対処である。柴胡剤は広い意味での駆瘀血剤であり，柴胡剤単独で瘀血が改善することもしばしば経験する。駆瘀血剤は呼吸器の循環動態をよくすることは容易に想定される。また，結婚適齢期の女性であるから，積極的な治療を行うべきと考えた。〔瘀血の治療方剤〕(52頁)から，当帰芍薬散証と考え，これを併用することに決定。柴胡桂枝乾姜湯エキス 7.5 g と当帰芍薬散エキス 5.0 g を混合し 4 包に分割包装，朝 1 包，夕 1 包(すなわち 4 包は 2 日分)とし投与を開始した。

> 治療経過

服用開始から 1 カ月後には主訴はほぼ消失した。抗結核剤の併用(近医処方)も継続とした。

1992 年 10 月には左中肺野の網状陰影が消失し，主治医がびっくりしていたという。このため抗結核剤はすべて中止となった。

月経不順は続き，婦人科からクエン酸クロミフェン，ジドロゲステロンの投与を受けた。

1994年10月に結婚。服薬は11月で自ら中止したが，翌年7月無事に出産したとの礼状が届いた。

検討 先人の治療経験集などを読むと，薬用人参によって喀血が誘発されたり，増悪する例のあることが記されている。人参は気管支壁の血管を拡張したり，血流を増加させるもののようである。そこで本症例では気虚がみられたが，人参湯類は用いずに柴胡桂枝乾姜湯を選んだものである。

5．虚弱児の反復性上気道炎

参考症例

　4歳，男児。かぜをひきやすいことを主訴に来院。生来，感冒に罹患しやすかったが1994年(3歳)幼稚園への入園を契機に，鼻水，咳嗽を伴う発熱(38〜39°C)が月に1〜3回出現するようになった。熱が出ていないときも常に黄色の鼻汁が続くため，1994年10月に近医を受診。慢性副鼻腔炎の疑いとされ，エリスロマイシン(エリスロシン)，カルボシステイン(ムコダイン)，塩酸シプロヘプタジン(ペリアクチン)の投薬と吸入療法を受けたが，症状は不変であった。

　1995年発熱の頻度が不変のため，当院小児科を受診。諸検査にて異常なく，経過観察でよいといわれたため，体質改善を希望して同年5月末，当科を受診した。

　身長108 cm，体重18 kg，体温36.9°C，血圧120/62 mmHg，脈拍80/分整。咽頭は軽度の発赤をみる他は身体所見には異常がない。

　白血球数6,460/μl(好中球59.8%)，好酸球数447/μl。貧血はなく，血液生化学検査ではCRPが0.7 mg/dlの他は著変がない。IgE-RIST＜25 IU/ml。

　自覚症状としては，鼻水と鼻づまりを交互に繰り返し，鼻がすっきりしているときがない。ときどき全身の皮膚がかゆいことがある。首から上に汗をかきやすい。集中力がない。二便には異常がない。

　他覚所見は，皮膚はやや乾燥気味。脈候はやや浮で虚実間。舌は正常紅で湿潤した微白苔。腹部を触診しようとすると，くすぐったいと笑い出すため，詳細は不詳だが，軽度の右胸脇苦満と両側腹直筋の緊張を認

める。

証の決定

ステップ1．五臓の失調を考える。

　小児から思春期の患者で，腹診をしようとするとお腹を出させただけで警戒してか，笑い出してしまう子供がいる。お腹に手を触れようものなら，身体をくねらせてくすぐったがる。これでは正しい腹診所見は得られない。このような精神状態を五臓論では肝の陽気の過剰状態と考える（76頁）。

ステップ2．陰陽のいずれかを考える。

　軽度の胸脇苦満がみられることは少陽病期・胸脇苦満型としてよい。

ステップ3．気血水の異常を考える。

　皮膚の乾燥傾向，集中力の低下，腹直筋の緊張は〔血虚の診断基準〕（43頁）に掲げられた項目である。血虚の病症があるとしてよい。

ステップ4．以上のような病症を基盤に上気道・副鼻腔の感染を繰り返しているものと考えられる。そこで〔肝の異常の治療方剤〕（76頁）をみると，胸脇苦満に口腔・咽頭の炎症を伴う病症は柴胡清肝湯証であることが示されている。この表には胸脇苦満をキーワードにすると，柴胡桂枝湯などが列挙されている。咽頭炎・扁桃腺炎を反復する場合には小柴胡湯加桔梗石膏証を鑑別する。柴胡清肝湯と小柴胡湯加桔梗石膏に共通して配剤される桔梗には抗炎症作用があり，いずれも薬価収載されている。

　柴胡清肝湯は柴胡，黄芩の柴胡湯の基本骨格に黄連解毒湯，四物湯が加わりさらに桔梗，連翹などの抗炎症作用をもつ生薬が配剤されている。本症例は柴胡清肝湯証と診断した。

治療経過　柴胡清肝湯エキス5g/日を投与したところ，服薬開始後の1ヵ月に2回の発熱をみたが，いずれも37.0°C台であり，その後はまったく発熱はみられなくなった。鼻閉，鼻汁が完全に消失しなかったので，3ヵ月目より葛根湯加川芎辛夷5g/日を併用し経過順調である。

検　討　小児に限らず虚弱体質の改善は和漢診療学の得意分野である。

　寒がりで，耐寒能が低下しており，胃腸虚弱のものには小建中湯，黄耆建中湯，人参湯などがよいことが多い。

　他方，熱性傾向があり，頸部リンパ節腫脹，鼻炎，咽頭炎を反復するものには柴胡清肝湯，小柴胡湯加桔梗石膏，荊芥連翹湯などがよく用いられる。

この他，補中益気湯，柴胡桂枝乾姜湯がよい例もある。

虚弱体質の本態は明らかでないが，免疫応答を主軸とし，神経系・内分泌系の失調を伴う，いわゆる生体防御機構の失調を古来，虚弱体質と呼んでいるものと考えられる。

(佐藤伸彦氏の経験例)

6. 慢性頭痛

参考症例

63歳，主婦。主訴は頭痛，耳鳴り，心窩部不快感である。1994年12月頃から頭痛と耳鳴りが出現。頭痛は後頭部に強く非拍動性であり，夕刻から増悪し不眠を伴う。耳鳴りはセミが鳴くようなジーという音であるという。

当院脳外科を受診したが神経学的所見に異常はなく，頭部CTスキャンにも異常はない。筋緊張性頭痛と診断され，メシル酸ジヒドロエルゴタミン(ジヒデルゴット) 3 mg/日とアルプラゾラム(ソラナックス) 1.2 mg/日の投与を受けた。しかし若干の改善が得られたのみで，新たに心窩部痛が出現した。

1995年9月に当院内科を受診。上部消化管内視鏡検査などを受けたが異常はなく，テプレノン(セルベックス)とアズレン(マーズレン)を投与されたが心窩部不快感は不変で，このため同年11月当科を紹介され，受診となった。

身長161 cm，体重48 kg，体温36.8°C，血圧118/64 mmHg，脈拍84/分・整。身体所見には異常を認めない。

また血液学的検査，血液生化学検査などはすべて正常である。

自覚症状は主訴の他に疲れやすく，物事に驚きやすく，気分がすぐれず，寝つきが悪く，眠りが浅い。下肢が冷え，顔がほてる。二便に異常はない。心窩部不快感と共に食欲不振と悪心がある。

他覚所見としては顔面紅潮，口唇の乾燥，下肢の冷えがある。特に上半身に明らかな発汗傾向があり，脈はやや浮で弱。舌は正常紅で湿潤した微白苔がある。腹候は図104に示すように心下痞鞕，臍上悸，臍下悸を認める。

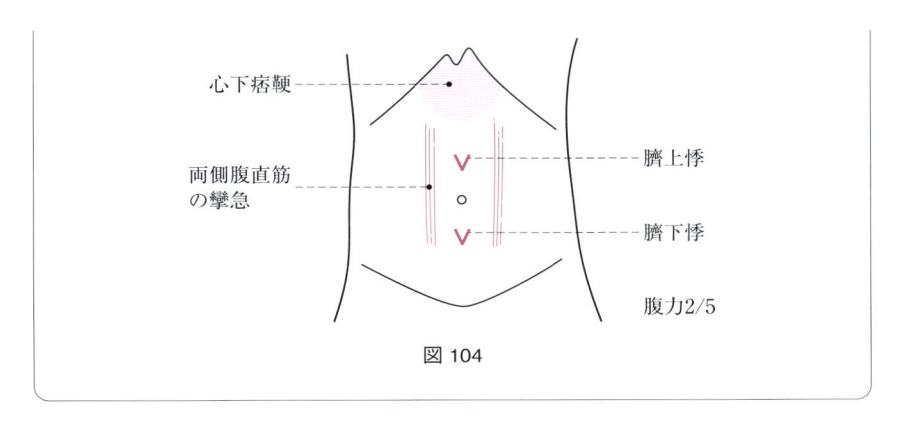

図中ラベル：心下痞鞕／両側腹直筋の攣急／臍上悸／臍下悸／腹力2/5

図 104

🟪 証の決定

ステップ 1．気血水の異常を考える。

　自覚症状の聴取が重要であることを明らかに示す症例である。疲れやすく，物事に驚きやすく，食欲不振は〔気虚の診断基準〕(17 頁)の項目で，気虚の病症を示唆する。また，下肢が冷え，顔がほてる，腹部に臍上悸，臍下悸がみられ〔気逆の診断基準〕(33 頁)で高いスコアーとなり，気逆の病症である。

ステップ 2．陰陽のいずれかを考える。

　脈が浮であること，顔面の紅潮がみられることから陽証を思わせるが，下肢の冷えは陰証とも考えられる。附子を配合する方剤を必要とする少陰病期や厥陰病期ではないことだけはいえそうである。

ステップ 3．虚実のいずれかを考える。

　腹力は軟弱(2/5)で脈が弱いことから虚証である。

ステップ 4．腹診所見から考える。

　心下痞鞕は少陽病期，太陰病期でよくみられる所見である。少陽病期では三黄瀉心湯証，半夏瀉心湯証，茯苓飲証などが示唆され，一方，太陰病期では呉茱萸湯証，人参湯証，桂枝人参湯証などを決定する際の重要な手がかりとなる。本症例では気逆の病症が明確であることから〔気逆を改善する方剤〕(34 頁)をみると，心下部痛と頭痛で該当するのは桂枝人参湯である。桂枝人参湯証と決定。

🟪 治療経過　桂枝人参湯エキス(ツムラ)7.5 g/日を投与し，前医の処方は継続することとした。

投与の翌日には心窩部不快感や悪心が消失し，テプレノン，アズレンの服用を中止できた。また投与3日後には頭痛，耳鳴りが半減し，熟睡できるようになった。このためメシル酸ジヒドロエルゴタミンとアルプラゾラムは眠前にそれぞれ1 mg，0.4 mgを服用するのみとなった。

投与後3週目には頭痛，耳鳴りはほぼ消失し，眠前の薬剤も中止できた。現在，桂枝人参湯エキスのみで経過順調である。

検討 病態が陽病期と陰病期にまたがることがあり，専門用語でこれを「併病」という。例えば少陽病期の方剤である柴胡桂枝湯は，正確には太陽病期と少陽病期の併病の病態を適応とする。小柴胡湯(少陽病期)と桂枝湯(太陽病期)の合剤であるから，2つの病期の諸症状を同時に処理する能力がある。

桂枝人参湯も人参湯(太陰病期)と桂枝甘草湯(太陽病期)の合剤とみなすことができるので，この双方の病期の症状を同時に処理できる。

頭痛，顔面の紅潮，脈が浮・数などは太陽病期の症状であり，心窩部不快感や下肢の冷え，易疲労などは太陰病期の症状と考えてよい。

メシル酸ジヒドロエルゴタミンやNSAIDsのように胃腸障害を来す薬剤は五臓論でいう「脾」の作用を弱めるので，気虚を伴う頭痛患者の治療法としては大きな矛盾を内包している。

(関矢信康氏の経験例)

7. 腰痛を伴う間歇性跛行

参考症例

76歳，男性。腰痛を伴う間歇性跛行を主訴に来院。約5年前から腰痛を自覚し，整形外科を受診。脊柱管狭窄症と診断され，抗炎症剤，パップ剤などを処方されていた。2年前から数分間の歩行で下肢が痛むようになり，しばらく休むとまた歩けるという間歇性跛行が出現し，次第に連続歩行の距離が短くなってきた。最近は約20 mの連続歩行がようやくできる状態であるという。

消炎鎮痛剤(ロキソプロフェンナトリウム水和物)は腰痛には有効であるが，間歇性跛行は改善しないとのことである。

身長165 cm，体重68 kg，血圧145/92 mmHg，体温36.3℃。心音・呼吸音は正常。神経学的には両下肢の膝蓋腱反射，アキレス腱反射は消

失しているが表在知覚に異常はない。下肢筋力は保たれている。

腰部 MRI 検査では腰椎 I〜V の広汎な脊柱管狭窄がある。下肢の閉塞性動脈硬化症を除外するために大腿動脈の MRA 検査も施行したが異常所見は得られなかった。頭部 MRI 検査では側脳室近傍の左白質に 2 個，右の白質に 3 個の微小脳梗塞を疑わせる所見がある。血液検査では γ-GTP，AST，ALT が正常上限であるが，高脂血症，貧血などはない（多血症の傾向）。

自覚症状は暑がりで，食欲は正常，飲酒を好む（日本酒・1 日 600 ml）。時に右下肢のこむらがえりが起こる。便秘傾向であるが，夜間尿はなく熟睡できるという。飲酒と入浴は腰痛と跛行を軽減させるとのことで，これを飲酒の口実にしているフシがある。

他覚所見は顔面は赤ら顔で，猪首。眼光は保たれており，抑鬱的な傾向はみられない。脈候は実・大。舌の色調は暗紫色で湿潤した黄苔がある。腹候は図 105 に示すように腹力は充実(4/5)，右の胸脇苦満，両側臍傍圧痛がある。

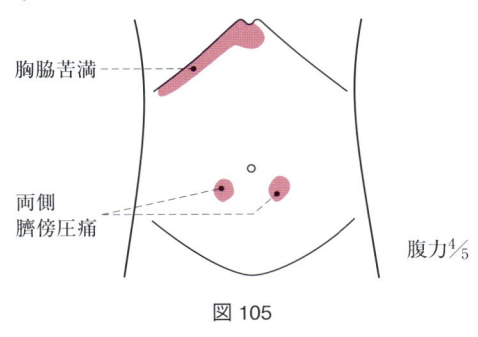

図 105

証の決定

ステップ 1．六病位から考える。

先に症例 4（236 頁）で記したように，胸脇苦満という腹部症候は少陽病期に特徴的なものである。本症例は少陽病期・胸脇苦満型の病症である。

ステップ 2．気血水の異常を考える。

舌の色調は暗紫色であること，臍傍圧痛が両側にみられること，胸脇苦満は〔瘀血の診断基準〕（51 頁）から瘀血の病症であることを示唆する。

ステップ3．虚実を考える。
　腹力，脈力は共に充実しており，実証と考える。
ステップ4．〔少陽病期・胸脇苦満型の治療方剤〕(143頁)をみると，大柴胡湯証と迷わずに決定できる。瘀血病態に如何に対処するかが問題として残される。先にも症例4で記したように(236頁)，柴胡剤は広い意味での駆瘀血剤であるから，大柴胡湯の単独投与で瘀血が改善することも十分に期待できる。

　しかしここで脊柱管狭窄症の病態生理を考えると，閉鎖空間にある脊髄・馬尾神経が圧迫された状態であるから，特に静脈環流が障害され，神経組織は低酸素状態に曝されている。低酸素状態は組織にアシドーシスをもたらす。これによってグルコースの細胞内移行は障害され，Na-Kポンプは不調になる。これは組織に浮腫を来す。逃げ場のない脊髄・馬尾神経は浮腫状態になり，ますます悪循環に陥るのである。本症例の間歇性跛行はこのようにして形成されていると考えると，微小循環改善作用が明らかな〔瘀血を改善する方剤〕(52頁)の併用は是非とも必要である。陽証で実証の駆瘀血剤としては桃核承気湯があるが，大柴胡湯には大黄がすでに配剤されていることから，桂枝茯苓丸を組みこみ，大柴胡湯合桂枝茯苓丸料証と決定した。煎じ薬の便利な点は，大柴胡湯に桂皮，桃仁，茯苓を加えた合剤を容易に処方できることである。

　臨床経過 服用開始後，数日で足が軽くなり，2週間後には連続歩行距離が50mとなった。その後も順調に改善がみられ，6カ月後には1km，1年後には1時間以上の連続歩行が可能となっている。現在も続服中であり，続服を勧めている。

あとがき

　本症例にもみられたが，頭部MRI検査で無症候性の微小脳梗塞が認められることは稀ではない。このような病症には瘀血の診断基準に拘わることなく，駆瘀血剤の活用を推奨したい。筆者は瘀血病態と微小循環の関連，駆瘀血剤の薬理作用をライフワークとしてきたが，駆瘀血剤の普遍的な効果として，血液粘度の低下，血管内皮細胞の保護作用，微小循環血流量の増加作用を確認している(第2章，瘀血・臨床の眼)。したがって，脊柱管狭窄症，無症候性微小脳梗塞に限らず，病態生理の知識も駆使して，幅広く応用されて

よいと考えている。

　和漢診療学は江戸時代の漢方を墨守するものではない。東西の叡智を結集して有効で安全な治療学の形成をめざしているのである。

筆者による新たな知見
　① **心下支結**について
　心下支結は胸骨剣状突起と臍との中間点(中脘)の圧痛として認められる場合がある。柴胡桂枝湯証を決定する重要な所見であることを筆者は明らかにした(図106)。

文献　寺澤捷年：『傷寒論』柴胡桂枝湯の条文における「心下支結」についての一考察，日本東洋医学雑誌，64：243-245，2013

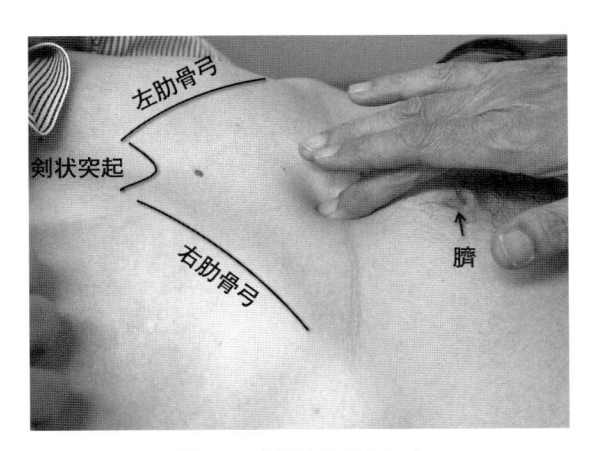

図106　心下支結の診察法

　② **立位診**
　立位診によって心下部および肋骨弓下の圧痛が明らかになることがある。手技を図に示した。術者の左手を患者の肩胛間部に置いて体を支え(図107上)，胸骨剣状突起の下部を術者の第2・3・4指で心尖部に向かって圧迫する(図107左下)。明らかな圧痛が認められた場合には肘後方奔豚湯証あるいは延年半夏湯証を決定する重要な所見である。また，季肋下部の圧痛は肋骨

弓の下に指を押し入れるように圧迫するが(**図107右下**),胸脇苦満と等価と考えられる所見で,柴胡桂枝乾姜湯証などを示唆する所見である.

文献　寺澤捷年:新たな腹診法の工夫・立位診の提唱,日本東洋医学雑誌,
　　　64,2013

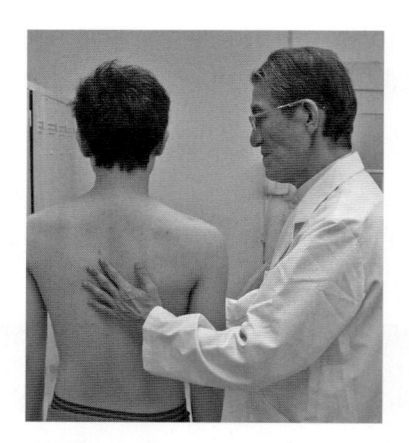

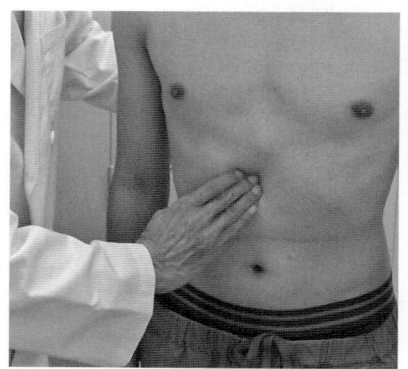

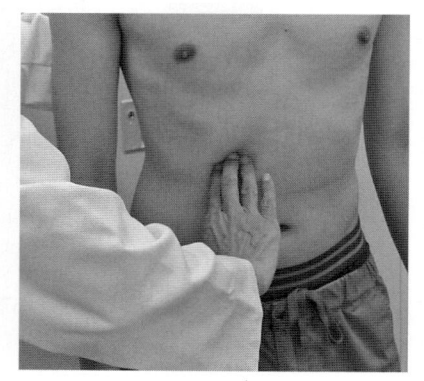

図107　立位診の診察法

［付］

〔1〕漢方製剤使用上の一般的注意事項

1 漢方製剤使用上の一般的注意事項

　1997年に医療用漢方製剤のより一層の適正使用を図ることを目的として，下記の「一般的注意」が日本漢方生薬製剤協会による申し合わせ事項として提出された。

1．一般的注意
　本剤の使用にあたっては，患者の証（体質・症状）を考慮して投与すること。なお，経過を十分に観察し，症状・所見の改善が認められない場合には，継続投与を避けること。

2．漢方製剤の適正使用について
　（薬務公報　平成9年8月21日）
　漢方製剤の副作用に関しては，使い方（いわゆる証）の誤りで生じるものと，そのものの薬理学的作用に基づくものに分けられる。したがって，漢方製剤の副作用を減じるためには「証」を理解し，「証」にしたがった処方をすることが大切である。今般，漢方製剤の使用上の注意に「患者の証を考慮し投与する」旨の記載を行った。
1）証について
　証の定義は，「患者が現時点で呈している病状を陰陽・虚実，気血水，五臓等，漢方医学のカテゴリーで総合的にとらえた診断であり，治療の指示」である。
　ここで「現時点で」という理由は，漢方医学においては疾病は流動的なものと理解しており時々刻々変化するものと認識しているからである。つまり，「証」は固定したものではない。
　証を特徴づけるもう1つの事柄は，患者の呈する個々の症状を個別に理解するのではなく，陰陽や虚実というような概括的なカテゴリーをあてはめることである。
　このカテゴリーについて以下に概説する。
2）陰陽・虚実の認識による証の決定
　闘病反応の様式が総じて熱性で発揚性のものを陽の病態という。この病態

表1 六病位の概括

	病位	主要症候	部位と性質
陽証	太陽病期	悪寒・発熱,頭痛,項背部のこわばり,疼痛,関節痛,脈浮	表の熱証（真熱表仮寒）[1]
	少陽病期	悪心,嘔吐,食欲不振,胸内苦悶,胸脇苦満,弛張熱,脈弦	半表半裏の熱証
	陽明病期	腹満,便秘,口渇,身体深部の熱感,稽留熱,脈実	裏の熱証
陰証	太陰病期	腹満,心下痞鞕,腹痛,食欲不振,下痢,腹の冷え,脈弱	半表半裏および裏の寒証
	少陰病期	全身倦怠,手足の冷え,背部悪寒,胸内苦悶,下痢,脈沈細弱	裏の寒証に表,半表半裏の寒証が加わる
	厥陰病期	口内乾燥,胸内苦悶,下痢（不消化）,全身の冷え,ときに顔面などの熱感	裏の極度の寒証（ときに真寒表仮熱）[2]

注1) 真熱表仮寒：本質的に熱証であるのに表の表層のみに偽寒証を呈するもの
注2) 真寒表仮熱：本質的に寒証であるのに表の表層のみに偽熱証を呈するもの

では発熱や自覚的な熱感があり,顔面紅潮や口渇がある。これに対して,生体反応が寒性で沈降性のものを陰の病態という。悪寒がみられ,また,耐寒能が低下し,顔面の蒼白,四肢末梢の冷えなどを呈するものである。

流動・転変する病態を陰陽のカテゴリーで認識するものとして,六病位の概念がある（表1）。

陽の病態を3つのステージに分類すると,太陽病期,少陽病期,陽明病期になる。太陽病期は急性感染症の初発の時期に現れるもので,橈骨動脈が浮き上がり,頻脈を呈し,悪寒と発熱,頭痛等を示す。これら一群の症候をまとめて,太陽病期と認識する。太陽病期に相当し,自然発汗がなく,橈骨動脈が充実し,後頭部,後頸部にこわばりを認めた場合,これを一括して「葛根湯の証」という。一方,同じく太陽病期に相当しても自然発汗の傾向があり橈骨動脈の緊張に乏しいものは「桂枝湯の証」と認識される。この2つの証の相違は虚実という用語で区別することもできる。葛根湯の証は太陽病期の実証であり,他方,桂枝湯の証は太陽病期の虚証である。生体反応が充実しているか虚弱であるかによって症状を把握するわけであり,太陽病期にお

いては，橈骨動脈の緊張度がこの虚実判定の有力な情報となる。

陽の病態の第2ステージを少陽病期という。急性感染症においては症状発現後の5～6日を経過したものがこのステージに移行するものが多い。午前中は平熱で夕方になると微熱が出，食欲不振，口の苦み等を呈する。また，多くの慢性疾患は，このステージにとどまる。この際，微熱傾向，食欲不振，白～黄色の舌苔を呈し，冷えや耐寒能の低下は伴わない。このステージにおける虚実の判定は腹壁トーヌスと橈骨動脈の緊張度によってなされる。胸脇苦満は左右の肋骨弓下部に筋性防御が出現し，この部を圧迫すると不快感を自覚するという症候である。この胸脇苦満を呈し，少陽病期のステージにある場合には柴胡を主剤とする一群の漢方薬の証としてよい。胸脇苦満の程度と虚実によって証が確定する。すなわち胸脇苦満が中程度にみられ，腹壁のトーヌス，橈骨動脈の緊張も共に中程度であれば「小柴胡湯の証」である。これよりも腹壁のトーヌスが充実し，脈の緊張もよく，便秘傾向がある場合には「大柴胡湯の証」である。他方，腹壁のトーヌスが弱く，橈骨動脈の緊張に乏しく，更に胸脇苦満の程度もわずかである場合には「柴胡桂枝乾姜湯の証」と判定される。

更に詳細な点については成書に譲るが，第1ステップとして，太陽病期，気血水の異常など基本病態を認識する。第2ステップとして虚実の概念や特異的な症状をとらえて証を決定する。

3) 証にしたがった漢方治療

先に述べたように，証は固定したものではなく，変化する。その変化に応じて逐次修正をするのが証にしたがった漢方治療である。

「証」の診断が適切であったか否かは漢方製剤を投与してその応答によって判断する。

方剤の方格と証とは，"key and lock"の関係にあり，各々の漢方方剤のもつ作用スペクトルとその病態スペクトル（方格）を医師の側に集積しておく必要がある。図の原点が生体にゆがみのない状態であり，病態によってゆがんだ状態を原点に戻すのが，方剤に基づいた漢方の治療といえる。例えば，図1で当帰芍薬散と桃核承気湯はいずれも更年期障害の適応をもつが，証が異なり，その方格はまったく逆である。更年期障害の患者で当帰芍薬散の適応病態にある症例に誤って桃核承気湯を投与すると，生体は更に陰性で虚性の方向に向かって偏位してしまい，下痢，冷え，倦怠感等が引き起こされ

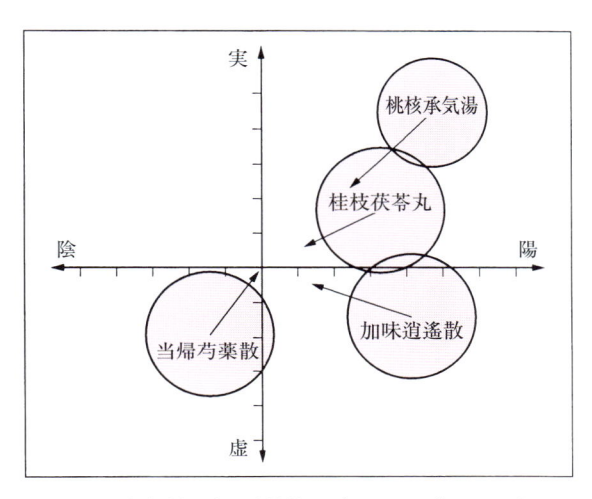

図1 駆瘀血剤の陰陽論的位置づけとその作用ベクトル

る。逆に桃核承気湯が用いられるべき症例に当帰芍薬散を投与すると，身体の熱感，のぼせ感，倦怠感等が現れ，疾病は治癒しない。

　以上，漢方医学における証の基本概念について1つの考え方を述べた。今後，漢方製剤の適正使用のために役立てれば幸いである。

〈参考文献〉
1) 寺澤捷年：症例から学ぶ和漢診療学，医学書院，東京(1990)
2) 中村謙介他：漢方方意ノート，丸善・出版事業部，東京(1993)
3) 矢数道明編：質疑応答　漢方Q&A，日本醫事新報社，東京(1991)

3. 用語解説

(1) **胸脇苦満**：左右の肋骨弓下に現れる筋性防御と圧痛をいう。腹直筋の肋骨弓付着部の筋緊張が増強し，手指3指を揃えて肋骨下面に向けて圧迫すると胸の中に突き上げるような不快感や痛みを訴える。小柴胡湯，大柴胡湯など柴胡を主剤とする漢方製剤を用いる場合の重要な症候である。

(2) **瘀血症候群**：血液の流通が滞ったために起こると古来考えられている症候群である。他覚的には舌や歯肉等の可視粘膜の色調が青紫色を呈し，皮膚の毛細血管拡張，胸脇苦満，臍周囲の圧痛などを示す。また自覚的には精神不穏，易怒性，易疲労，顔面の充血感，腰痛，肩こりなどを示す。月経前緊張症は漢方医学的には瘀血症候群である。また膠原病，糖尿病・悪性腫瘍，

動脈硬化性疾患，いわゆる自律神経失調症等には本症候群が高率に合併している。

4. 妊婦に対する漢方治療

妊婦又は妊娠している可能性のある女性に用いる場合は，ダイオウ等の薬理作用で明らかに流早産の危険性が類推できる処方については投与しないことが望ましい。その他の処方についても安全性を確認できるだけの根拠がないため，治療上の有益性が危険性を上回ると判断された場合の投与にとどめることが望ましい。

5. 漢方製剤と他の消炎薬，抗生物質等との併用

一般的に漢方製剤と他の医薬品との併用によって効果が相殺されることはなく，むしろ患者にとって好ましい結果が得られることが多い。遷延化した感染症では抗生物質や殺菌薬とともに生体の治療機転を高める漢方製剤を併用するとよい。また関節リウマチ等では漢方製剤を主にし，適宜に抗炎症薬の坐薬等を用いると消化器系への負担を軽減できる。また高血圧症においても，降圧薬と漢方製剤の併用により自覚的にも他覚的にも好ましい結果が得られることが少なくない。

副作用の項に掲げる一般的な注意を考慮しつつ併用を行うとよい。

6. 漢方製剤と副作用

(1) 漢方製剤による薬剤性間質性肺炎：慢性肝炎の治療において，インターフェロンと小柴胡湯の併用は薬剤性間質性肺炎の発生頻度を高める危険性があり，併用は禁忌とされている。さらに1996年3月に，小柴胡湯の関与が疑われる間質性肺炎の死亡例の発生があったとの警告が厚生省(現厚生労働省)から発せられ，2000年1月には再度小柴胡湯の関与が疑われる間質性肺炎の死亡例と肝癌，肝硬変との関連性が疑われたため，これらへの小柴胡湯の使用が禁忌とされた。

漢方製剤の多くのものはBRM(生体反応調整薬)としての側面を有しているので，稀ではあるが，さまざまな漢方製剤でこのような副作用が発現する可能性がある。

小柴胡湯の他に乙字湯，大柴胡湯，柴胡桂枝湯，柴胡桂枝乾姜湯，半夏瀉

心湯，清肺湯，柴朴湯，辛夷清肺湯，柴苓湯，黄連解毒湯，麦門冬湯，柴胡加竜骨牡蛎湯，清心蓮子飲，防風通聖散，防已黄耆湯，三物黄芩湯，小青竜湯，潤腸湯，補中益気湯，牛車腎気丸，抑肝散での間質性肺炎の発症が報告されており，「使用上の注意」として添付文書に記されている。

発熱，乾燥性咳嗽，呼吸困難などその初期の病像を見逃さないことが重要である。間質性肺炎が疑われたならば，直ちに服薬を中止させ，胸部X線撮影，血液ガス分析を行い，早期に適切な治療を行わなければならない。

慢性肝炎に小柴胡湯を投与する際のガイドラインが和漢医薬学会により提出された（2000年）。これによると，小柴胡湯を投与する前に胸部X線撮影を行い，肺の間質性病変が疑われる場合には原則として本剤を投与しないこととされている。

(2) 甘草配合方剤における偽性アルドステロン症：構成生薬として甘草を配合する漢方方剤は多い。この種の方剤の連用によって低K血症，浮腫，血圧上昇等の偽性アルドステロン症を呈する場合がある。われわれの経験では服薬開始後2〜3週間で偽性アルドステロン症が現れることが最も多い。したがって漢方製剤の使用開始にあたっては，あらかじめ体重，血圧，血清電解質を測定し，浮腫の有無をチェックし，少なくとも2週後，4週後に経過を観察すべきである。血清K値の低下を看過したためにミオパシーを生じたという報告があるので特に注意を要する点である。

偽性アルドステロン症が生じた場合には服薬を中止させ，臨床症状，血圧，血清K値を追跡する。一般的には服薬中止後は特別の処置をしないでも異常は改善するが，重篤な場合にはKの補給，一時的な降圧薬の投与等を要する。

軽度の血清K値の低下（3.2 mEq/l 前後）に留まり，しかも漢方製剤が明らかに有効性を発揮している場合には経口K薬を併用し，経過を観察するとよい。

(3) 薬剤性肝障害：漢方製剤による薬剤性肝機能障害が起こることがある。

防風通聖散，柴苓湯，小柴胡湯，黄連解毒湯，大建中湯，乙字湯をはじめ，さまざまな漢方製剤で報告されている。

(4) 麻黄配合方剤における血圧上昇：麻黄の主成分はエフェドリンであり，交感神経β受容体刺激作用がある。したがって高血圧症患者に投与する場合は少量から開始して漸増しつつ経過を観察すべきである。キサンチン誘導

体製剤と併用する場合も相互に増強することが考えられるので用量に注意すべきである。

(5) **他剤との併用による副作用の増強**：グリチルリチン製剤(強力ネオミノファーゲンシー，グリチロンと，甘草配合の漢方方剤の併用により偽アルドステロン症が出現することがある。グリチルリチン酸は甘草の主成分である。

　フロセミド，エタクリン酸，サイアザイド系利尿薬は血清K値を低下させる作用を有するが，これらの薬剤と甘草を配合する漢方製剤とを併用する際にも偽アルドステロン症，特に血清K値の低下に注意する。

(6) **乳糖不耐症に基づくもの**：漢方エキス製剤は生薬の水抽出エキスを乾燥させ，これに賦形剤として乳糖あるいはトウモロコシ・デンプンを加えて製剤化したものである。したがって乳糖不耐症を体質として有する患者ではこのための腹部膨満感，下痢などを来すことがある。乳製品でこのような症状を経験したことがないかを問診することが必要である。

(7) **その他の副作用**：漢方製剤による副作用として発疹，発赤等の皮膚症状，胃腸障害が現れることがある。

　胃腸障害は胃部不快感，食欲低下を主とするが，これは地黄，麻黄を配合する漢方製剤で時にみられる。地黄配合の製剤としては四物湯，温清飲，八味地黄丸等がある。

[付]

〔2〕漢方製剤一覧表

2 漢方製剤一覧表

(販売メーカー一覧表)

薬名	ツムラ 顆粒：TJ		クラシエ 細粒：EK 錠剤：EKT		小太郎 細粒：N カプセル：NC		その他の 会社名*)	掲載頁
葛根湯 (かっこんとう)	1	顆粒	1	細粒／錠	1	細粒	三伸帝本東阪大太ホジ	276
葛根湯加川芎辛夷 (かっこんとうかせんきゅうしんい)	2	顆粒	2	細粒／錠	2	細粒	伸帝本東阪大	277
乙字湯 (おつじとう)	3	顆粒	3	細粒	3	細粒	三伸帝大太	274
安中散 (あんちゅうさん)	5	顆粒	5	細粒	5	細粒／カプセル	伸帝本東大天	268
十味敗毒湯 (じゅうみはいどくとう)	6	顆粒	6	細粒／錠	6	細粒	三伸帝本東阪大太ホ	305
八味地黄丸 (はちみじおうがん)	7	顆粒	7	細粒／錠	7	細粒	三伸帝本大ホジ	332
大柴胡湯 (だいさいことう)	8	顆粒	8	細粒／錠	8	細粒	三伸帝本東阪大太ホジ	318
小柴胡湯 (しょうさいことう)	9	顆粒	9	細粒／錠	9	細粒	三伸帝本東阪大太ホジ	307
柴胡桂枝湯 (さいこけいしとう)	10	顆粒	10	細粒／錠	10	細粒	三伸帝阪大太ホ	296
柴胡桂枝乾姜湯 (さいこけいしかんきょうとう)	11	顆粒			11	細粒	帝本太ホ	296
柴胡加竜骨牡蛎湯 (さいこかりゅうこつぼれいとう)	12	顆粒	12	細粒／錠	12	細粒	伸帝本阪大太ジ	295
三黄瀉心湯 (さんおうしゃしんとう)	⇒113		13	細粒	⇒113		伸帝本阪大太	299

*) 会社名略称
- 三：三和生薬
- 伸：伸和製薬
- 帝：帝国漢方製剤
- 本：本草製薬
- 東：東洋薬行
- 阪：阪本漢方製薬
- 大：大杉製薬
- 太：太虎精堂
- ホ：ホノミ漢方製剤 (剤盛堂薬品)
- ジ：ジェイドルフ
- 天：カーヤ(天津)

薬名	ツムラ		クラシエ		小太郎		その他	頁
半夏瀉心湯 (はんげしゃしんとう)	14	顆粒	14	細粒／錠	14	細粒	三伸帝本東阪大太ホ	334
黄連解毒湯 (おうれんげどくとう)	15	顆粒	15	細粒／錠	15	細粒／カプセル	三伸ホ帝本東阪大太	272
半夏厚朴湯 (はんげこうぼくとう)	16	顆粒	16	細粒／錠	16	細粒	三帝本東阪大太ホ	333
五苓散 (ごれいさん)	17	顆粒	17	顆粒／錠	17	細粒	三伸帝本東大太ホ	293
桂枝加朮附湯 (けいしかじゅつぶとう)	18	顆粒			18	細粒	三帝本阪ホ	284
桂枝加苓朮附湯 (けいしかりょうじゅつぶとう)			18	細粒／錠			大	286
小青竜湯 (しょうせいりゅうとう)	19	顆粒	19	顆粒／錠	20	細粒	三伸帝本阪大太ホジ	309
防已黄耆湯 (ぼういおうぎとう)	20	顆粒	20	細粒／錠	20	細粒	東阪大太帝本ジ	338
小半夏加茯苓湯 (しょうはんげかぶくりょうとう)	21	顆粒	21	細粒	21	細粒	帝本大	310
消風散 (しょうふうさん)	22	顆粒			22	細粒	大ホ	310
当帰芍薬散 (とうきしゃくやくさん)	23	顆粒	23	細粒	23	細粒	三伸帝本東阪大太ホジ	326
加味逍遥散 (かみしょうようさん)	24	顆粒	24	細粒	24	細粒	伸帝本東阪大太	278
桂枝茯苓丸 (けいしぶくりょうがん)	25	顆粒	25	細粒／錠	25	細粒	三伸帝本東阪大太ホ	287
桂枝加竜骨牡蛎湯 (けいしかりゅうこつぼれいとう)	26	顆粒	26	細粒	26	細粒	伸帝大ホ本	285
麻黄湯 (まおうとう)	27	顆粒	27	細粒	27	細粒	伸帝本大	340
越婢加朮湯 (えっぴかじゅつとう)	28	顆粒			28	細粒	本大	271
麦門冬湯 (ばくもんどうとう)	29	顆粒			29	細粒	帝大	331

(つづく)

漢方製剤一覧表（販売メーカー一覧表）つづき

薬名	ツムラ		クラシエ		小太郎		その他	頁
真武湯 （しんぶとう）	30	顆粒			30	細粒	三大	313
呉茱萸湯 （ごしゅゆとう）	31	顆粒			31	細粒	太大	292
人参湯 （にんじんとう）	32	顆粒	32	細粒	32	細粒	伸帝本東阪 大太ホ天	329
大黄牡丹皮湯 （だいおうぼたんぴとう）	33	顆粒			33	細粒	帝	317
白虎加人参湯 （びゃっこかにんじんとう）	34	顆粒	34	細粒／錠	34	細粒	本帝	335
四逆散 （しぎゃくさん）	35	顆粒						301
木防已湯 （もくぼういとう）	36	顆粒			36	細粒	三	343
半夏白朮天麻湯 （はんげびゃくじゅつてんまとう）	37	顆粒	37	細粒	37	細粒	三	334
当帰四逆加呉茱萸生姜湯 （とうきしぎゃくかごしゅゆしょうきょうとう）	38	顆粒	38	細粒	38	細粒	阪大天	326
苓桂朮甘湯 （りょうけいじゅつかんとう）	39	顆粒	39	細粒	39	細粒	三東大太	348
猪苓湯 （ちょれいとう）	40	顆粒	40	細粒	40	細粒	三伸帝本東 阪大太ホジ	323
補中益気湯 （ほちゅうえっきとう）	41	顆粒	41	細粒	41	細粒	三伸帝本東 阪大太	339
六君子湯 （りっくんしとう）	43	顆粒	43	細粒	43	細粒	三伸帝本東 大ホ	345
桂枝湯 （けいしとう）	45	顆粒			45	細粒	帝本大	286
七物降下湯 （しちもつこうかとう）	46	顆粒					本東大	303
釣藤散 （ちょうとうさん）	47	顆粒					伸本	322
十全大補湯 （じゅうぜんたいほとう）	48	顆粒	48	細粒	48	細粒	三帝本東大 ホ	305

薬名	ツムラ		クラシエ		小太郎		その他	頁
荊芥連翹湯 (けいがいれんぎょうとう)	50	顆粒					本帝大太	282
潤腸湯 (じゅんちょうとう)	51	顆粒					太	306
薏苡仁湯 (よくいにんとう)	52	顆粒	52	細粒／錠			大本東阪	344
疎経活血湯 (そけいかっけつとう)	53	顆粒					大太	316
抑肝散 (よくかんさん)	54	顆粒					大	344
麻杏甘石湯 (まきょうかんせきとう)	55	顆粒			55	細粒	帝本大ホ	341
五淋散 (ごりんさん)	56	顆粒					東	293
温清飲 (うんせいいん)	57	顆粒	57	細粒	57	細粒	帝本東大	270
清上防風湯 (せいじょうぼうふうとう)	58	顆粒					大	313
治頭瘡一方 (ぢずそういっぽう)	59	顆粒						321
桂枝加芍薬湯 (けいしかしゃくやくとう)	60	顆粒	60	細粒／錠	60	細粒	帝東大本	284
桃核承気湯 (とうかくじょうきとう)	61	顆粒	61	細粒／錠	61	細粒	帝本大	324
防風通聖散 (ぼうふうつうしょうさん)	62	顆粒	62	細粒／錠	62	細粒	三伸帝本東 大太	338
五積散 (ごしゃくさん)	63	顆粒			63	細粒	本帝	291
炙甘草湯 (しゃかんぞうとう)	64	顆粒			64	細粒	本	304
帰脾湯 (きひとう)	65	顆粒					本大	280
参蘇飲 (じんそいん)	66	顆粒					大	312

(つづく)

漢方製剤一覧表（販売メーカー一覧表）つづき

薬名	ツムラ		クラシエ		小太郎		その他	頁
女神散 (にょしんさん)	67	顆粒						329
芍薬甘草湯 (しゃくやくかんぞうとう)	68	顆粒	68	細粒	68	細粒	伸帝東大本阪	304
茯苓飲 (ぶくりょういん)	69	顆粒			69	細粒		336
香蘇散 (こうそさん)	70	顆粒			70	細粒	帝	290
四物湯 (しもつとう)	71	顆粒	71	細粒／錠	71	細粒	帝本大太ホ	303
甘麦大棗湯 (かんばくたいそうとう)	72	顆粒			72	細粒	大	279
柴陥湯 (さいかんとう)	73	顆粒			73	細粒	太	294
調胃承気湯 (ちょういじょうきとう)	74	顆粒						321
四君子湯 (しくんしとう)	75	顆粒					東大	302
竜胆瀉肝湯 (りゅうたんしゃかんとう)	76	顆粒			76	細粒	三東太大	346
芎帰膠艾湯 (きゅうききょうがいとう)	77	顆粒			77	細粒	大	281
麻杏薏甘湯 (まきょうよくかんとう)	78	顆粒	78	細粒	78	細粒	三伸大ホ	342
平胃散 (へいいさん)	79	顆粒			79	細粒	伸帝本大ジ	337
柴胡清肝湯 (さいこせいかんとう)	80	顆粒			80	細粒	帝ホ	297
二陳湯 (にちんとう)	81	顆粒					東天	328
桂枝人参湯 (けいしにんじんとう)	82	顆粒	82	細粒				287
抑肝散加陳皮半夏 (よくかんさんかちんぴはんげ)	83	顆粒	83	細粒	83	細粒		345

薬名	ツムラ		クラシエ		小太郎		その他	頁
大黄甘草湯 (だいおうかんぞうとう)	84	顆粒					大	316
神秘湯 (しんぴとう)	85	顆粒	85	細粒	85	細粒	本東大	312
当帰飲子 (とうきいんし)	86	顆粒						325
六味丸 (ろくみがん)	87	顆粒	87	細粒				349
二朮湯 (にじゅつとう)	88	顆粒						328
治打撲一方 (ぢだぼくいっぽう)	89	顆粒						321
清肺湯 (せいはいとう)	90	顆粒						315
竹茹温胆湯 (ちくじょうんたんとう)	91	顆粒						320
滋陰至宝湯 (じいんしほうとう)	92	顆粒						301
滋陰降火湯 (じいんこうかとう)	93	顆粒					本	300
五虎湯 (ごことう)	95	顆粒	95	細粒			本大	291
柴朴湯 (さいぼくとう)	96	顆粒	96	細粒			本	297
大防風湯 (だいぼうふうとう)	97	顆粒					三	320
黄耆建中湯 (おうぎけんちゅうとう)	98	顆粒					東	271
小建中湯 (しょうけんちゅうとう)	99	顆粒			99	細粒	本阪大	307
大建中湯 (だいけんちゅうとう)	100	顆粒			100	細粒		317
升麻葛根湯 (しょうまかっこんとう)	101	顆粒						311

(つづく)

漢方製剤一覧表(販売メーカー一覧表)つづき

薬名	ツムラ		クラシエ		小太郎		その他	頁
当帰湯 (とうきとう)	102	顆粒						328
酸棗仁湯 (さんそうにんとう)	103	顆粒					大	299
辛夷清肺湯 (しんいせいはいとう)	104	顆粒	104	細粒	104	細粒	大	311
通導散 (つうどうさん)	105	顆粒			105	細粒	太	324
温経湯 (うんけいとう)	106	顆粒			106	細粒	本	270
牛車腎気丸 (ごしゃじんきがん)	107	顆粒						292
人参養栄湯 (にんじんようえいとう)	108	顆粒	108	細粒	108	細粒	大太	330
小柴胡湯加桔梗石膏 (しょうさいことうかききょうせっこう)	109	顆粒						308
立効散 (りっこうさん)	110	顆粒						346
清心蓮子飲 (せいしんれんしいん)	111	顆粒					伸本大	314
猪苓湯合四物湯 (ちょれいとうごうしもつとう)	112	顆粒						323
三黄瀉心湯 (さんおうしゃしんとう)	113	顆粒	13	細粒	113	細粒／ カプセル	伸帝本阪大 太	299
柴苓湯 (さいれいとう)	114	顆粒	114	細粒				298
胃苓湯 (いれいとう)	115	顆粒					本	268
茯苓飲合半夏厚朴湯 (ぶくりょういんごうはんげこうぼくとう)	116	顆粒						336
茵陳五苓散 (いんちんごれいさん)	117	顆粒					本	269
苓姜朮甘湯 (りょうきょうじゅつかんとう)	118	顆粒			118	細粒	三ホ本	348

薬名	ツムラ		クラシエ		小太郎		その他	頁
苓甘姜味辛夏仁湯 (りょうかんきょうみしんげにんとう)	119	顆粒			119	細粒		347
黄連湯 (おうれんとう)	120	顆粒			120	細粒	東太	273
三物黄芩湯 (さんもつおうごんとう)	121	顆粒						300
排膿散及湯 (はいのうさんきゅうとう)	122	顆粒			122	細粒		331
当帰建中湯 (とうきけんちゅうとう)	123	顆粒					伸	325
川芎茶調散 (せんきゅうちゃちょうさん)	124	顆粒					大	315
桂枝茯苓丸加薏苡仁 (けいしぶくりょうがんかよくいにん)	125	顆粒					本	288
麻子仁丸 (ましにんがん)	126	顆粒			126	細粒	大	343
麻黄附子細辛湯 (まおうぶしさいしんとう)	127	顆粒			127	カプセル	三	341
啓脾湯 (けいひとう)	128	顆粒					東	289
大承気湯 (だいじょうきとう)	133	顆粒			133	細粒		319
桂枝加芍薬大黄湯 (けいしかしゃくやくだいおうとう)	134	顆粒						284
茵蔯蒿湯 (いんちんこうとう)	135	顆粒	402	細粒	135	細粒／カプセル	帝大	269
清暑益気湯 (せいしょえっきとう)	136	顆粒						314
加味帰脾湯 (かみきひとう)	137	顆粒	49	細粒／錠			本東大太	277
桔梗湯 (ききょうとう)	138	顆粒						280
甘草湯 (かんぞうとう)			401	細粒				278

(つづく)

漢方製剤一覧表(販売メーカー一覧表)つづき

薬名	ツムラ	クラシエ	小太郎		その他	頁
九味檳榔湯 (くみびんろうとう)			311	細粒		282
梔子柏皮湯 (ししはくひとう)			314	細粒		302
大柴胡湯去大黄 (だいさいことうきょだいおう)			319	細粒	三	319
腸癰湯 (ちょうようとう)			320	細粒		322
桔梗石膏 (ききょうせっこう)			324	細粒		279

薬品名	会社名(剤形)	頁
黄芩湯 (おうごんとう)	三和生薬(細粒)	272
加工ブシ末	三和生薬(末)	274
修治ブシ末	ツムラ(末)	305
葛根加朮附湯 (かっこんかじゅつぶとう)	三和生薬(細粒)	275
芎帰調血飲 (きゅうきちょうけついん)	太虎精堂(顆粒)	281
桂枝加黄耆湯 (けいしかおうぎとう)	東洋薬行(細粒)	283
桂枝加厚朴杏仁湯 (けいしかこうぼくきょうにんとう)	東洋薬行(細粒)	283
桂枝加葛根湯 (けいしかかっこんとう)	東洋薬行(細粒)	283
桂芍知母湯 (けいしゃくちもとう)	三和生薬(細粒)	288
桂麻各半湯 (けいまかくはんとう)	東洋薬行(細粒)	289
紅参末 (こうじんまつ)	ツムラ(末)　帝国漢方製薬(末)　本草製薬(末)	290
紫雲膏 (しうんこう)	ツムラ(軟膏)　丸石製薬	301

薬品名	会社名(剤形)	頁
当帰芍薬散加附子 (とうきしゃくやくさんかぶし)	三和生薬(顆粒)	327
附子理中湯(附子人参湯) (ぶしりちゅうとう〈ぶしにんじんとう〉)	三和生薬(細粒)	337
炮附子末 (ほうぶしまつ)	小太郎(末)	339
ヨクイニンエキス	小太郎(錠／散)	344

(寺澤捷年：漢方薬．高久史麿，他監修：治療薬マニュアル．pp 2005-2008，医学書院，2011 より転載)

[付]

〔3〕方剤一覧 A （五十音順）

（保険薬価基準収載方剤）

注）薬価方剤の構成，目標，適応は日本医師会医薬品漢方製剤カードに準拠した。

3 方剤一覧 A （五十音順）

安中散（あんちゅうさん）
和剤局方・巻3・治一切気

桂皮，延胡索，牡蛎，茴香，甘草，縮砂，良姜．

〔目標〕 痩せ型で比較的体力の低下した人の慢性に経過する胃痛や胸やけのある場合に用いる　①食物の消化が悪く，心窩部膨満感，悪心・嘔吐などを訴える場合　②腹部は軟弱で，心窩部の振水音を認める場合．

〔適応〕 痩せ型で腹部筋肉が弛緩する傾向にあり，胃痛または腹痛があって，時に胸やけ，げっぷ，食欲不振，吐き気などを伴う次の諸症状：神経性胃炎，慢性胃炎，胃アトニー．

〔病態〕 少陽病期・心下痞鞕型．
半表半裏の虚証で，胃の表面に熱を帯びるが，本質的には脾胃に寒がある．したがって太陰病期との移行病態とみることができる．軽度の気逆，気鬱水滞（心下型）を伴う病態である．

〔鑑別〕
1) 半夏瀉心湯：体力中等度，腹中雷鳴，軟便，下痢．
2) 平胃散：体力中等度，心窩部痛は著しくない．
3) 茯苓飲：体力中等度以下，胃部振水音，動悸，尿量減少．
4) 六君子湯：体力中等度以下，易疲労，痩せ，全身倦怠感，顔色不良．
5) 人参湯：体力低下，唾液分泌過多，易疲労，冷え，顔色不良，下痢．
6) 柴胡桂枝湯：体力中等度以下，胸脇苦満，心窩部痛，口苦，発汗傾向，易怒性，肩こり．
7) 四君子湯：体力低下，全身倦怠，易疲労，胃部不快感，下痢．
8) 黄連湯：体力中等度以上，上腹部痛，悪心・嘔吐，顔面紅潮，下肢の冷え．

胃苓湯（いれいとう）
万病回春・巻3・泄瀉

厚朴，蒼朮，沢瀉，猪苓，陳皮，白朮，茯苓，桂皮，生姜，大棗，甘草．

〔目標〕 体力中等度の人で，水様性の下痢，嘔吐，口渇，尿量減少を認める場合に用いられる．一般に，食欲不振，食後の腹鳴，腹痛などを伴うことが多い．心窩部不快感及び振水音があり，腹部膨満感を認める．

〔適応〕 急・慢性胃腸炎，水様性下痢，種々の原因による浮腫，胃アトニー症，胃下垂症．その他，腎炎，ネフローゼ，暑気あたり．

〔病態〕 少陽病期・腸型，虚実間証．
水滞の症候として下痢，口渇，腹鳴がみられる．胃腸に気鬱と軽度の熱のある病態で

ある。平胃散と五苓散の合方。
〔鑑別〕
1) 平胃散：体力中等度，心窩部痛は著しくない。
2) 五苓散：体力中等度，口渇，尿量減少，浮腫，嘔吐，頭痛，二日酔。
3) 半夏瀉心湯：体力中等度，心窩部膨満感，胸やけ，下痢，腹中雷鳴，神経症の傾向。
4) 真武湯：体力低下，全身倦怠，悪寒，下痢，浮腫，足腰の冷え。

茵蔯蒿湯（いんちんこうとう） 　　　　　　　　　　　　　傷寒論・陽明病

山梔子，大黄，茵蔯蒿。
〔目標〕 比較的体力のある人で，上腹部より胸部にかけての膨満感，不快感を訴え，悪心，便秘を伴う場合に用いる。
1) 黄疸のある場合。
2) 口渇，尿量減少，皮膚瘙痒感等を伴う場合。
〔適応〕 尿量減少，やや便秘がちで比較的体力のあるものの次の諸症：黄疸，肝硬変症，ネフローゼ，蕁麻疹，口内炎。
〔慎重〕
1) 著しく体力の衰えている患者。
2) 下痢の傾向のある患者。
〔病態〕 陽明病期・水滞型，半表半裏～裏の実証。熱性の水滞で黄疸を伴う病態。

茵蔯五苓散（いんちんごれいさん） 　　　　　　　　　　　金匱要略・黄疸病第十五

沢瀉，蒼朮，猪苓，茯苓，桂皮，茵蔯蒿。
〔目標〕 体力中等度の人を中心に，口渇，尿量減少を主目標として用いる。この場合，肝機能障害，黄疸，浮腫，食欲不振，心窩部の振水音，頭痛，めまい，腹水等の症状を伴うことがある。
〔適応〕 急性肝炎，慢性肝炎，ネフローゼ，腎炎，浮腫，蕁麻疹，胆嚢症，胆嚢炎，胆石症。その他，急性胃炎，二日酔，肝硬変，口内炎，下痢，めまい，頭痛などに用いられる。
〔病態〕 少陽病期・水滞型，虚実間証で黄疸を伴うもの。時に気逆による頭痛がみられる。
〔鑑別〕
1) 五苓散：体力中等度，口渇，尿量減少，浮腫，嘔吐，頭痛，二日酔。
2) 茵蔯蒿湯：体力中等度，黄疸，便秘，皮膚瘙痒症。
3) 柴苓湯：体力中等度，口渇，尿量減少，胸脇苦満，口中の違和感。
4) 胃苓湯：体力中等度，水様性下痢，嘔吐，腹部膨満，尿量減少。

温経湯(うんけいとう)

金匱要略・婦人雑病第二十二

麦門冬，半夏，当帰，甘草，桂皮，芍薬，川芎，人参，牡丹皮，呉茱萸，生姜，阿膠，〔(ゼラチン)小太郎〕．

〔目標〕 比較的体力の低下した冷え性の人で，月経不順，月経困難などがあり，手掌のほてり，口唇の乾燥感，肌あれ，下腹部の冷え・膨満感などのある場合に用いる．その他，のぼせ，腹痛，下痢，不正出血などの症状を伴うこともある．以上の症状は，一般に性周期に関連して消長することが多い．腹壁は，一般に軟弱である．

〔適応〕 月経不順，月経困難症，更年期障害，血の道症(婦人の月経周期に関連して起こる精神神経症状)，進行性指掌角皮症，湿疹，皮膚瘙痒症．その他，不正出血，不妊症，習慣性流産，凍傷．

〔病態〕 少陽病期・瘀血型，虚証．瘀血と共に津液(水)の減少と血虚があり，このため相対的に陽気が過剰となり仮性の熱候を呈する．手足のほてり，赤ぎれ，口唇の乾燥はこの病態により生じる症候である．

〔鑑別〕
1) 芎帰膠艾湯：体力中等度以下，貧血，出血傾向，手足の冷え，皮膚の荒れ．
2) 桂枝茯苓丸：瘀血症候群，体力中等度，のぼせ，便秘傾向なし．
3) 当帰四逆加呉茱萸生姜湯：体力中等度以下，四肢の冷感，凍瘡罹患傾向，頭痛，腹痛．
4) 当帰芍薬散：瘀血症候群，体力低下，手足の冷え，貧血傾向，腹痛．
5) 四物湯：体力低下，皮膚枯燥，貧血，出血傾向には乏しい．
6) 三物黄芩湯：体力中等度，手足のほてり，口渇，不眠，皮膚乾燥．
7) 加味逍遙散：体力中等度以下，発作性の顔面紅潮，胸脇苦満，臍傍の圧痛．

温清飲(うんせいいん)

万病回春・巻6・血崩

地黄，芍薬，川芎，当帰，黄芩，黄柏，黄連，山梔子．

〔目標〕 体力中等度，皮膚の栄養が低下乾燥傾向，黄褐色．のぼせ，手足のほてり，神経過敏，出血傾向．患部は一般に乾燥して分泌物は少なく，発赤，熱感があって，瘙痒感が強い．時として落屑，痂皮，血痂などを伴う．腹部は肋骨弓下部および腹直筋が緊張し，抵抗のあることが多い．

〔適応〕 湿疹，口内炎，皮膚瘙痒症，更年期障害，血の道症(婦人の月経周期に関連して起こる精神神経症状)，性器出血，痔出血．その他，神経症，月経不順，月経困難症，尋常性乾癬，蕁麻疹，ベーチェット病など．

〔病態〕 少陽病期・瘀血型，虚実間証．心の陽気が病的に過剰で，のぼせ，神経過敏などがみられる．さらに血虚が併存し，皮膚の低栄養状態，皮疹，乾燥がある．下腹部の圧痛が広汎にみられるのが特徴的である．

〔鑑別〕
1) 黄連解毒湯：体力中等度以上，のぼせ，精神不安，身体の熱感，出血傾向．

2) 芎帰膠艾湯：体力中等度以下，貧血，出血傾向，手足の冷え，皮膚の荒れ。
  3) 桂枝茯苓丸：瘀血症候群，体力中等度，のぼせ，便秘傾向なし。
  4) 十味敗毒湯：体力中等度，滲出液の少ない皮疹，軽度の胸脇苦満。
  5) 消風散：体力中等度以上，滲出液の多い皮疹，痂皮形成，強い瘙痒感。
  6) 白虎加人参湯：体力中等度以上，口渇，尿量増加，身体の熱感。

越婢加朮湯（えっぴかじゅつとう） 金匱要略・中風歴節病第五

石膏，麻黄，蒼朮，甘草，大棗，生姜。
〔目標〕 比較的体力のある人で，冷え性でなく，浮腫，発汗傾向，口渇があり，尿量減少する場合に用いる。
  1) 四肢関節の腫脹，疼痛，熱感などのある場合。
〔適応〕 浮腫と汗が出て小便不利のあるものの次の諸症：腎炎，ネフローゼ，脚気，関節リウマチ，夜尿症，湿疹。
〔慎重〕
  1) 著しく体力が衰えている。
  2) 著しく胃腸虚弱。
  3) 狭心症，心筋梗塞など循環器系の障害又は既往歴。
〔相互〕 交感神経興奮薬→動悸・頻脈等。
〔病態〕 太陽病期～少陽病期・水滞型，実証。
  表を主とする水滞があり，関節の腫脹，浮腫，尿量減少などが主徴をなす。また半表半裏の熱も併存するために身体の熱感，口渇，顔面の紅潮がみられる。
〔鑑別〕
  1) 薏苡仁湯：関節痛，体力中等度以上。慢性化した関節痛，口渇や尿量減少は伴わない。
  2) 葛根湯：関節痛，体力中等度以上，急性の関節痛，口渇や尿量減少を伴わない。
  3) 防已黄耆湯：関節痛，体力中等度以下，水ぶとり，多汗，浮腫傾向。
  4) 五苓散：浮腫，口渇，尿量減少，冷えの傾向はない。
  5) 柴苓湯：浮腫，口渇，尿量減少，胸脇苦満，食欲低下。
  6) 消風散：湿疹，浸出物多い。口渇，色素沈着，皮疹は汚穢。
  7) 白虎加人参湯：湿疹，体力中等度以上，著しい口渇。尿量の減少はない。
  8) 桂枝加朮附湯：体力中等度以下，発汗傾向，筋の攣縮，悪寒。口渇は伴わない。

黄耆建中湯（おうぎけんちゅうとう） 金匱要略・血痺虚労病第六

芍薬，大棗，黄耆，甘草，桂皮，生姜，膠飴。
〔目標〕 体力の低下した人で，疲労感，盗汗，皮膚症状（発疹，びらんなど）などが顕著な場合に用いる。腹部は腹壁が薄く，腹直筋が緊張していることが多い。好んで小児に用いられる。その他，腹痛，食欲不振，息切れなどの症状がみられることがある。し

ばしば，創傷治癒の遷延や慢性化膿巣のある場合に用いられる。
〔適応〕 体力の低下した人で，疲労倦怠感が著しく，盗汗のある場合 **1**腹痛，食欲不振，息切れなどを伴う場合 **2**発疹，びらんなどの皮膚症状を伴う場合 **3**創傷治癒の遷延化や慢性化膿巣のある場合 **4**腹部は腹壁が薄く，腹直筋が緊張している場合
〔病態〕 太陰病期・腹直筋攣急型，虚証。気虚＞血虚の病態で，栄衛の衰えを伴う。腹直筋が緊張していることが多いが，単に軟弱な腹壁を呈することもある。
〔鑑別〕
1) 桂枝加芍薬湯：目標は似るが，皮膚の低栄養と易疲労は著しくない。
2) 小建中湯：易疲労，小児夜尿症，腹直筋の緊張，腹痛。
3) 当帰建中湯：目標は似るが側腹部痛が明らか。
4) 十全大補湯：体力低下，易疲労，倦怠，貧血，皮膚の荒れ，術後。
5) 当帰四逆加呉茱萸生姜湯：体力中等度以下，四肢の冷感，凍瘡罹患傾向，頭痛，腹痛。

黄芩湯（おうごんとう）   傷寒論・太陽病下篇

黄芩，大棗，甘草，芍薬。
〔目標〕 下痢して，心下痞え，腹中拘急するもので腹直筋の攣急があり，発熱・頭痛・嘔吐・乾嘔・渇等を目標とする。
〔適応〕 腸カタル，消化不良，嘔吐，下痢。
〔慎重〕
1) アルドステロン症の患者。
2) ミオパチーのある患者。
3) 低K血症のある患者。
〔副作用〕
1) 電解質代謝（長期連用→偽アルドステロン症）→中止。
2) 低K血症の結果→ミオパチー→中止。
〔相互〕 フロセミド，エタクリン酸又はサイアザイド系利尿薬との併用→血清K値の低下。
〔病態〕 少陽病期・腸型，実証。太陽病期の症候である脈・浮，発熱を伴い，少陽病期の口苦を示す下痢・腹痛を呈するもの。しぶり腹（裏急後重）をみることが多い。
〔鑑別〕
1) 黄連湯：嘔吐，心下の痞えで共通するが下痢は軽度。
2) 半夏瀉心湯：心下の痞え下痢はあるが発熱は伴わない。

黄連解毒湯（おうれんげどくとう）   外台秘要・巻1・崔氏方

黄芩，黄連，山梔子，黄柏。
〔目標〕 体力中等度もしくはそれ以上の人で，のぼせ気味で顔面紅潮し，精神不安，不

眠，イライラなどの精神神経症状を訴える場合に用いる。
1) 心窩部の膨満感を訴える場合。
2) 鼻出血，喀血，吐血，痔出血，下血など諸種の出血を伴う場合。
3) 発疹，瘙痒感等の皮膚症状を伴う場合。

〔適応〕 比較的体力があり，のぼせ気味で，イライラする傾向のあるものの次の諸症。
❶喀血，吐血，下血，脳溢血，高血圧，心悸亢進，ノイローゼ，皮膚瘙痒症，胃炎（ツムラのみ適応承認） **❷**鼻出血，不眠症，ノイローゼ，胃炎，二日酔い，血の道症，めまい，動悸（クラシエのみ適応承認）

〔慎重〕 著しく体力の衰えている患者。

〔副作用〕 まれに間質性肺炎→中止，加療。

〔併用〕 湿疹，皮膚炎等で皮膚枯燥，皮膚の色素沈着を伴う場合には四物湯を併用する。

〔病態〕 少陽病期・瘀血型，実証。心の陽気が病的に過剰で，のぼせ，神経過敏，胸内苦悶感，鼻出血などがみられる。半表半裏に主として熱があり，また皮膚にも熱性の皮疹がある。下腹部全般に圧痛がある。ときに抑うつ傾向を示す。

〔鑑別〕
1) 温清飲：体力中等度，皮疹，皮膚枯燥，皮膚の色素沈着。
2) 柴胡加竜骨牡蛎湯：体力中等度以上，胸脇苦満，腹部大動脈拍動亢進。
3) 茵蔯蒿湯：体力中等度，黄疸，便秘，皮膚瘙痒症。
4) 釣藤散：体力中等度以下，高血圧，頭痛，眼痛。
5) 半夏瀉心湯：体力中等度，心窩部痛，腹鳴，下痢傾向。
6) 三黄瀉心湯：体力中等度以上，のぼせ，精神不安，便秘，心窩部痛。
7) 五苓散：体力中等度，口渇，尿量減少，浮腫，嘔吐，頭痛，二日酔。
8) 桂枝人参湯：体力低下，胃腸虚弱下痢，頭痛，冷え性。
9) 芎帰膠艾湯：体力中等度以下，貧血，出血傾向，手足の冷え，皮膚の荒れ。

黄連湯（おうれんとう）

傷寒論・太陽病下篇

半夏，黄連，甘草，桂皮，大棗，人参，乾姜。

〔目標〕 体力が中等度以上で，腹痛（主として心窩部の），悪心，嘔吐のあるものに用いる。また心窩部の停滞感や重圧感，食欲不振，口臭などの症状および舌に白苔または黄苔のみられることがあり，腹部所見は，半夏瀉心湯に似て心窩部の抵抗・圧痛（心下痞鞕）を認める。

〔適応〕 急・慢性胃炎，急・慢性胃腸炎，胃・十二指腸潰瘍，胃腸型感冒，その他，胃神経症，神経症，口内炎，二日酔など。

〔相互〕 フロセミド，エタクリン酸又はサイアザイド系利尿薬との併用→血清K値の低下。

〔病態〕 少陽病期・心下痞鞕型，虚実間証。
胃の表面に熱があるが，本質的には脾胃の寒証である。気逆（上熱下寒）と気虚（脾陽気虚）を伴い，頭痛，発熱などの表証を呈することが多い。

〔鑑別〕
1) 半夏瀉心湯：体力中等度，心窩部膨満感，胸やけ，下痢，腹中雷鳴，神経症の傾向。
2) 大柴胡湯：体力充実，口苦，胸脇苦満，充実した腹壁，便秘。
3) 柴胡桂枝湯：体力中等度以下，胸脇苦満，発汗傾向，口苦，易怒性。
4) 人参湯：体力低下，唾液分泌過多，易疲労，冷え，顔色不良，下痢。
5) 六君子湯：体力中等度以下，易疲労，痩せ，全身倦怠感，顔色不良。

乙字湯（おつじとう）

叢桂亭医事小言・巻7・蔵方

当帰，柴胡，黄芩，甘草，升麻，大黄。

〔目標〕 体力中等度の人の痔疾患で，症状のあまり激しくないものに用いる。
1) 便秘の傾向のある場合。
2) 肛門または陰部の疼痛や瘙痒を伴う場合。
3) 軽度の出血を伴う場合。

〔適応〕 症状がそれほど激しくなく，体力が中位で衰弱していないものの次の諸症：キレ痔，イボ痔。クラシエは上記の他に便秘の適応もあり。

〔副作用〕 まれに間質性肺炎。

〔病態〕 少陽病期・瘀血型，虚実間証。充血に伴う熱が肛門と下部消化管にあり，便秘傾向を呈する。わずかに血虚の傾向もある。

〔鑑別〕
1) 大黄牡丹皮湯：体力充実，瘀血症候群，回盲部の圧痛。
2) 大柴胡湯：体力充実，胸脇苦満，口中の違和感，悪心。
3) 芎帰膠艾湯：体力低下，下血，貧血傾向，皮膚枯燥。
4) 桂枝茯苓丸：体力中等度，瘀血症候群。便秘傾向はない。
5) 当帰建中湯：体力低下，脱肛，局所の疼痛，兎糞，腹痛。
6) 補中益気湯：体力中等度以下，全身倦怠，易疲労，内臓下垂，脱肛，軽度の胸脇苦満。

加工ブシ末（かこうぶしまつ）

錠剤はアコニンサン錠。

アコニチン酸，カラトリカブト，オクトリカブト。

〔禁忌〕 のぼせが強く赤ら顔で体力の充実している人。
〔用法〕 通常，大人1日0.5〜1.5gを他剤と配合して服用。
〔目標〕 体力が低下し，四肢や足腰の冷えを示すもので，尿量減少，関節痛，身体痛，息切れ，浮腫，及び関節液の貯溜を伴うもの。
〔適応〕 強心，鎮痛，利尿。

〔慎重〕
1) 過敏症。
2) 胃腸の弱い人(稀に下痢)。
3) 妊婦又は妊娠していると思われる女性。

〔副作用〕
1) 稀に発疹・発赤，のぼせ，動悸，下痢。
2) ブシ中のアコニチン系アルカロイドによる中毒症状(口唇，舌の麻痺・しびれ感，動悸，のぼせ，顔面紅潮。手足の麻痺・しびれ感，悪心・嘔吐，胸内苦悶，顔面蒼白)→涼しい場所に寝かせ，冷水，又は，甘草・黒豆を等量煎じたものを服用させるとよい。アコニチンの解毒薬としてアトロピン，プロカイン，副腎皮質ホルモンなどが推奨されている。

〔相互〕 強心配糖体との併用により作用増強。

〔併用〕
1) ブシを配合する方剤においてブシの効果を増強する目的に広く併用される。例：真武湯，桂枝加朮附湯など。
2) ブシを配合しない方剤において鎮痛効果あるいは新陳代謝の増強を目的として併用される。例：芍薬甘草湯＋加工ブシ末，越婢加朮湯＋加工ブシ末，人参湯＋加工ブシ末。

〔病態〕 五臓の陽気の衰えと，これに伴い気血の巡りが低下したもの。
少陰病期，裏寒型および表寒型の主剤となる。

〔鑑別〕 炮ブシ末とほぼ同様の効果がある。

葛根加朮附湯(かっこんかじゅつぶとう) 方機

葛根，麻黄，桂皮，甘草，芍薬，大棗，生姜，加工ブシ。

〔適応〕 悪寒発熱して，頭痛があり，項部・肩背部に緊張感のあるものの次の諸症：肩こり，肩甲部の神経痛，上半身の関節リウマチ。

〔慎重〕
1) 妊婦又は妊娠していると思われる女性。
2) のぼせが強く赤ら顔で体力の充実している患者。

〔副作用〕
1) 電解質代謝(長期連用→偽性アルドステロン症)→中止。
2) 低K血症の結果→ミオパチー。
3) 過敏症(発疹)。
4) のぼせ・動悸。

〔相互〕
1) 交感神経興奮薬との併用→動悸・頻脈等。
2) 解熱・鎮痛薬との併用→過度の発汗，時にショック。

〔病態〕 太陽病期と少陰病期の移行期・実証。自然発汗がなく，項背部のこわばりがあ

り，関節の腫脹・疼痛を伴うもの。表の部位の気血の巡りが悪く，寒冷被曝により症状が悪化する病態。
〔鑑別〕
1) 越婢加朮湯：病態は近似するが，冷えと口渇を伴わない。
2) 桂枝加朮附湯：冷え，関節痛で共通するが，項部・背部の凝りは著しくない。
3) 桂芍知母湯：項部の凝りは少なく，関節破壊が進行している。

葛根湯（かっこんとう） 傷寒論・太陽病中篇

葛根，大棗，麻黄，甘草，桂皮，芍薬，生姜。
〔目標〕 比較的体力のある人で，炎症性あるいは疼痛性疾患の初期，あるいは慢性疾患の急性増悪期に用いる。
1) 感冒等の熱性疾患では，初期で悪寒，発熱，頭痛，項背部のこわばり等があって，自然発汗等を伴わない場合。
2) 疼痛性疾患では局所の疼痛，腫脹，発赤等を訴える場合。
3) 患部が発赤，腫脹し，瘙痒感の強い皮膚疾患の初期。
〔適応〕 自然発汗がなく頭痛，発熱，悪寒，肩こり等を伴う比較的体力のあるものの次の諸症：感冒，鼻かぜ，発熱疾患の初期，炎症性疾患の初期(結膜炎，角膜炎，中耳炎，扁桃腺，乳腺炎，リンパ腺炎)，肩こり，上半身の神経痛，蕁麻疹。※クラシエは感冒，鼻かぜ，頭痛，肩こり，筋肉痛，手や肩の痛みのみ適応承認。
〔慎重〕
1) 食欲減退，悪心・嘔吐。
2) 著しい発汗傾向。
3) 著しい胃腸虚弱。
4) 病後の衰弱期，著しく体力の衰えている患者。
5) 狭心症，心筋梗塞等の循環器系の障害，既往歴。
〔相互〕
1) 交感神経興奮薬→動悸，頻脈等。
2) 解熱薬→過度の発汗，精神不穏，動悸。
〔病態〕 太陽病期，実証。項背部のこわばりが著しく，自然発汗を伴わない。
〔鑑別〕 （感冒について）
1) 麻黄湯：自然発汗なし，咳嗽，喘鳴，筋肉痛。
2) 桂枝湯：自然発汗あり，鼻閉，鼻汁。
3) 小青竜湯：自然発汗あり，胃腸虚弱，胃部振水音，鼻閉，水様鼻汁。
4) 麻黄附子細辛湯：全身の悪寒，蒼白な顔貌，熱感に乏しい，咽痛，倦怠感。
5) 真武湯：全身の悪寒，手足の冷え，倦怠感，下痢。

葛根湯加川芎辛夷（かっこんとうかせんきゅうしんい）　　本朝経験

葛根，大棗，麻黄，甘草，桂皮，芍薬，生姜，川芎，辛夷。
〔目標〕　比較的体力のある人で，鼻閉，後鼻漏等の鼻症状を訴え，これら症状が特に慢性化したときに用いる。頭痛，頭重，項背部のこわばり等を伴う場合。
〔適応〕　鼻づまり，蓄膿症，慢性鼻炎。
〔慎重〕
　1）平常発汗しやすい。
　2）体質虚弱。
　3）著しく胃腸虚弱。
　4）狭心症，心筋梗塞などの循環器系の障害又は既往歴。
〔相互〕　交感神経興奮薬→動悸，頻脈等。
〔病態〕　太陽病期，実証。
　自然発汗がなく，項背部のこわばり，顔面・頭部に気血のうっ滞があり，鼻閉，後鼻漏，頭重感，充血感を呈する病態。
〔鑑別〕
　1）柴胡清肝湯：体力中等度以下，口中の不快感，食欲不振，胸脇苦満。
　2）小柴胡湯加桔梗石膏：体力中等度，胸脇苦満，微熱，口渇。
　3）荊芥連翹湯：体力中等度，顔面紅潮，皮膚の色素沈着，手掌の発汗。
　4）小青竜湯：体力中等度以下，水様鼻汁，くしゃみ，鼻閉。
　5）辛夷清肺湯：体力中等度以上，鼻閉，後鼻漏，口渇，嗄声。

加味帰脾湯（かみきひとう）　　済生方・驚悸怔忡健忘門

人参，蒼朮，茯苓，黄耆，当帰，遠志，柴胡，山梔子，甘草，木香，大棗，生姜，酸棗仁，竜眼肉。
〔目標〕　貧血，精神不安，不眠症等の神経症状を呈したもの。
〔適応〕　虚弱体質で血色の悪い人の次の諸症：貧血，不眠症，精神不安，神経症。
〔相互〕〔臨床検査値への影響〕　本剤投与により，血中 1.5 AG（1，5-アンヒドロ-D-グルシトール）の増加あり。
〔病態〕　少陽病期・心下痞鞭型，虚実中間証。脾の作用の衰えによる気虚と精神不安があり，肝と心の陽気の病的亢進による神経過敏，熱性傾向が併存する。また軽度の血虚の状態もみられる。
〔鑑別〕
　1）帰脾湯：体力低下，易疲労，貧血，下血，吐血，血小板の減少。
　2）十全大補湯：体力低下，易疲労，倦怠，貧血，皮膚の荒れ，術後。
　3）桂枝加竜骨牡蛎湯：体力低下，神経症，陰萎，遺精，易疲労，盗汗。
　4）芎帰膠艾湯：体力中等度以下，貧血，出血傾向，手足の冷え，皮膚の荒れ。
　5）黄連解毒湯：体力中等度以上，のぼせ，精神不安，身体の熱感，出血傾向。

加味逍遙散(かみしょうようさん)　　　女科撮要

柴胡，芍薬，当帰，茯苓，山梔子，牡丹皮，甘草，生姜，薄荷，蒼朮。

〔目標〕　比較的虚弱な人で疲労しやすく，精神不安，不眠，イライラ等の精神神経症状を訴える場合に用いる。
　1) 肩こり，頭痛，めまい，上半身の灼熱感，発作性の発汗等を伴う場合。
　2) 心窩部・季肋部に軽度の抵抗・圧痛のある場合(胸脇苦満)。
　3) 性周期に関連して上記精神神経症状を訴える場合。

〔適応〕　体質虚弱な婦人で肩がこり，疲れやすく，精神不安などの精神神経症状，時に便秘の傾向のある次の諸症：冷え性，虚弱体質，月経不順，月経困難，更年期障害，血の道症。

〔慎重〕　胃腸虚弱な患者。

〔病態〕　少陽病期・瘀血型，虚証。心・肝の陽気の病的過剰状態があり，上半身の発作性熱感，易怒性，神経過敏などを呈する。軽度の胸脇苦満，胃部振水音，臍上悸をみる。瘀血の症状に加え，皮疹，皮膚蟻走感を伴うことがある。
　常習性の便秘症に本方が奏効することが少なくない。

〔鑑別〕
　1) 桂枝茯苓丸：体力中等度，胸脇苦満は伴わない。発作性の発汗は伴わない。
　2) 女神散：体力中等度以上，著しいのぼせ，心気症の傾向，腹部膨満感。
　3) 当帰芍薬散：体力低下，貧血傾向，冷え性，下腹部痛。
　4) 補中益気湯：易疲労，体力低下，微熱。精神症状は著しくない。
　5) 抑肝散：易怒性，精神不安，胸脇苦満，体力中等度。
　6) 小柴胡湯：肩こり，易疲労，胸脇苦満，体力中等度，精神症状著しくない。
　7) 柴胡加竜骨牡蛎湯：体力中等度以上，腹力充実，腹大動脈の拍動亢進。
　8) 抑肝散加陳皮半夏：体力中等度以下，腹直筋緊張，胸脇苦満，易怒性。
　9) 半夏厚朴湯：体力中等度以下，咽喉閉塞感，不安，不眠，呼吸困難。

甘草湯(かんぞうとう)　　　傷寒論・少陰病

甘草。

〔適応〕　激しい咳，咽頭痛の寛解。

〔慎重〕
　1) アルドステロン症の患者。
　2) ミオパチーのある患者。
　3) 低K血症のある患者。

〔病態〕　少陽病期周辺・虚実間証。
　太陽病期～少陰病期に到る幅広い病期にまたがり，炎症症状のはなはだしくない咽頭痛・口腔粘膜の障害・咳嗽を示すもの。

〔副作用〕
1) 電解質代謝(長期連用→偽性アルドステロン症)→中止。
2) 低K血症の結果→ミオパチー。
〔相互〕 フロセミド，エタクリン酸又はサイアザイド系利尿薬との併用→血清K値の低下。

甘麦大棗湯(かんばくたいそうとう)　　　金匱要略・婦人雑病第二十二

大棗，甘草，小麦，〔(コムギ)小太郎〕。
〔目標〕 体力中等度あるいはそれ以下の人で，神経過敏，全身または局所の筋肉の硬直あるいは痙攣のある場合に用いられる。このとき，あくびをし，不眠を訴え，悲観的になり，又は興奮する傾向がある。腹部には腹直筋の緊張が認められることがある。
〔適応〕 小児夜啼症，ヒステリー，神経症，不眠症，チック，その他，更年期障害，自律神経失調症，ひきつけなど。
〔相互〕 フロセミド，エタクリン酸またはサイアザイド系利尿薬との併用→血清K値の低下。
〔病態〕 少陽病期・胸内型，虚証。
　心の陰液の衰えがあり，このために相対的に心の陽気過剰状態が生じ，精神不安，焦躁感，不眠などの症状が出現している。五行論でみると心の作用の衰えは脾の作用を弱める結果になるので，食後の倦怠感，あくびなどの症状を呈する。
〔鑑別〕
1) 抑肝散：体力中等度，腹直筋の緊張，易怒性，不安，筋痙攣。
2) 抑肝散加陳皮半夏：体力中等度以下，腹直筋緊張，胸脇苦満，易怒性。
3) 桂枝加竜骨牡蛎湯：体力低下，神経症，陰萎，遺精，易疲労，盗汗。
4) 柴胡加竜骨牡蛎湯：体力中等度以上，腹力充実，腹大動脈の拍動亢進。

桔梗石膏(ききょうせっこう)

桔梗，石膏。
〔目標〕 本剤は，加味薬として用いられることが多く，急性の上気道感染症や急・慢性の呼吸器疾患あるいは皮膚炎のある場合に用いる。
〔適応〕 咳嗽，化膿。
〔慎重〕
1) 身体虚弱な患者。
2) 冷えを強く自覚する患者。
〔病態〕 少陽病期・虚実間証。
　上気道や扁桃腺の炎症，気管支炎，リンパ節炎，皮膚化膿症などを示す病態。葛根湯，小柴胡湯などに加味しても用いられる。口渇や熱感を伴うことが多い。

桔梗湯（ききょうとう）　　　　　　　　　　　　　　　　　傷寒論・少陰病

甘草，桔梗。

〔目標〕　咽・喉頭部の疼痛，腫脹，発赤に用いられる。このとき，軽度の発熱，咳嗽，喀痰，胸苦しさ，嗄声，嚥下困難などが認められることが多い。なお，炎症症状が強く，発熱，頭痛，肩こりなどを伴う場合には葛根湯と同時に服用する。

〔適応〕　咽・喉頭炎，扁桃炎，扁桃周囲炎，咽・喉頭部違和感。

〔相互〕　フロセミド，エタクリン酸又はサイアザイド系利尿薬との併用→血清K値の低下。

〔併用〕　麦門冬湯，葛根湯，麻杏甘石湯等と併用してよい。

〔病態〕　少陽病期・胸内型，虚実間証。太陽病期より少陽病期に移行する中間に位置する。すなわち典型的な表証は伴わず咽・喉頭痛を主徴とする。

〔鑑別〕　(咽・喉頭痛について)
  1) 荊芥連翹湯：体力中等度，色膚浅黒色，手掌足蹠の発汗，腹直筋緊張。
  2) 柴胡清肝湯：顔面紅潮，頸部リンパ節腫脹，胸脇苦満。
  3) 甘草湯：激しい咽頭，口腔粘膜のびらん。
  4) 小柴胡湯加桔梗石膏：口苦，口渇，弛張熱，胸脇苦満。
  5) 葛根湯：急性の咽頭，頭痛，項背部の凝り，発汗はない。
  6) 清肺湯：体力中等度以下，遷延化した咽喉痛，嗄声，血痰喀痰が多く，粘稠。

帰脾湯（きひとう）　　　　　　　　　　　　　　　　　済生方・驚悸怔忡健忘門

黄耆，人参，白朮，茯苓，遠志，大棗，当帰，甘草，生姜，木香，酸棗仁，竜眼肉。

〔目標〕　体力の低下した人が顔色が悪く時に貧血があり，精神不安，取越苦労，心悸亢進，健忘，不眠を伴う場合に用いられる。しばしば下血・吐血等の出血があり，発熱・盗汗・食欲不振を訴えることもある。腹部は触診上，一般に軟弱である。

〔適応〕　胃神経症，不安神経症，不眠症，諸種出血性疾患，その他，再生不良性貧血，うつ状態，健忘症等。

〔相互〕　〔臨床検査値への影響〕本剤投与により，血中 1.5 AG(1, 5-アンヒドロ-D-グルシトール)の増加あり。

〔病態〕　太陰病期・心下痞鞕型，虚証。脾の陽気の衰えと心の陰液の衰えが共存する病態。このため疲労，倦怠がみられ，また精神不安，抑うつ傾向，軽度の血虚をみる。

〔鑑別〕
  1) 加味帰脾湯：体力低下，貧血，抑うつ傾向，易疲労。
  2) 十全大補湯：体力低下，易疲労，倦怠，貧血，皮膚の荒れ，術後。
  3) 桂枝加竜骨牡蛎湯：体力低下，神経症，陰萎，遺精，易疲労，盗汗。
  4) 芎帰膠艾湯：体力中等度以下，貧血，出血傾向，手足の冷え，皮膚の荒れ。
  5) 黄連解毒湯：体力中等度以上，のぼせ，精神不安，身体の熱感，出血傾向。

芎帰膠艾湯（きゅうききょうがいとう）

金匱要略・婦人妊娠病第二十

地黄，芍薬，当帰，甘草，川芎，阿膠，艾葉。

〔目標〕 比較的体力は低下しているが，胃腸障害が少ない人の出血，主として痔出血，性器出血，腎並びに尿路出血，下血を目標に用いる。時に出血による貧血や顔面蒼白，めまい，四肢の脱力感等を伴うことがある。婦人では，過多出血，不正性器出血等に用いられる。腹壁は比較的薄くて緊張が弱く，時に腹直筋の緊張や，下腹部の疼痛，あるいは臍傍で腹部大動脈の拍動亢進等が認められることがある。

〔適応〕 諸種の出血（痔出血，性器出血，腎並びに尿路出血，下血など）。その他，過多出血症，子宮内膜症など。

〔慎重〕 胃腸虚弱。

〔相互〕 フロセミド，エタクリン酸又はサイアザイド系利尿薬との併用→血清K値の低下。

〔病態〕 太陰病期・瘀血型，虚証。血虚を主体に瘀血，津液の不足を伴い，諸種の出血を来す病態。左下腹部の圧痛を認めることが多い。

〔鑑別〕
1) 当帰芍薬散：体力低下，冷え性，瘀血症候群，月経不順。
2) 温清飲：体力中等度，のぼせ，神経過敏，皮膚の色素沈着，皮疹。
3) 帰脾湯：体力低下，胃腸虚弱，精神不安，抑うつ傾向，心悸亢進。
4) 温経湯：体力中等度以下，手掌のほてり，口唇乾燥，冷え性，下腹部の冷え，赤ぎれ，角化異常。
5) 黄連解毒湯：体力中等度以上，のぼせ，精神不安，身体の熱感，出血傾向。
6) 四物湯：体力低下，皮膚枯燥，貧血，出血傾向には乏しい。

芎帰調血飲（きゅうきちょうけついん）

万病回春，巻六，産後

当帰，川芎，地黄，白朮，茯苓，陳皮，香附子，牡丹皮，大棗，生姜，甘草，烏薬，益母草。

〔目標〕 体質は，やや虚弱で顔色が悪く貧血傾向で，出産又は流産後の衰弱や体調不良，あるいは頭痛，不安不眠，耳鳴り，動悸，めまいなどの精神神経症状に悩むもの。また気分がふさいで月経不順を訴える女性を目標とする。

〔適応〕 産後の神経症，体力低下，月経不順。

〔副作用〕
1) 電解質代謝（長期連用→偽性アルドステロン症）→中止。
2) 低K血症の結果→ミオパチー。

〔病態〕 少陽病期・瘀血型，虚証。
瘀血型に分類したが，血虚，気鬱を同等に伴う病態。

〔鑑別〕
1) 当帰芍薬散：浮腫傾向がある。

2) 芎帰膠艾湯：不正性器出血などの出血傾向がある。

九味檳榔湯（くみびんろうとう）
浅田方函

檳榔子，厚朴，桂皮，橘皮，蘇葉，甘草，大黄，生姜，木香，呉茱萸，茯苓。

〔目標〕 動悸・息切れや肩こりを神経症的に訴える者や，浮腫(眼瞼・顔面・下肢など)を伴った脚気様症状を呈する者に用いる。

〔適応〕 心悸亢進，肩こり，倦怠感があって，便秘の傾向があるもの。脚気，高血圧，動脈硬化，及びこれらに伴う頭痛。

〔慎重〕
   1) 下痢・軟便傾向の患者。
   2) 妊婦又は妊娠していると思われる女性。

〔副作用〕
   1) 電解質代謝(長期連用→偽性アルドステロン症)→中止。
   2) 低K血症の結果→ミオパチー。

〔病態〕 少陽病期・虚実間証。
気鬱と水滞を主徴とする病態。

〔鑑別〕
   1) 木防已湯：体力中等度以上，呼吸困難，浮腫。
   2) 釣藤散：高血圧に伴う頭痛，浮腫は伴わない。

荊芥連翹湯（けいがいれんぎょうとう）
一貫堂医学大綱

黄芩，黄柏，黄連，桔梗，枳実，荊芥，柴胡，山梔子，地黄，芍薬，川芎，当帰，薄荷，白芷，防風，連翹，甘草。

〔目標〕 体力中等度の人を中心に幅広く用いられ，顔面，耳，咽頭，上気道などに発する炎症性諸疾患，特に慢性化したものに好んで使用される。一般に皮膚の色が浅黒くて，手足の裏に汗をかきやすく副鼻腔，外耳，中耳，扁桃などに炎症を起こしやすい場合に用いる。腹部は腹直筋が全体的に緊張していることが多い。

〔適応〕 慢性副鼻腔炎，慢性鼻炎，慢性扁桃炎，急性・慢性中耳炎，急性頸部顎下部リンパ節炎，その他，にきび，湿疹などに用いられることがある。

〔病態〕 少陽病期・瘀血型，虚実間証。一応は瘀血型に分類されるが，血虚，血熱を主体とする病態である。血熱とは血が熱を帯びた状態で，悪寒を伴わない発熱，結節性紅斑，血管炎，皮膚粘膜の潰瘍，びらんなどを呈する病態である。

〔鑑別〕
   1) 柴胡清肝湯：体力中等度以下，口中の不快感，食欲不振，胸脇苦満。
   2) 小柴胡湯加桔梗石膏：体力中等度，胸脇苦満，微熱，口渇。
   3) 葛根湯加川芎辛夷：体力中等度以上，後頭部の凝り，顔面充血。
   4) 葛根湯：体力中等度以上，頭痛，肩こり，自然発汗なし，上半身の炎症，鼻炎。

桂枝加黄耆湯(けいしかおうぎとう)　　　　　　　　　金匱要略・水気病第十四

桂皮，芍薬，大棗，生姜，甘草，黄耆。
〔目標〕　比較的体力の低下した人で脈は浮弱で，悪寒，悪風・発熱・頭痛・自汗・身体疼痛などがあり，盗汗の出る者に用いる。
〔適応〕　体力が衰えている者の盗汗，あせも。
〔病態〕　太陽病期・虚証。
　　表の部位の気血の巡りが不調で，汗腺の機能が失調し，発汗過多がみられる。体表部や関節のしびれ，痛み，違和感，関節痛などを伴うことがある。
〔鑑別〕
　　1）黄耆建中湯：盗汗，虚弱体質で共通するが悪寒，発熱は伴わない。

桂枝加葛根湯(けいしかかっこんとう)　　　　　　　　　傷寒論・太陽病上篇

桂皮，芍薬，大棗，生姜，甘草，葛根。
〔目標〕　比較的体力の低下した人で脈は浮弱で，悪寒，悪風，発熱，頭痛，自汗，身体疼痛などがあり，項背部の緊張する者に用いる。
〔適応〕　身体虚弱な者のかぜの初期で肩こりや頭痛のあるもの。
〔病態〕　太陽病期・虚証。
　　桂枝湯に葛根が加わった方剤であり，表・虚証であって項背部の筋緊張を呈する病態。
〔鑑別〕
　　1）桂枝湯：項背部の筋緊張は少ない。
　　2）葛根湯：項背部の筋緊張で共通するが，自汗(自然発汗)は伴わない。

桂枝加厚朴杏仁湯(けいしかこうぼくきょうにんとう)　　　傷寒論・太陽病中篇

桂皮，芍薬，大棗，生姜，甘草，厚朴，杏仁。
〔目標〕　比較的体力の低下した人で脈は浮弱で，悪寒，悪風，発熱・頭痛，自汗・身体疼痛等があり，喘咳する者に用いる。
〔適応〕　身体虚弱な者の咳。
〔病態〕　太陽病期・虚証。
　　表・虚証に気管支炎症状を伴うもの。厚朴は胸隔内の気鬱を除き，杏仁は去痰・鎮咳にあづかる。
〔鑑別〕
　　1）麻杏甘石湯：体力は中等度以上で，悪寒は伴わない。
　　2）麦門冬湯：遷延化した上気道炎，喘咳で共通するが，悪寒，自汗を伴わない。

桂枝加芍薬大黄湯（けいしかしゃくやくだいおうとう） 傷病論・太陰病

芍薬，桂皮，大棗，甘草，大黄，生姜．

〔目標〕 比較的体力の低下した人で，腹部膨満し，腹痛があり，裏急後重を伴う下痢または便秘のある場合．
1) 便意を催すが，快く排便しない場合．
2) 下剤服用後の腹痛．
3) 開腹術後に便の快通しない場合．

〔適応〕 比較的体力のない人で，腹部膨満し，腸内の停滞感あるいは腹痛などを伴うものの次の諸症．❶急性腸炎，大腸カタル　❷常習便秘，宿便，しぶり腹

〔病態〕 太陰病期・腹直筋攣急型，虚実間証．五臓，特に脾の衰えがあり，胃腸の気血の巡りが低下した状態で，さらに腸の表層に熱があり，このため便秘，下痢，腹痛を呈するもの．腹部の気滞がみられる．便秘は痙攣性便秘のことが多い．

〔併用〕 便秘傾向の著しい場合には大黄甘草湯等を併用．

桂枝加芍薬湯（けいしかしゃくやくとう） 傷寒論・太陰病

芍薬，桂皮，大棗，甘草，生姜．

〔目標〕 比較的体力が低下した人で，腹痛，排便異常がある場合に用いる．すなわち裏急後重を伴う下痢(軟便又は水様便)あるいは大便が開通しない場合等に用いられる．一般に，冷え性で，胃腸虚弱のことが多い．腹部膨満感を訴え，腹直筋の緊張が認められ，時に心窩部振音を呈することもある．

〔適応〕 大腸炎，直腸炎，急・慢性腸炎，過敏性大腸症候群．その他，常習性便秘，尿路結石，開腹術後の腸管通過障害，臍疝痛など．

〔病態〕 太陰病期・腹直筋攣急型，虚証．五臓，特に脾の衰えがあり，胃腸の気血の巡りが低下した病態．このため消化管，Oddi 括約筋，尿管などの痙攣性攣縮を生じる．稀に感冒の初期にこの病態を呈することがある．

〔鑑別〕
1) 桂枝加芍薬大黄湯：体力低下，腹痛，便秘，過敏性腸症候群．
2) 小建中湯：易疲労，小児夜尿症，腹直筋の緊張，腹痛．
3) 大建中湯：体力低下，手足，腹の冷え，腹痛，腸の蠕動亢進，鼓腸．

桂枝加朮附湯（けいしかじゅつぶとう） 吉益東洞方

桂皮，芍薬，大棗，生姜，甘草，蒼朮，附子．

〔目標〕 冷え性で比較的体力の低下した人が，四肢関節の疼痛，腫脹，筋肉痛，四肢の運動障害等を訴える場合に用いる．
1) 関節痛，筋肉痛等があり，寒冷により増悪する場合．
2) 微熱，盗汗，朝の手のこわばり，尿量減少等を訴える場合．

〔適応〕 関節痛，神経痛．
〔慎重〕 自覚的に熱感のある患者，肥満体質の患者．
〔相互〕 顔面紅潮，口渇を伴うものには越婢加朮湯を同量併用する．
〔病態〕 太陰病期・水滞型，虚証．
　　五臓の作用が風湿に侵されて低下し，営衛の調和が乱れ，表を主に水滞が生じた病態．気虚と軽度の血虚を伴う．
〔鑑別〕
　1）大防風湯：体力低下，関節痛，貧血傾向，痩せ，全身倦怠感．
　2）桂芍知母湯：体力中等度以下，著しい関節の変形，拘縮，痩せ．
　3）防已黄耆湯：体力中等度以下，水ぶとり，膝関節痛，発汗傾向，冷えはない．
　4）越婢加朮湯：体力中等度以上，口渇，のぼせ，関節痛，冷えはない．
　5）薏苡仁湯：体力中等度以上，関節痛，口渇はない，冷えもない．
　6）麻杏薏甘湯：体力中等度，急性関節炎，関節腫脹，口渇はない．
　7）八味地黄丸：体力中等度以下，口渇，足腰の冷え，夜間頻尿，浮腫，陰萎．

桂枝加竜骨牡蛎湯（けいしかりゅうこつぼれいとう） 　　　金匱要略・血痺虚労病第六

桂皮，芍薬，大棗，牡蛎，竜骨，甘草，生姜．
〔目標〕 体質虚弱な人で，痩せて顔色悪く，神経過敏あるいは精神不安などを訴える場合に用いる．
　1）陰萎，遺精などを訴える場合．
　2）易疲労感，盗汗，手足の冷え等を伴う場合．
　3）腹部が軟弱無力で臍傍に大動脈の拍動を触知する場合．
〔適応〕 下腹直腹筋に緊張のある比較的体力の衰えているものの次の諸症：小児夜尿症，神経衰弱，性的神経衰弱，遺精，陰萎（以上ツムラのみ適応承認）．体質の虚弱な人で疲れやすく，興奮しやすい者の次の諸症：神経質，不眠症，小児夜泣き，小児夜尿症，眼精疲労（以上クラシエのみ適応承認）．
〔病態〕 少陽病期・胸内型，虚証．
　　五臓（特に脾，心，腎）の衰えがあり，易驚性・夢精・陰萎（腎），眠りが浅い・夢見が多い（心），などの症状を呈する．他覚所見では両側腹直筋の全長に亘る攣縮（特に恥骨結合附近で著しい），臍上悸がみられる．腹力は中等度よりやや軟．
〔鑑別〕
　1）柴胡加竜骨牡蛎湯：精神不安，体力中等度以上，胸脇苦満．
　2）小建中湯：易疲労，小児夜尿症，腹直筋の緊張，腹痛．
　3）甘麦大棗湯：小児夜泣き，ヒステリー症状，体力中等度以下．
　4）抑肝散加陳皮半夏：小児夜泣き，疳症，易怒性，胸脇苦満．
　5）八味地黄丸：陰萎，体力低下，足腰の冷え，夜間頻尿．
　6）黄耆建中湯：盗汗，易疲労，腹直筋の緊張，腹痛．
　7）柴胡桂枝乾姜湯：体力低下，わずかな胸脇苦満，冷えのぼせ，精神症状．

桂枝加苓朮附湯（けいしかりょうじゅつぶとう）　　　　　　　　　吉益東洞方

桂皮，生姜，大棗，芍薬，甘草，茯苓，白朮，加工ブシ．
〔目標〕　体質虚弱で手足が冷えやすいものの，四肢麻痺感，屈伸困難や四肢躯幹の疼痛，冷え，関節痛を主たる目標とする．
〔適応〕　関節痛，神経痛．
〔慎重〕　妊婦及び妊娠していると思われる可能性のある女性．
〔副作用〕
　1）電解質代謝（長期連用→偽性アルドステロン症）→中止．
　2）低K血症の結果→ミオパチー．
　3）過敏症（発疹，瘙痒）．
〔病態〕　太陰病期・水滞型，虚証．
　桂枝加朮附湯に茯苓を加えた方剤である．茯苓には利水作用，補脾益気の作用，精神安定作用がある．
〔鑑別〕　桂枝加朮附湯に茯苓が加わったものであるので，鑑別は桂枝加朮附湯に準ずる．

桂枝湯（けいしとう）　　　　　　　　　　　　　　　　　　　　傷寒論・太陽病上篇

桂皮，芍薬，大棗，甘草，生姜．
〔目標〕　比較的体力の低下した人で頭痛，発熱，悪寒，身体痛等があり，自然に汗の出やすい場合に用いる．
〔適応〕　体力が衰えた時の風邪の初期．
〔病態〕　太陽病期，表虚証．
　平素から脾の作用が衰えているものが，寒に侵され，太陽病期の症状を呈したもの．表を巡る気血，すなわち営衛の不足があり，このために自然発汗が起こる．気逆の病態も伴い，のぼせ感，頭痛などがみられる．
　様々な感染症や術後で，営衛が衰え，微熱や頭重感，身体の違和感の残るものにこの病態を示すものがある．
〔鑑別〕
　1）麻黄湯：自然発汗なし，咳嗽，喘鳴，筋肉痛．
　2）葛根湯：体力中等度以上，頭痛，肩こり，自然発汗なし，上半身の炎症，鼻炎．
　3）香蘇散：体力中等度以下，頭痛，発熱，胃腸虚弱，抑うつ傾向．

桂枝人参湯(けいしにんじんとう)

傷病論・太陽病下篇

桂皮，甘草，蒼朮，人参，乾姜。

〔目標〕 比較的体力の低下した人の食欲不振，胃部停滞感，心窩部痛，下痢などの胃腸症状に発熱，頭痛，心悸亢進等が伴う場合に使用される。一般的には，冷え性で顔色が悪く疲れやすい。腹壁は軟弱で心窩部に振水音を認められることが多いが，薄い腹壁がかえって緊張して固く触れる場合もある。

〔適応〕 感冒性下痢症，胃腸炎，胃アトニー症(頭痛を伴う)，習慣性頭痛。

〔相互〕 フロセミド，エタクリン酸又はサイアザイド系利尿薬との併用→血清K値の低下。

〔病態〕 太陰病期・心下痞鞕型，虚証。

人参湯に桂枝の加味されたもので，脾が寒に侵され機能不全に陥った病態である。また仮性の心の陽気の亢りがみられ，このためのぼせ，頭痛，身体の熱感などの熱性の気逆の症状が現れる。他覚所見としては上熱下寒，心下痞鞕，胃部振水音，下痢，軟便をみる。

〔鑑別〕
1) 人参湯：体力低下，唾液分泌過多，易疲労，冷え，顔色不良，下痢。
2) 呉茱萸湯：体力低下，頭痛，心窩部不快感，悪心，手足の冷え。
3) 半夏白朮天麻湯：体力中等度以下，頭重，頭痛，抑うつ傾向，食欲不振，倦怠。
4) 真武湯：体力低下，全身倦怠，悪寒，下痢，浮腫，足腰の冷え。

桂枝茯苓丸(けいしぶくりょうがん)

金匱要略・婦人妊娠病第二十

桂皮，芍薬，桃仁，茯苓，牡丹皮。

〔目標〕 体力中等度もしくはそれ以上の人で，のぼせて赤ら顔のことが多く，下腹部に抵抗・圧痛を訴える場合に用いる。瘀血(おけつ)に伴う諸症状に用いる。
1) 頭痛，肩こり，めまい，のぼせ，足の冷えなどを伴う場合。
2) 無月経，過多月経，月経困難など，月経異常のある婦人。

〔適応〕 体格はしっかりしていて赤ら顔が多く，腹部は大体充実，下腹部に抵抗のあるものの次の諸症：子宮並びにその付属器の炎症，子宮内膜症，月経不順，月経困難，帯下，更年期障害(頭痛，めまい，のぼせ，肩こり等)，冷え性，腹膜炎，打撲傷，痔疾患，精巣炎(以上ツムラのみ適応承認)。比較的体力があり，特に下腹部痛，肩こり，頭痛，めまい，のぼせて足冷え等を訴える次の諸症：月経不順，月経異常，月経痛，更年期障害，血の道症，肩こり，めまい，頭重，打撲傷，しもやけ，しみ(以上クラシエのみ適応承認)。

〔慎重〕 著しく体力の衰えている患者。

〔副作用〕 過敏症(発疹，掻痒等)。

〔病態〕 少陽病期・瘀血型，虚実間〜実証。

血液粘度の上昇，血栓形成，動脈硬化性疾患，骨盤腔をはじめとする諸処のうっ血な

どはすべて瘀血の病態と認識される。

〔鑑別〕
1) 桃核承気湯：瘀血症候群，体力充実，便秘，のぼせ，精神不安。
2) 大黄牡丹皮湯：瘀血症候群，体力充実，便秘，回盲部圧痛。
3) 当帰芍薬散：瘀血症候群，体力低下，手足の冷え，貧血傾向，腹痛。
4) 加味逍遙散：瘀血症候群，体力中等度，胸脇苦満，不安，不眠。
5) 女神散：瘀血症候群，体力中等度以上，のぼせ，精神不安，抑うつ，腹部膨満感。

桂枝茯苓丸加薏苡仁(けいしぶくりょうがんかよくいにん)   本朝経験

薏苡仁，桃仁，桂皮，茯苓，芍薬，牡丹皮。

〔目標〕 いわゆる瘀血に対する代表的な処方の一つである桂枝茯苓丸に，消炎排膿等の目的で薏苡仁を加えた処方。桂枝茯苓丸の使用目標のほか，皮膚症状や炎症の強い場合に用いる。体力が中程度の人で，左右の下腹部に抵抗・圧痛を認め，肌はやや黒味を帯びることが多い。のぼせ，頭痛，肩こり，めまい，肌荒れ，疣贅，下肢の冷え等がある。婦人では，月経異常，性器出血を訴えることが多い。

〔適応〕 **1**肌の荒れ，肝斑，痤瘡，疣贅等の皮膚症状を伴う場合　**2**頭痛，肩こり，めまい，のぼせ，足の冷え等を伴う場合　**3**無月経，過多月経，月経困難症等の月経異常のある婦人。

〔慎重〕 著しく体力の虚弱なもの。

〔病態〕 少陽病期・瘀血型，実証。桂枝茯苓丸の病態に加えて，疣贅，皮膚角化異常，皮疹，痤瘡など皮膚症状を呈するもの。

〔鑑別〕
1) 桃核承気湯：瘀血症候群，体力充実，便秘，のぼせ，精神不安。
2) 大黄牡丹皮湯：瘀血症候群，体力充実，便秘，回盲部圧痛。
3) 当帰芍薬散：瘀血症候群，体力低下，手足の冷え，貧血傾向，腹痛。
4) 加味逍遙散：体力中等度以下，発作性の顔面紅潮，胸脇苦満，臍傍の圧痛。

桂芍知母湯(けいしゃくちもとう)   金匱要略・中風歴節病第五

桂皮，知母，浜防風，生姜，芍薬，麻黄，白朮，甘草，加工ブシ。

〔適応〕 関節が痛み，身体痩せ，脚部腫脹し，めまい，悪心のある者の次の諸症：神経痛，関節リウマチ。

〔慎重〕
1) 胃虚弱な患者。
2) 妊婦又は妊娠していると思われる女性。

〔副作用〕
1) 電解質代謝（長期連用→偽性アルドステロン症→中止）。
2) 低K血症の結果→ミオパチー。

3）食欲不振。
　　4）発疹・発赤・のぼせ・動悸。
〔相互〕
　　1）交感神経興奮薬との併用→動悸頻脈等。
　　2）解熱・鎮痛薬との併用→過度の発汗，時にショック。
〔病態〕　太陽病期〜少陰病期の移行期，虚証。慢性の神経痛，関節リウマチで冷えを伴い，気血の衰えが見られる病態。関節破壊が進行していることが多い。
〔鑑別〕
　　1）大防風湯：身体の痩せ，関節痛は共通するが貧血傾向，倦怠感が強い。
　　2）桂枝加苓朮附湯：冷え，関節痛は共通するが関節破壊は進行していない。

啓脾湯（けいひとう）　　　　　　　　　　　　　　　　　　　万病回春・巻7・泄瀉

　　蒼朮，陳皮，茯苓，甘草，山薬，蓮肉，人参，山査子，沢瀉。
〔目標〕　体力の比較的低下している人の慢性の下痢に用いる。脈は弱く，腹部は軟弱で腹壁の緊張が弱く，顔色不良のことが多い。通常下痢は，裏急後重を伴わず，大便の性状は泥状ないし水様である。時に消化不良，食欲不振，嘔吐，軽度の腹痛などを認めることがある。
〔適応〕　❶食欲不振，嘔吐，腹痛などを伴う場合　❷腹部が軟弱で，腹壁の緊張の弱い場合。
〔病態〕　太陰病期・心下痞鞕型，虚証。脾の陽気，陰液がともに不足し，消化機能が発揮されず下痢，軟便を呈する病態。気虚の症状と共に仮性の胃熱を伴う場合もあり，口渇，手足のほてりなどを示すことがある。
〔鑑別〕
　　1）真武湯：悪寒，四肢の冷え，浮腫傾向。
　　2）半夏瀉心湯：体力中等度，心窩部膨満感，胸やけ，下痢，腹中雷鳴，神経症の傾向。
　　3）人参湯：心下痞鞕，心窩部振水音，頻回の下痢は伴わない。
　　4）桂枝加芍薬湯：目標は似るが，皮膚の低栄養と易疲労は著しくない。

桂麻各半湯（けいまかくはんとう）　　　　　　　　　　　　　　傷寒論・太陽病下篇

　　桂皮，芍薬，生姜，甘草，麻黄，大棗，杏仁。
〔適応〕　感冒，咳，かゆみ。
〔副作用〕
　　1）電解質代謝（長期連用→偽性アルドステロン症）→中止。
　　2）低K血症の結果→ミオパチー。
〔相互〕
　　1）交感神経興奮薬との併用→動悸頻脈等。

2) 解熱・鎮痛薬との併用→過度の発汗, 時にショック。
〔病態〕 太陽病期, 虚実間証。
　　　　頭痛, 発熱, 悪寒があり, 咽痛, 咳嗽, 皮膚のかゆみを伴うもの。自然発汗の傾向があり, 波状の熱感が繰り返し起こることが多い。桂枝湯と麻黄湯の合剤である。
〔鑑別〕 桂枝湯と麻黄湯の合剤であり, 咽痛, 波状に起こる熱感が特徴。
　　　　桂枝湯と麻黄湯の項を参照。

紅参末(こうじんまつ)

オタネニンジン。
〔適応〕 漢方処方の調剤に用いる。
〔慎重〕
　1) 高血圧症の患者。
　2) 肥満傾向の人で, 不眠症あるいは煩燥のある患者。
　3) 浮腫, あるいは腎機能不全で尿量減少のある患者。
〔副作用〕
　1) 過敏症(発疹)。
　2) 消化器系(軟便, 下痢)。

香蘇散(こうそさん)　　　　　　　　　　　　　　　　　和剤局方・巻2・治傷寒

香附子, 蘇葉, 陳皮, 甘草, 生姜。
〔目標〕 比較的体力の低下した人が, 不安, 不眠, 頭痛, 抑うつ気分等の精神神経症状, 食欲不振等の胃腸症状を伴う場合に多く用いられる。一般に上記症状を伴う感冒の初期に用いることが多い。この場合, 通常, 発熱, 悪寒等はあまり顕著でない。
〔適応〕 感冒(初期), 耳管狭窄, 神経症。その他, 更年期障害, 慢性胃炎, 蕁麻疹(魚・肉による)等。
〔病態〕 太陽病期, 表虚証。
　　　　表仮寒証に気鬱を伴った病態。軽度の悪寒, 鼻閉, 頭痛, 悪心, 嘔吐, 腹部膨満感を呈する感冒様症状あるいは抑うつ傾向を主徴とする神経症など気鬱の症状がみられる。
〔鑑別〕
　1) 葛根湯：体力中等度以上, 頭痛, 肩こり, 自然発汗なし, 上半身の炎症, 鼻炎。
　2) 桂枝湯：体力低下, 自然発汗, 鼻閉, 鼻汁。
　3) 参蘇飲：体力低下, 感冒, 胃腸虚弱, 悪心, 嘔吐, 長びいた風邪。
　4) 半夏厚朴湯：体力中等度以下, 咽喉閉塞感, 不安, 不眠, 呼吸困難。
　5) 加味逍遥散：瘀血症候群, 体力中等度, 胸脇苦満, 不安, 不眠。
　6) 当帰芍薬散：瘀血症候群, 体力低下, 手足の冷え, 貧血傾向, 腹痛。

五虎湯（ごことう） 万病回春・巻2・喘急

石膏，杏仁，麻黄，桑白皮，甘草。

〔目標〕 比較的体力のある人で，喘鳴，呼吸困難を伴う強い咳嗽があり，口渇や自然発汗が認められる場合に用いる。また，小児には特にしばしば用いられる。

〔適応〕 気管支喘息，気管支炎，喘息性気管支炎。その他，感冒気管支拡張症。

〔相互〕
1) 交感神経興奮薬との併用→動悸・頻脈等。
2) 解熱・鎮痛薬との併用→過度の発汗，時にショック。

〔病態〕 少陽病期・胸内型，実証。

麻杏甘石湯に桑白皮の加わった方剤である。

肺に熱があり，喘鳴，咳嗽と喀痰を主徴とする病態で，口渇と自汗（ねばる汗）があり，身体の熱感を示すもの。咳嗽が激しく，咳嗽に伴って顔面の紅潮を呈することが多い。

〔鑑別〕
1) 麻杏甘石湯：体力中等度以上，五虎湯の適応と近似するが感冒後の咳嗽には麻杏甘石湯が頻用される。
2) 麦門冬湯：咽喉乾燥感，粘稠な喀痰。
3) 柴朴湯：体力中等度，咽喉の異物感と閉塞感，胸脇苦満。
4) 神秘湯：体力中等度以上，呼吸困難，抑うつ傾向。
5) 小青竜湯：体力中等度以下，蒼白な顔貌，胃部振水音，水様鼻汁，水様の喀痰。
6) 竹筎温胆湯：体力低下，微熱の持続，不眠，不安，動悸，胸脇苦満。

五積散（ごしゃくさん） 和剤局方・巻2・治傷寒

蒼朮，陳皮，当帰，半夏，茯苓，甘草，桔梗，枳実，桂皮，厚朴，芍薬，生姜，川芎，大棗，白芷，麻黄。

〔目標〕 体力中等度の人を中心に比較的幅広く用いられる。寒冷や湿気に浸されて，下腹部痛，腰痛，四肢の筋肉あるいは関節の痛みなどを訴える場合に用いる。この場合しばしば下半身の冷えと上半身ののぼせ，頭痛，項背のこり，悪寒，悪心・嘔吐などを伴うこともある。婦人では，月経不順や月経困難などを伴うことが多い。

〔適応〕 腰痛，下腹部痛，神経痛（特に坐骨神経痛），筋肉痛，関節痛，その他，関節リウマチ，月経困難症，月経不順，感冒，胃腸炎，更年期障害等。

〔相互〕
1) 交感神経興奮薬との併用→動悸・頻脈等。
2) 解熱・鎮痛薬との併用→過度の発汗，時にショック。

〔病態〕 太陰病期・水滞型，虚実間証。寒・湿に侵されて営衛を含めて気血の巡りが障害された病態。上熱下寒，頭痛，関節痛などを呈す。いわゆる冷房病やクーラーによる感冒などでこの病症を呈するものが多い。

〔鑑別〕
1) 当帰四逆加呉茱萸生姜湯：体力中等度以下，四肢の冷感，冷瘡罹患傾向，頭痛，腹痛。
2) 当帰芍薬散：瘀血症候群，体力低下，手足の冷え，貧血傾向，腹痛。
3) 桂枝加朮附湯：体力低下，関節痛，冷え性，筋の萎縮，尿量減少。
4) 八味地黄丸：体力中等度以下，口渇，足腰の冷え，夜間頻尿，浮腫，陰萎。
5) 疎経活血湯：体力中等度，腰部から下肢の神経痛，筋肉痛，瘀血。
6) 当帰湯：体力低下，胸痛，背痛，冷え性。
7) 桂枝茯苓丸：瘀血症候群，体力中等度，のぼせ，便秘傾向なし。

牛車腎気丸(ごしゃじんきがん)　　　　　　済生方・水腫門

地黄，牛膝，山茱萸，山薬，車前子，沢瀉，茯苓，牡丹皮，桂皮，附子。

〔目標〕　比較的体力の低下した人あるいは高齢者で，腰部及び下肢の脱力感・冷え・痛み・しびれ等があり，尿量減少，夜間尿，浮腫，腰痛等が著明な場合に用いる。また，その他，疲労倦怠感，口渇，四肢の冷え等があり，下腹部は上腹部に比べ軟弱無力であることが多い。

〔適応〕　腰痛，坐骨神経痛，腎炎，ネフローゼ，糖尿病，高血圧，前立腺肥大，白内障，脳卒中後遺症。その他，膀胱炎，陰萎，皮膚搔痒症。

〔慎重〕　のぼせやすい人，胃腸虚弱な人。

〔病態〕　太陰病期・水滞型，虚証。
腎の陽気も不足した病態で，腎の作用が低下した病態。このため浮腫，口渇，尿量減少，しびれ，関節痛などがみられる。小腹不仁(臍下の正中部の腹壁が軟弱無力となり，知覚が低下する)がみられる。

〔鑑別〕
1) 八味地黄丸：体力中等度以下，口渇，足腰の冷え，夜間頻尿，浮腫，陰萎。
2) 六味丸：体力低下，手足のほてり，陰萎，皮膚乾燥。
3) 猪苓湯：体力中等度，頻尿，残尿感，排尿痛，血尿。
4) 桂枝加竜骨牡蛎湯：体力低下，神経症，陰萎，遺精，易疲労，盗汗。

呉茱萸湯(ごしゅゆとう)　　　　　　傷寒論・陽明病

大棗，呉茱萸，人参，生姜。

〔目標〕　比較的体力の低下した冷え性の人で，反復性に起こる激しい頭痛を訴える場合に用いる。
1) 項や肩のこり，嘔吐などを伴う場合。
2) 心窩部に膨満感，痞塞感あるいは振水音を認める場合。

〔適応〕　手足の冷えやすい中等度以下の体力のものの次の諸症：習慣性片頭痛，習慣性頭痛，嘔吐，脚気，衝心。

〔病態〕 太陰病期・心下痞鞕型，虚証。
　脾が寒に侵され，機能不全に陥り，これに伴って心下の水滞と気鬱を生じた病態。また発作的な気逆の病態もみられる。
〔鑑別〕
　1) 半夏白朮天麻湯：体力中等度以下，頭重，頭痛，抑うつ傾向，食欲不振，倦怠。
　2) 釣藤散：体力中等度以下，高血圧，頭痛，眼痛。
　3) 五苓散：体力中等度，口渇，尿量減少，浮腫，嘔吐，頭痛，二日酔。
　4) 桂枝人参湯：体力低下，胃腸虚弱，下痢，頭痛，冷え性。

五淋散（ごりんさん）
万病回春・巻4・淋症

茯苓，黄芩，甘草，地黄，車前子，沢瀉，当帰，木通，山梔子，芍薬，滑石。
〔目標〕 体力中等度ないしはやや低下した冷え性の傾向，頻尿，残尿感，排尿痛，主として慢性的な泌尿器疾患に用いられる。尿線の異常，混濁尿，血・膿尿。
〔適応〕 慢性尿道炎，慢性膀胱炎，膀胱神経症，その他，前立腺炎，尿路結石など。
〔相互〕 フロセミド，エタクリン酸又はサイアザイド系利尿薬との併用→血清K値の低下。
〔病態〕 陽明病期・水滞型，虚実間証。
　尿路を主として裏に熱があり，水滞を伴う。炎症が強く，血尿，膿尿などをみる。
〔鑑別〕
　1) 猪苓湯：体力中等度以上，熱性傾向あり，貧血傾向はない，口渇。
　2) 竜胆瀉肝湯：体力中等度以上，熱性傾向，激しい排尿時痛。
　3) 清心蓮子飲：体力中等度以下，冷え性，胃腸虚弱，神経過敏，口渇。
　4) 八味地黄丸：体力中等度以下，口渇，足腰の冷え，夜間頻尿。
　5) 猪苓湯合四物湯：体力中等度，わずかな熱性傾向，貧血傾向，慢性化したもの。

五苓散（ごれいさん）
傷寒論・太陽病中篇・陽明病

沢瀉，猪苓，茯苓，桂皮，蒼朮。
〔目標〕 体力のいかんを問わず口渇並びに尿利減少を主目標として用いる。
　1) 浮腫，悪心・嘔吐，頭痛，めまいなどの症状を伴う場合。
　2) 心窩部に振水音を認める場合。
〔適応〕 口渇，尿量減少するものの次の諸症：浮腫，ネフローゼ，二日酔い，急性胃腸カタル，下痢，悪心，嘔吐，めまい，胃内停水，頭痛，尿毒症，暑気あたり，糖尿病（以上ツムラのみ適応承認）。喉が渇いて，尿量が少なく，吐き気，嘔吐，頭痛，腹痛，むくみなどのいずれかを伴う次の諸症：水瀉性下痢，急性胃腸炎（しぶり腹のものには使用しないこと），暑気あたり，頭痛，むくみ（以上クラシエのみ適応承認）。
〔副作用〕 過敏症（発疹，瘙痒等）→中止。

〔併用〕
1) 浮腫に対して応用する場合，十分な効果が得られない時には用量を適宜増量（おおむね2倍量）するか，フロセミド等を併用する。
2) ネフローゼ症候群に用いる場合には小柴胡湯などの柴胡剤，あるいは副腎皮質ステロイド薬と併用する。

〔病態〕 少陽病期・水滞型，虚実間証。熱性の水滞で，気逆の症状を伴う。口渇と尿量減少，嘔吐，下痢が主徴となる。常習性の頭痛などではこの主徴が明らかでないことがあるが，気逆を伴い上熱下寒を示すこと，気虚や血虚は伴わないことを目標にする。下痢を伴う感冒では初期から本方を用いてよい。

〔鑑別〕
1) 越婢加朮湯：体力中等度以上，顔面紅潮，身体の熱感，浮腫，口渇。
2) 白虎加人参湯：体力中等度以上，口渇，尿量増加，身体の熱感。
3) 柴苓湯：体力中等度，口渇，尿量減少，胸脇苦満，口中の違和感。
4) 桂枝人参湯：体力中等度以下の頭痛，下痢，胃部不快感，心下痞鞕。
5) 猪苓湯：体力中等度，口渇，尿量減少，排尿時痛，身体の熱感。
6) 八味地黄丸：体力中等度以下，口渇，足腰の冷え，夜間頻尿，浮腫。
7) 苓桂朮甘湯：体力中等度以下，めまい，立ちくらみ，尿量減少，口渇は著しくない。
8) 小半夏加茯苓湯：体力中等度，悪心・嘔吐，心窩部振水音，尿量の減少。
9) 呉茱萸湯：体力低下，頭痛，心窩部不快感，悪心，手足の冷え。

柴陥湯（さいかんとう）

本朝経験

柴胡，半夏，黄芩，大棗，人参，黄連，甘草，生姜，栝楼仁。

〔目標〕 体力中等度の人で，強い咳が出て痰が切れにくく，咳嗽時や深呼吸時に胸痛を訴える場合に用いる。多くは季肋部の抵抗・圧痛（胸脇苦満）を認める。一般症状としては，食欲不振，微熱などを伴うこともある。

〔適応〕 急・慢性気管支炎，感冒，肺炎。その他，胸膜炎，気管支喘息，気管支拡張症など。

〔病態〕 少陽病期・胸内型，実証。小柴胡湯と小陥胸湯の合方で両方剤の病態を併せ持つ。すなわち，肝の陽気の病的過剰状態に加えて軽度の脾胃の衰えがあり，併わせて胸部の熱と心の陽気の病的過剰状態がみられる。両側の胸脇苦満，心下痞鞕があり，胸痛，発熱，咳嗽が主徴となる。

〔鑑別〕
1) 麻杏甘石湯：体力中等度以上，感冒後の咳嗽，喘鳴，口渇。
2) 五虎湯：体力中等度以上，小児の咳嗽，喘鳴，口渇。
3) 清肺湯：体力中等度以下，亜急性〜慢性期の咳嗽。
4) 麦門冬湯：体力中等度，咽喉乾燥感。
5) 滋陰降火湯：体力低下，高齢者の咳嗽，乾性ラ音，皮膚は浅黒く枯燥，手足のほ

てり。
6) 柴朴湯：体力中等度，胸脇苦満，呼吸困難感，咽喉，心窩部の閉塞感。
7) 神秘湯：体力中等度以上，呼吸困難，抑うつ傾向。
8) 小柴胡湯：胸脇苦満，腹壁の緊張度は著明でない。便秘傾向も伴わない。
9) 柴胡桂枝湯：体力中等度以下，胸脇苦満，発汗傾向，口苦，易怒性。

柴胡加竜骨牡蛎湯（さいこかりゅうこつぼれいとう）   傷寒論・太陽論中篇

柴胡，黄芩，半夏，桂皮，牡蛎，茯苓，大棗，人参，竜骨，生姜，（大黄）。
〔目標〕 比較的体力のある人で，精神不安，不眠，イライラなどの精神神経症状があり，胸脇苦満のある場合。
1) 頭重，頭痛，肩こりなどを伴う場合。
2) 臍傍に腹部大動脈の拍動の亢進を認める場合。
〔適応〕 比較的体力があり，心悸亢進，不眠，いらだちなどの精神症状のあるものの次の諸症：高血圧症，動脈硬化症，慢性腎臓病，神経衰弱症，神経性心悸亢進症，てんかん，ヒステリー，小児夜啼症，陰萎（以上ツムラのみ適応承認）。精神不安があって，動悸，不眠等を伴う次の諸症：高血圧の随伴症状（動悸，不安，不眠），神経症，更年期神経症，小児夜泣き（以上クラシエのみ適応承認）。
〔慎重〕 著しく体力の衰えている患者。
〔副作用〕 過敏症（発疹，瘙痒等）→中止。
〔相互〕 本方には肝庇護作用があるので，肝障害性に働く抗てんかん薬の副作用が抑制されることが期待される。
〔病態〕 少陽病期・胸脇苦満型，実証。
肝と心の陽気の病的過剰状態があり，また気鬱も伴う。このためイライラ感，のぼせ感，心悸亢進があり，時に抑うつ傾向を呈する。他覚症状としては脈が充実し，舌尖が紅く，白黄苔がみられ，腹力も充実し，胸脇苦満と臍上悸がみられる。
〔鑑別〕
1) 柴胡桂枝湯：体力中等度以下，自然発汗の傾向，腹直筋の緊張，てんかん。
2) 四逆散：体力中等度，胸脇苦満，両側の腹直筋の緊張。
3) 抑肝散：体力中等度，胸脇苦満，易怒性，筋攣縮。
4) 甘麦大棗湯：体力中等度以下，胸脇苦満なし，小児夜啼症，ヒステリー。
5) 大柴胡湯：体力充実，胸脇苦満，便秘。
6) 桂枝加竜骨牡蛎湯：体力低下　易驚性，焦燥感，自然発汗の傾向，腹部大動脈の拍動亢進。
7) 加味逍遙散：体力中等度以下，発作性の顔面紅潮，胸脇苦満，臍傍の圧痛。
8) 半夏厚朴湯：体力中等度以下，咽頭閉塞感，不安，不眠，呼吸困難。

柴胡桂枝湯（さいこけいしとう） 傷寒論・太陽病下篇

柴胡，半夏，人参，大棗，甘草，生姜，黄芩，桂皮，芍薬．
〔目標〕 熱性疾患では，急性期を経てなお頭痛，悪寒，関節痛，食欲不振等のある場合に用いる．慢性疾患では，心窩部より季肋部にかけて苦満感を訴え，抵抗・圧痛が認められ（胸脇苦満），腹直筋の攣急を伴う場合に用いる．
 1) 心窩部の苦満感，食欲不振，腹痛等を伴う場合．
 2) 精神不安，不眠等の精神神経症状を伴う場合．
〔適応〕 発熱汗出て，悪寒し，身体痛み，頭痛，吐き気のあるものの次の諸症：感冒・流感・肺炎・肺結核等の熱性疾患，胃潰瘍・十二指腸潰瘍・胆嚢炎・胆石・肝機能障害・膵臓炎等の心下部緊張疼痛（以上ツムラのみ適応承認），多くは腹痛を伴う胃腸炎，微熱・寒気・頭痛・吐き気等のある感冒，風邪の後期の症状（以上クラシエのみ適応承認）．
〔併用〕
 1) 気管支炎等で咽頭不快感を伴う場合には半夏厚朴湯を併用する．
 2) 黄疸を伴う肝機能障害では茵蔯蒿湯を併用する．
〔病態〕 少陽病期・胸脇苦満型，虚証．
少陽病期，胸脇苦満型の典型的病態である小柴胡湯と太陽病期，表虚証の桂枝湯の病態が併存したもの（併病という）．すなわち頭痛，悪感，関節痛などの表証と悪心，口苦，神経過敏，胸脇苦満などの少陽病期の症状がみられる．
〔鑑別〕
 1) 小柴胡湯：体力中等度，胸脇苦満は明らか，発汗傾向は少ない．
 2) 柴胡桂枝乾姜湯：体力低下，わずかな胸脇苦満，冷えのぼせ，精神症状．
 3) 補中益気湯：体力中等度以下，わずかな胸脇苦満，全身倦怠，易疲労．
 4) 大柴胡湯：体力充実，口苦，胸脇苦満，充実した腹壁，便秘．

柴胡桂枝乾姜湯（さいこけいしかんきょうとう） 傷寒論・太陽病下篇

柴胡，黄芩，栝楼根，桂皮，牡蛎，甘草，乾姜．
〔目標〕 比較的体力の低下した人で，顔色がすぐれず，疲労倦怠感があり，動悸，息切れ，不眠などの精神神経症状を伴う場合に用いる．
 1) 心窩部より季肋下部にかけての軽度の苦満感（胸脇苦満）を訴える場合．
 2) 悪寒，発熱，盗汗，口渇などを伴う場合．
〔適応〕 体力が弱く，冷え性，貧血気味で，動悸，息切れがあり，神経過敏のものの次の諸症：更年期障害，血の道症，神経症，不眠症．
〔副作用〕 稀に間質性肺炎→中止，加療．
〔併用〕 咽喉部の不快感を伴う場合には半夏厚朴湯を併用する．
〔病態〕 少陽病期・胸脇苦満型，虚証．
太陽病期に治療として行った発汗により表証は除かれたが治癒に至らず，肝の陽気の

病的過剰と津液の不足を来した病態。気虚，気逆の症状と心の陰液の不足の症状を伴う。顔面の紅潮，口唇の乾燥があり，脈は弱く弦，舌は舌尖が紅く，白苔がある。腹力は軟弱で，軽度の胸脇苦満があり，臍上悸がみられる。下肢の冷えを伴う。

〔鑑別〕
1) 小柴胡湯：大柴胡湯に近似するが，胸脇苦満，腹壁の緊張度は著明でない。便秘傾向も伴わない。
2) 加味逍遙散：体力中等度以下，発作性の顔面紅潮，胸脇苦満，臍傍の圧痛。
3) 五積散：体力中等度，冷えのぼせ，腰痛，下肢痛。
4) 加味帰脾湯：体力低下，貧血抑うつ傾向，易疲労。
5) 抑肝散加陳皮半夏：体力中等度以下，腹直筋緊張，胸脇苦満，易怒性。
6) 柴胡桂枝湯：本方より胸脇苦満が明らか，発汗傾向，腹直筋の緊張。
7) 柴胡加竜骨牡蛎湯：体力中等度以下，腹力充実，腹部大動脈の拍動亢進。

柴胡清肝湯（さいこせいかんとう） 一貫堂方

柴胡，黄芩，黄柏，黄連，栝楼根，甘草，桔梗，山梔子，地黄，芍薬，川芎，当帰，薄荷，連翹，牛蒡子。

〔目標〕 上気道炎を繰り返し，あるいは慢性化した人に好んで使用される。特に小児に多く用いられる。すなわち，一般に皮膚の色が浅黒くて，扁桃，頸部や顎下部リンパ腺に炎症腫脹を起こしやすい場合に用いる。腹部は，両腹直筋の緊張や，季肋下部の抵抗圧痛(胸脇苦満)がある。

〔適応〕 慢性及び再発性扁桃炎，頸部顎下部リンパ腺炎，アデノイド，咽頭炎，喉頭炎。その他，虚弱児童の体質改善，湿疹等。

〔病態〕 少陽病期・胸脇苦満型，実証。肝・心の陽気の病的過剰状態があり，のぼせ感，神経過敏，顔面や頸部の充血などを呈する。併わせて，軽度の血虚と津液(水)の不足状態がみられる。口腔，咽喉，頸部の炎症を伴うことが多い。

〔鑑別〕
1) 小柴胡湯：胸脇苦満，腹壁の緊張度は著明でない。便秘傾向も伴わない。
2) 小建中湯：易疲労，小児夜尿症，腹直筋の緊張，腹痛。
3) 柴胡桂枝湯：体力中等度以下，胸脇苦満，発汗傾向，口苦，易怒性。

柴朴湯（さいぼくとう） 本朝経験

柴胡，半夏，茯苓，黄芩，厚朴，大棗，人参，甘草，蘇葉，生姜。

〔目標〕 体力中等度の人で，肋骨弓下部に抵抗・圧痛があり，心窩部に膨満感があり，精神不安，抑うつ傾向のある場合に用いられる。一般に，食欲不振，全身倦怠感，咽喉・食道部の異物感，喘鳴，咳嗽，動悸，めまい等の症状を伴うことが多い。

〔適応〕 気管支炎，気管支喘息，小児喘息，感冒，慢性胃炎，不安神経症，咽・喉頭神経症，食道神経症，その他，胃神経症，過敏性大腸症候群，胸膜炎・肺結核等の補助療

法，慢性リンパ腺炎，虚弱児の体質改善等。
〔副作用〕　まれに間質性肺炎→中止，加療。
〔病態〕　少陽病期・胸内型，虚実間証。
　　小柴胡湯と半夏厚朴湯の合方であり，両方剤の病態が併存する。すなわち，肝の陽気の病的過剰状態があり，脾の軽度の衰えと水滞があり，しかも咽喉部を主とした気鬱がみられる。胸脇苦満，軽度の心下痞鞕がみられる。
〔鑑別〕
　1）半夏厚朴湯：体力中等度，咽喉閉塞感，胸脇苦満はない。
　2）茯苓飲合半夏厚朴湯：体力中等度以下，胃部振水音，咽喉閉塞感，消化器症状。
　3）柴胡加竜骨牡蛎湯：体力中等度以上，胸脇苦満，不安，抑うつ傾向，便秘。
　4）神秘湯：体力中等度以上，呼吸困難，抑うつ傾向。
　5）小青竜湯：体力中等度以下，胃腸虚弱，水様の鼻汁と喀痰。
　6）麻杏甘石湯：体力中等度，感冒後の咳嗽，口渇，発汗傾向，熱感。
　7）五虎湯：体力中等度，小児の咳嗽，口渇。
　8）竹茹温胆湯：体力低下，微熱の持続，不眠，不安，動悸，胸脇苦満。

柴苓湯（さいれいとう）

世医得効方・巻2・痎瘧

柴胡，沢瀉，半夏，黄芩，蒼朮（白朮），大棗，猪苓，人参，茯苓，甘草，桂皮，生姜。

〔目標〕　体力中等度の人で，季肋下部の苦満感及び肋骨弓下部に抵抗・圧痛（胸脇苦満）があり，口渇，尿量の減少，浮腫等の認められる場合に用いられる。その他，食欲不振，悪心・嘔吐，下痢，腹痛，頭痛，めまい，微熱等を伴うことがある。腹部は，振水音を認めることが多い。
〔適応〕　胃炎，ネフローゼ，その他，種々の原因による浮腫，慢性肝炎，肝硬変，水様性下痢，急・慢性胃腸炎，胃腸型感冒。その他，胃アトニー症，胃下垂症，腎盂腎炎，メニエール症候群，暑気あたり。
〔副作用〕　まれに間質性肺炎→中止，加療。
〔病態〕　少陽病期・胸脇苦満型，虚実間証。小柴胡湯と五苓散の合方であり，両方剤の病態を併せ持つ。すなわち，肝の陽気の病的過剰状態と水滞の症候が併存し，しかも軽度の脾の衰えがある。腹力は中等度で，胸脇苦満があり，時に胃部振水音を認める。舌は腫大し歯痕があり，湿潤した白苔がある。
〔鑑別〕
　1）小柴胡湯：胸脇苦満，腹壁の緊張度は著明でない。便秘傾向も伴わない。
　2）五苓散：体力中等度，口渇，尿量減少，浮腫，嘔吐，頭痛，二日酔い。
　3）茵蔯五苓散：体力中等度，口渇，黄疸，肝障害，尿量減少。
　4）胃苓湯：体力中等度，水様性下痢，嘔吐，腹部膨満，尿量減少。
　5）半夏瀉心湯：体力中等度，心窩部膨満感，胸やけ，下痢，腹中雷鳴，神経症の傾向。

三黄瀉心湯(さんおうしゃしんとう)　　　金匱要略・驚悸吐衄下血胸満瘀血病第十六

黄芩，黄連，大黄。
〔目標〕　比較的体力のある人が，のぼせて顔面が紅潮，気分がイライラして落ち着かない等の精神神経症状を訴える場合に用いられる。この時，不安，不眠，頭痛，耳鳴，便秘の傾向があって，鼻出血，吐血，下血等の諸出血を伴うことがある。
〔適応〕　高血圧症，動脈硬化症，諸種の出血(鼻出血，痔出血，吐血等)，不安神経症，自律神経失調症，更年期障害。その他，不眠症，口内炎，便秘，胃炎，宿酔，湿疹，蕁麻疹。
〔慎重〕　悪寒，下痢の傾向，著しく体力の衰えている人。
〔病態〕　少陽病期・心下痞鞕型，実証。
　　半表半裏に熱があり，また五臓では心の失調(心の陽気の病的過剰)がみられ，このため神経過敏，のぼせ，胸内苦悶感，鼻出血，痔出血など出血傾向がある。また便秘傾向もあり，少陽病期から陽明病期に近づきつつある病態と考えられる。
〔鑑別〕
　　1) 黄連解毒湯：体力中等度以上，のぼせ，精神不安，身体の熱感，出血傾向。
　　2) 桃核承気湯：瘀血症候群，体力充実，便秘，のぼせ，精神不安。
　　3) 柴胡加竜骨牡蛎湯：体力中等度以上，腹力充実，腹部大動脈の拍動亢進。

酸棗仁湯(さんそうにんとう)　　　金匱要略・血痺虚労病第六

茯苓，川芎，知母，甘草，酸棗仁。
〔目標〕　体力の低下した人で，心身が疲労して眠ることのできない場合に用いる。その時，めまい，精神不安，神経過敏などが認められる。
〔適応〕　不眠症，神経症，嗜眠，自律神経失調症。
〔慎重〕　胃腸虚弱(稀に下痢)。
〔病態〕　少陽病期・胸内型，虚証。
　　心の陰液の不足があり，抑うつ，不安，焦燥感などを呈し，加えて半表半裏の熱があり，手足のほてり，のぼせ感などを伴う。軽度の血虚の症状をみる。他覚所見は皮膚が乾燥傾向にあり，腹力は軟弱であって，臍上悸は認めない。不眠の内容は眠りが浅い，熟眠感のないもので，寝つきの悪いものではない。
〔鑑別〕
　　1) 帰脾湯：体力低下，易疲労，貧血，下血，吐血，血小板・白血球減少。
　　2) 加味帰脾湯：体力低下，貧血，抑うつ傾向，易疲労。
　　3) 抑肝散加陳皮半夏：体力中等度以下，腹筋緊張，胸脇苦満，易怒性。
　　4) 竹筎温胆湯：体力低下，微熱の持続，不眠，不安，動悸，胸脇苦満。
　　5) 桂枝加竜骨牡蛎湯：体力低下，神経症，陰萎，遺精，易疲労，盗汗。
　　6) 抑肝散：体力中等度，腹直筋の緊張，易怒性，不安，筋痙攣。

三物黄芩湯(さんもつおうごんとう)　　　　金匱要略・婦人産後病第二十一

地黄，黄芩，苦参．
〔目標〕　体力中等度あるいはそれ以上の人の手足の熱感を目標に用いる．この時，口渇，不眠，頭痛等を伴うことが多い．また，皮膚疾患においては，手掌，足蹠の熱感，瘙痒感，乾燥，発赤がある場合に用いる．
〔適応〕　湿疹，進行性指掌角皮症，掌蹠膿疱症，掌蹠熱感，その他，不眠症，更年期障害，高血圧，頭痛，汗疱状白癬など．
〔慎重〕　胃腸虚弱な人．
〔病態〕　少陽病期・瘀血型，虚実間証．
　　血が熱を帯び(血熱)，五臓の陰液が軽度に不足した病態．掌蹠のほてり(著しい時は灼熱感)，掌蹠の角化異常や皮疹など症状が掌蹠に集中するのが特徴である．また血熱により瘀血が生じ，このための諸症状(頭痛，更年期障害，不眠など)がみられる．
〔鑑別〕
　1) 温清飲：体力中等度，皮疹，皮膚枯燥，皮膚の色素沈着．
　2) 白虎加人参湯：体力中等度以上，口渇，尿量増加，身体の熱感．
　3) 八味地黄丸：体力中等度以下，口渇，足腰の冷え，夜間頻尿，浮腫，陰萎．
　4) 温経湯：体力中等度以下，手掌のほてり，口唇乾燥，冷え性，下腹部の冷え，赤ぎれ，角化異常．

滋陰降火湯(じいんこうかとう)　　　　済生方

蒼朮，地黄，芍薬，陳皮，当帰，麦門冬，黄柏，甘草，知母，天門冬．
〔目標〕　体力が低下した人や高齢者の咳嗽に用いられる．この時，咳は比較的激しく，痰は粘稠で切れにくい．時に乾性ラ音を認めることがある．また，皮膚は浅黒く，微熱，便秘傾向がある．
〔適応〕　急・慢性気管支炎，上気道炎，その他，気管支喘息，肺結核，喉頭炎(嗄声)．
〔慎重〕　皮膚蒼白で，発汗，喀痰が多い人，胃腸虚弱で下痢をしやすい人．
〔病態〕　少陽病期・胸内型，虚証．肺の陰液が不足し，このため相対的に肺の陽気が過剰となり熱証を呈する病態．このため後咽頭壁の乾燥，舌乳頭の消失(鏡面舌)と乾燥，乾燥性の咳嗽，微熱を呈する．咳嗽は夜半～早朝に頻発する．
〔鑑別〕
　1) 滋陰至宝湯：体力低下，色調の濃い喀痰，盗汗，口渇，身体の熱感．
　2) 竹筎温胆湯：体力低下，微熱の持続，不眠，不安，動悸，胸脇苦満．
　3) 麦門冬湯：体力中等度以下，発作性の乾性の咳嗽，咽喉乾燥感．
　4) 柴陥湯：体力中等度以上，明らかな胸脇苦満，心下痞鞕，胸痛，弛張熱．
　5) 清肺湯：体力中等度以下，慢性化した呼吸器疾患，粘稠性で色調の濃い喀痰，血痰．
　6) 麻杏甘石湯：体力中等度以上，喘鳴，咳嗽，口渇．

滋陰至宝湯(じいんしほうとう)　　　　　　　　　　　　　万病回春・巻6・婦人虚労

香附子，柴胡，芍薬，知母，陳皮，当帰，麦門冬，白朮，茯苓，甘草，薄荷，地骨皮，貝母。

〔目標〕　体力の低下した人の慢性に経過した咳嗽に用いる。この時，痰は比較的切れやすく，量はさほど多くない。盗汗，軽度の口渇等を伴うことがあり，一般に食欲不振，全身倦怠感等を認める。

〔適応〕　急・慢性気管支炎，上気道炎，気管支拡張症，その他，気管支喘息，肺結核，肺気腫，肺線維症。

〔病態〕　少陽病期・胸内型，虚証。
肺の熱が遷延化したために陰液の不足を来している病態が主体をなすが，加えて肝の失調と脾の衰えを伴い，神経過敏症状，気虚，血虚の症状を呈する。

〔鑑別〕
1) 滋陰降火湯：体力低下，高齢者の咳嗽，粘稠な喀痰，皮膚枯燥，早朝に多い咳嗽，手足のほてり。
2) 清肺湯：体力中等度以下，慢性化した呼吸器疾患，粘稠性で色調の濃い喀痰，血痰。
3) 麦門冬湯：体力中等度以下，咽喉乾燥感，発作性の激しい咳嗽。
4) 柴朴湯：体力中等度，胸脇苦満，呼吸困難感，咽喉・心窩部の閉塞感。
5) 竹筎温胆湯：体力低下，微熱の持続，不眠，不安，動悸，胸脇苦満。

紫雲膏(しうんこう)

ゴマユ，シコン，トウキ，サラシミツロウ，トンシ。

〔目標〕　比較的体力の低下した人で，分泌物の少ない皮膚疾患や外傷等に用いる。
1) 外傷，熱傷，凍瘡，褥瘡等。
2) 皮膚損傷を伴う場合。
3) 肌の乾燥，荒れ，角化性の皮膚疾患。

〔適応〕　火傷，痔核による疼痛，肛門裂傷。

四逆散(しぎゃくさん)　　　　　　　　　　　　　　　　　　　傷寒論・少陰病

柴胡，芍薬，甘草，枳実。

〔目標〕　体力中等度もしくはそれ以上の人で，胸脇苦満，腹直筋の攣急がありイライラ，不眠，抑うつ感等の精神神経症状を訴える場合に用いる。腹痛，腹部膨満感，動悸等を伴う場合。

〔適応〕　比較的体力のある人で，大柴胡湯証と小柴胡湯証と中間証を表すものの次の諸症：胆嚢炎，胆石症，胃炎，胃酸過多，胃潰瘍，鼻カタル，気管支炎，神経質，ヒステリー。

〔慎重〕 著しく体力の衰えている患者。
〔病態〕 少陽病期・胸脇苦満型，虚実間証。
　肝の陽気の病的過剰状態と，肝の陰液の不足が共にみられる病態で，このためにさまざまな精神症状が現れる。他覚所見では胸脇苦満と共に両側の腹直筋が全長に亘って攣急しており，また手掌・足蹠の発汗を伴う冷えがみられる。
〔鑑別〕
　1) 大柴胡湯：体力充実，口苦，胸脇苦満，充実した腹壁，便秘。
　2) 柴胡桂枝湯：体力中等度以下，胸脇苦満，発汗傾向，口苦，易怒性。
　3) 柴胡加竜骨牡蛎湯：体力中等度以上，腹力充実，腹部大動脈の拍動亢進。
　4) 小柴胡湯：大柴胡湯に近似するが，胸脇苦満，腹壁の緊張度は著明でない。便秘傾向も伴わない。

四君子湯（しくんしとう）

和剤局方・巻3・治一切気

　蒼朮，人参，茯苓，甘草，生姜，大棗。
〔目標〕 体力低下，顔色不良，胃腸機能の低下を目標に使用する。この場合，全身倦怠感，食欲不振，胃部の不快感・膨満感，時に悪心・嘔吐，下痢，腹鳴がある。腹壁の緊張の著しい低下と，心窩部の振水音を認めることが多い。
〔適応〕 胃炎，胃・十二指腸潰瘍，慢性胃腸炎，胃アトニー症，胃下垂症，慢性消耗性疾患，術後の胃腸障害。
〔併用〕 精神症状が顕著な場合には，甘麦大棗湯，又は精神安定薬や自律神経調整薬を併用。
〔病態〕 太陰病期・心下痞鞕型，虚証。
　脾の作用の衰えがあり，気の生成が低下し，気虚に陥った病態。
〔鑑別〕
　1) 六君子湯：体力中等度以下，易疲労，痩せ，全身倦怠感，顔色不良。
　2) 人参湯：体力低下，唾液分泌過多，易疲労，冷え，顔色不良，下痢。
　3) 茯苓飲：体力中等度以下，胃部振水音，動悸，尿量減少。
　4) 半夏瀉心湯：体力中等度，心窩部膨満感，胸やけ，下痢，腹中雷鳴，神経症の傾向。

梔子柏皮湯（ししはくひとう）

傷寒論・陽明病

　山梔子，甘草，黄柏。
〔目標〕 体力中等度で皮膚の瘙痒を訴える次のような病態。
　1) 肝臓部の緩和な圧迫感，軽微な黄疸症状，皮膚の瘙痒，炎症充血を目標に，肝臓疾患，蕁麻疹，皮膚瘙痒症，宿酔等に用いる。
　2) 蕁麻疹，皮膚瘙痒症には発赤や腫脹，瘙痒があるもので，その他の所見がないものに用いる。

〔適応〕 黄疸，皮膚瘙痒症，宿酔。
〔慎重〕 体力の著しく低下しているもの。
〔病態〕 少陽病期・胸内型，虚実間症。
結節性紅斑，皮疹，血管炎，口内炎など血に熱のある病態で，半表半裏の熱が主体である。黄疸，皮疹，尿路の炎症などを呈する。また強い瘙痒感，イライラ感など神経過敏状態を伴う。
〔鑑別〕
1) 茵蔯蒿湯：体力中等度，肝障害，口渴，頭部の発汗。
2) 黄連解毒湯：体力中等度以上，顔面紅潮，充血，出血。
3) 加味逍遥散：体力中等度以下，胸脇苦満，瘀血症候群。

七物降下湯（しちもつこうかとう） 修琴堂経験方

当帰，芍薬，黄耆，地黄，川芎，黄柏，釣藤鈎。
〔目標〕 体質虚弱ながら胃腸の働きの比較的よい人の高血圧症に用いる。易疲労感，下半身の冷え，頻尿傾向等を伴う場合。
〔適応〕 体質虚弱の傾向のあるものの次の諸症：高血圧に伴う随伴症状（のぼせ，肩こり，耳鳴，頭重）。
〔慎重〕 著しい胃腸虚弱。
〔病態〕 少陽病期・瘀血型，虚証。
肝の陽気と陰液とが共に不足しているが，陰液の衰えがより強いため，仮性の肝の陽気の過剰状態がみられる。同時に血虚の病態を伴う。また軽度の上熱下寒の傾向をみる。
〔鑑別〕
1) 釣藤散：体力中等度以下，高血圧，頭痛，眼痛。
2) 柴胡加竜骨牡蛎湯：体力中等度以上，腹力充実，腹部大動脈の拍動亢進。
3) 八味地黄丸：体力中等度以下，口渴，足腰の冷え，夜間頻尿，浮腫，陰萎。
4) 黄連解毒湯：体力中等度以上，のぼせ，精神不安，身体の熱感，出血傾向。
5) 抑肝散加陳皮半夏：体力中等度以下，腹筋緊張，胸脇苦満，易怒性。
6) 半夏白朮天麻湯：体力中等度以下，頭重，頭痛，抑うつ傾向，食欲不振，倦怠。

四物湯（しもつとう） 和剤局方・巻9・治婦人諸疾

地黄，芍薬，川芎，当帰。
〔目標〕 比較的体力の低下した人で，顔色が悪く，皮膚の栄養低下や乾燥傾向があり，腹部は軟弱で臍傍に腹部大動脈の拍動亢進を認めることを目標に使用する。一般に産婦人科領域の諸疾患に用いられることが多い。本方は単独で用いられることは少なく他の処方との合方（例えば黄連解毒湯と合方した温清飲）あるいは加味方（例えば釣藤，黄耆，黄柏を加味した七物降下湯）として用いられることが多い。

〔適応〕 冷え性，月経不順，更年期障害，自律神経失調症。その他，不妊症，産後の諸症状，低血圧症，肝斑等。
〔病態〕 太陰病期・瘀血型，虚証。
瘀血型に分類したが正確には典型的な血虚の病態であり，瘀血の程度は軽い。
〔鑑別〕
1) 当帰芍薬散：瘀血症候群，体力低下，手足の冷え，貧血傾向，腹痛。
2) 加味逍遥散：体力中等度以下，発作性の顔面紅潮，胸脇苦満，臍傍の圧痛。
3) 芎帰膠艾湯：体力中等度以下，貧血，出血傾向，手足の冷え，皮膚の荒れ。

炙甘草湯（しゃかんぞうとう）　　傷寒論・太陽病下篇，金匱要略・血痺・肺痿

地黄，麦門冬，桂皮，大棗，人参，生姜，炙甘草，麻子仁，阿膠。

〔目標〕 比較的体力の低下した人で，動悸，息切れを訴える場合に用いる。この場合脈は頻数，不整，結滞等を呈することが多い。一般症状としては，皮膚の栄養が低下して，疲労感，手足のほてり，口渇，便秘などを伴うことが多い。
〔適応〕 甲状腺機能亢進症，発作性頻拍，心臓神経症，不整脈（ある種の），心不全（軽症時）。その他，肺気腫，気管支喘息，慢性気管支炎等。
〔病態〕 少陽病期・胸内型，虚証。
熱性病態が遷延化したり，太陽病期に過度の発汗を行ったために津液が不足し，特に心の陽気と陰液が共に衰えた病態である。
〔鑑別〕
1) 苓桂朮甘湯：体力低下，息切れ，動悸，起立性低血圧，のぼせ，下肢の冷え，尿量減少。
2) 木防已湯：体力低下，心不全傾向，口渇，尿量減少，浮腫，心窩部の緊満。
3) 柴胡加竜骨牡蛎湯：体力中等度以上，腹力充実，腹部大動脈の拍動亢進。

芍薬甘草湯（しゃくやくかんぞうとう）　　傷寒論・太陽病上篇

甘草，芍薬。

〔目標〕 骨格筋及び平滑筋（消化管，胆道，尿路等）の急激な痙攣性疼痛を目標として，体質の強弱にかかわりなく用いられる。但し，連用されることは比較的少なく，頓服，あるいは他の処方と併用されることが多い。
〔適応〕 疝痛（尿路，胆道，消化管等），過労性筋肉痛，急性腰痛，腓腹筋痙攣。その他，坐骨神経痛，項部痛，捻挫など。
〔副作用〕
1) 偽性アルドステロン症。
2) ミオパシー（低K血症の結果として）（脱力感，筋力低下，筋肉痛，四肢痙攣・麻痺等の横紋筋融解症）CK上昇，血中及び尿中のミオグロビン上昇が認められた→場合には中止し処置。

〔相互〕 フロセミド，エタクリン酸又はサイアザイド系利尿薬との併用→血清K値の低下。
〔病態〕 太陰病期・腹直筋攣急型，虚証。
肝の陰液の衰えがあり，消化管，尿管，骨格筋の攣縮を呈するもの。両側腹直筋の攣急を認める例が多い。
〔鑑別〕
1) 桂枝加芍薬湯：体力低下，腹部膨満，腹痛，過敏性腸症候群。
2) 柴胡桂枝湯：体力中等度以下，胸脇苦満，発汗傾向，口苦，易怒性。
3) 小建中湯：易疲労，小児夜尿症，腹直筋の緊張，腰痛。
4) 大建中湯：体力低下，手足，腹の冷え，腹痛，腸の蠕動亢進，鼓腸。
5) 大柴胡湯：体力充実，口苦，胸脇苦満，充実した腹壁，便秘。
6) 桂枝加朮附湯：体力低下，関節痛，冷え性，筋の攣縮，尿量減少。

修治ブシ末（しゅうちぶしまつ）

ハナトリカブト。
〔適応〕 漢方処方の調剤に用いる。
〔その他〕 加工ブシ末(⇒付10頁)に準ずる

十全大補湯（じゅうぜんたいほとう）

和剤局方・巻5・治諸虚

黄耆，桂皮，地黄，芍薬，川芎，当帰，人参，茯苓，甘草，蒼朮。
〔目標〕 病後，術後あるいは慢性疾患などで，疲労衰弱している場合に用いる。
1) 全身倦怠感，食欲不振，顔色不良，皮膚枯燥，貧血などを伴うことが多い。
2) 盗汗，口内乾燥感などを伴う場合。
〔適応〕 病後の体力低下，疲労倦怠，食欲不振，盗汗，手足の冷え，貧血。
〔病態〕 太陰病期・腹直筋攣急型，虚証。
気虚の病態を目標とする四君子湯と血虚の病態を改善する四物湯を合方し，さらに桂皮と黄耆を加えた方剤であり，著しい気虚と血虚の併存する病態。
〔鑑別〕
1) 補中益気湯：体力中等度以下，全身倦怠，易疲労，軽度の胸脇苦満。
2) 真武湯：体力低下，全身倦怠，悪寒，下痢，浮腫，足腰の冷え。
3) 小建中湯：易疲労，小児夜尿症，腹直筋の緊張，腰痛。
4) 六君子湯：体力中等度以下，易疲労，痩せ，全身倦怠感，顔色不良。
5) 人参養栄湯：体力低下，倦怠，顔色不良，るい痩，食欲不振，微熱。

十味敗毒湯（じゅうみはいどくとう）

春林軒蔵方

柴胡，桔梗，川芎，茯苓，防風，甘草，荊芥，生姜，独活，樸樕。

〔目標〕 体力中等度の人の諸種の皮膚疾患で，患部は発散性あるいは，びまん性の発疹で覆われ，滲出液の少ない場合に用いる。
　1) 患部に化膿を伴うかあるいは化膿を繰り返す場合。
　2) 季肋下部に軽度の抵抗・圧痛を認める場合。
〔適応〕 化膿性皮膚疾患，急性皮膚疾患の初期，蕁麻疹，急性湿疹，水虫。
〔慎重〕 体力のない虚弱な患者。
〔病態〕 少陽病期・胸脇苦満型，虚実間証。
　病位は少陽病期であるが例外的に皮膚症状を主徴とする病態である。これを少陽病期と位置づける理由は半表半裏に熱があり，これを基盤として表の異常を呈しているからである。他覚所見では顔面の充血傾向は少なく，顔色は薄墨色のことが多く，皮疹は化膿傾向があって分泌物は少ない。軽度の胸脇苦満をみる。
〔鑑別〕
　1) 荊芥連翹湯：体力中等度，上半身の炎症，皮膚の色素沈着，手掌の発汗。
　2) 加味逍遥散：体力中等度以下，発作性顔面紅潮，胸脇苦満，臍傍の圧痛。
　3) 温清飲：体力中等度，乾燥した皮疹，浅黒い皮膚。
　4) 清上防風湯：体力中等度以上，上半身の炎症，顔面紅潮。
　5) 消風散：体力中等度以上，湿潤した皮疹，強い瘙痒感，口渇。
　6) 葛根湯：体力中等度以上，上半身の炎症，項背の凝り。

潤腸湯（じゅんちょうとう）　　　　万病回春・巻4・大便閉

地黄，当帰，黄芩，枳実，杏仁，厚朴，大黄，桃仁，甘草，麻子仁。
〔目標〕 体力が中等度あるいはやや低下した人，ことに高齢者の弛緩性又は痙攣性の便秘に用いられる。すなわち，皮膚につやがなくカサカサしており，腹部は堅いかあるいは，腹壁が弛緩して硬い糞塊が触知されることがある。
〔適応〕 常習性便秘。その他急性便秘。
〔併用〕 便秘の著しい場合には，大黄甘草湯又は，大黄末を適宜併用する。
〔病態〕 太陰病期・腸型，虚実間証。
　脾の陰液が不足し，胃腸の働きが衰えた麻痺性の便秘。血虚と津液（水）の不足を伴い，また腸の表層に熱がある。陽明病期の腸型から太陰病期へと移行した病態と考えることができる。皮膚の乾燥，舌の乾燥，舌質が薄く，鏡面舌様の状態を典型とする。腹中の気滞も伴う。
〔鑑別〕
　1) 麻子仁丸：体力中等度以下，潤腸湯使用の目標となる皮膚の枯燥傾向は一般に伴わない。乾燥した塊状の便。
　2) 桂枝加芍薬大黄湯：体力中等度以下，過敏性腸症候群の傾向，腹痛。
　3) 調胃承気湯：体力中等度～充実，腹部膨満感。
　4) 大黄甘草湯：体力中等度，便秘を主徴とし他の随伴症状に乏しいもの。

小建中湯（しょうけんちゅうとう） 傷寒論・太陽病中篇，金匱要略・虚労・黄疸・婦人雑病

芍薬，桂皮，大棗，甘草，生姜，膠飴。

〔目標〕 体質虚弱な人が，疲労倦怠感，腹痛などのある場合に用いられる。その他，軽度ではあるが，皮膚の栄養低下，冷え性，動悸，盗汗，鼻出血，手足のほてり，尿意頻数，神経過敏等の症状を認める。腹部は腹壁が薄く，両側の腹直筋が緊張していることが多い。本方は小児の虚弱者を目標に使用されることが多い。

〔適応〕 反復性臍疝痛，虚弱児童の体質改善，慢性胃腸炎，起立性調節障害，夜尿症。その他，病後の体力低下，開腹術後症候群，小児夜啼症，幼児のヘルニア（臍部・鼠径部），慢性扁桃炎，アデノイド，神経症，気管支喘息，慢性肝炎など。

〔病態〕 太陰病期・腹直筋攣急型，虚証。

五臓，特に脾の衰えがあり，胃腸の気血の巡りが低下した病態。このため消化管，Oddi 括約筋，尿管などの痙攣性攣縮を生じる。気虚と軽度の血虚の症状を伴う。腹直筋は両側が全長にわたり張ることが多いが，単に軟弱な薄い腹壁を呈することもある。

〔鑑別〕
1) 桂枝加芍薬湯：目標は似るが，皮膚の低栄養と易疲労は著しくない。
2) 当帰建中湯：目標は似るが側腹部痛が明らか。貧血傾向。
3) 黄耆建中湯：目標は似るが易疲労，るい痩，皮疹をみる。
4) 大建中湯：体力低下，手足・腹の冷え，腹痛，腸の蠕動亢進，鼓腸。
5) 補中益気湯：体力中等度以下，全身倦怠，易疲労，軽度の胸脇苦満。
6) 人参養栄湯：体力低下，倦怠，顔色不良，るい痩，食欲不振，微熱。
7) 桂枝加竜骨牡蛎湯：体力低下，神経症，陰萎，遺精，易疲労，盗汗。
8) 六味丸：体力低下，手足のほてり，陰萎，皮膚乾燥。
9) 三物黄芩湯：体力中等度，手足のほてり，口渇，不眠，皮膚乾燥。
10) 柴胡桂枝湯：体力中等度以下，胸脇苦満，発汗傾向，口苦，易怒性。

小柴胡湯（しょうさいことう） 傷寒論・太陽病中・下篇・陽明病・少陽病・厥陰病・差後病，金匱要略・黄疸・嘔吐・婦人産後

柴胡，半夏，人参，大棗，甘草，生姜，黄芩。

〔警告〕 慢性肝炎における肝機能障害の目的で投与された患者で間質性肺炎が起こり，重篤な転帰に至ることがある→中止，加療。

〔禁忌〕 ①慢性肝炎の治療におけるインターフェロンとの併用 ②肝細胞癌，肝硬変症が確定診断されている患者 ③慢性肝炎における肝機能障害で血小板数が 10 万/mm3 以下の患者。

〔目標〕 体力中等度の人で胸脇苦満のある場合に用いる。
1) 熱性疾患では食欲不振，口中不快感を伴う場合。
2) 胸脇苦満の認められる諸種慢性疾患。

3）食欲不振，全身倦怠感等を伴う諸種慢性疾患。
　　4）小児虚弱体質の改善。
〔適応〕　**❶**体力中等度で上腹部が張って苦しく，舌苔を生じ，口中不快，食欲不振，時により微熱，悪心等のあるものの次の諸症：諸種の急性熱性病，肺炎，気管支炎，感冒，胸膜炎・肺結核等の結核性諸疾患の補助療法，リンパ節炎，慢性胃腸障害，産後回復不全（以上ツムラのみ適応承認）。吐き気，食欲不振，胃炎，胃腸虚弱，疲労感及びかぜの後期の症状　**❷**慢性肝炎における肝機能障害の改善。
〔慎重〕　著しく体力の衰えている患者。
〔副作用〕　稀にアレルギー性間質性肺炎，肝障害。ミオパシー（低K血症の結果として）（脱力感，筋力低下，筋肉痛，四肢痙攣・麻痺等の横紋筋融解症）→CK上昇，血中及び尿中のミオグロビン上昇が認められた場合には中止し処置。
〔併用〕
　　1）気管支炎等で咽喉不快感を伴う場合には半夏厚朴湯を併用する。
　　2）黄疸を伴う肝機能障害では茵蔯蒿湯を併用する。
〔病態〕　少陽病期・胸脇苦満型，虚実間証。
　　肝の陽気の病的過剰状態が主体をなし，これに軽度の脾胃の衰えを伴う病態。明らかな胸脇苦満があり，軽度の心下痞鞕をみる。舌にはやや乾燥した白苔がみられる。
〔鑑別〕
　　1）大柴胡湯：体力充実し，胸脇苦満，腹壁の緊張が著明，便秘傾向。
　　2）柴胡桂枝湯：体力中等度以下，自然発汗傾向，頭痛，顔面紅潮，腹直筋緊張。
　　3）補中益気湯：体力中等度以下，全身倦怠，易疲労，軽度の胸脇苦満。
　　4）柴胡加竜骨牡蛎湯：大柴胡湯に似るが，抑うつ傾向，不安，不眠，易怒などの精神症状が著しい。腹大動脈の拍動亢進。
　　5）柴胡桂枝乾姜湯：体力低下，わずかな胸脇苦満，冷えのぼせ，精神症状。

小柴胡湯加桔梗石膏（しょうさいことうかききょうせっこう）　　　　本朝経験

石膏，柴胡，半夏，黄芩，桔梗，大棗，人参，甘草，生姜。
〔目標〕　体力中等度の人で，咽喉，鼻，耳等の亜急性ないし慢性の炎症性諸疾患に用いられる。一般に季肋部に苦満感を訴え，肋骨弓下部に抵抗圧痛（胸脇苦満）を認めるとともに微熱があることが多い。この時，食欲不振，悪心・嘔吐，口中の不快感，舌の白苔等を伴うことがある。
〔適応〕　咽頭炎，扁桃炎，扁桃周囲炎，咽頭炎，耳下腺炎，顎下腺炎，頸部リンパ節炎，中耳炎，外耳炎，鼻炎，副鼻腔炎。その他，感冒，インフルエンザ，気管支炎，甲状腺炎。
〔病態〕　少陽病期・胸脇苦満型，実証。
　　小柴胡湯に桔梗と石膏を加味したものである。肝の陽気の病的過剰状態があり，これに軽度の脾胃の衰えがあり，しかも咽喉部の充血，炎症を伴うもの。桔梗には抗炎症と鎮咳作用があり，石膏には熱を去り，気道を潤す作用がある。

〔鑑別〕（上気道炎について）
1) 小柴胡湯：体力中等度，胸脇苦満，口苦，食欲不振，激しい咽頭痛と口渇は伴わない。
2) 桔梗湯：体力中等度，強い咽頭部痛。
3) 荊芥連翹湯：体力中等度，皮膚浅黒色，手掌足蹠の発汗，腹直筋緊張。
4) 柴胡清肝湯：顔面紅潮，頸部リンパ節腫脹，胸脇苦満。
5) 麦門冬湯：体力中等度以下，発作性の乾性の咳嗽，咽頭乾燥感。
6) 葛根湯：急性炎症，項背部の凝り。
7) 辛夷清肺湯：体力中等度以上，鼻閉，後鼻漏，口渇，嗄声。

小青竜湯（しょうせいりゅうとう）　　傷寒論・太陽病中篇，金匱要略・痰飲・婦人雑病

半夏，甘草，桂皮，五味子，細辛，芍薬，麻黄，乾姜。
〔目標〕 体力が中等度の人で喘鳴，咳嗽，呼吸困難・鼻症状等がある場合に用いられる。この場合，泡沫水様の痰や，水様鼻汁，くしゃみを伴うことが多い。呼吸困難のないときは，腹部は比較的軟らかく，上腹部の腹直筋の軽度の緊張と心窩部の振水音を認めることがある。気管支喘息では，発作的ばかりではなく発作のないときにも用いられる。但し，痩せて顔色が悪く胃腸の弱い人には，麻黄が主薬となっている本方は用いないほうがよい。
〔適応〕 気管支炎，気管支喘息，鼻水，薄い水様の痰を伴う咳，鼻炎。
〔慎重〕
1) 著しく胃腸虚弱。
2) 狭心症，心筋梗塞など循環器系の障害又は既往歴。
〔相互〕
1) フロセミド，エタクリン酸，サイアザイド系利尿薬→血清K値の低下。
2) 交感神経興奮薬→動悸，頻脈等。
3) 解熱・鎮痛薬との併用→過度の発汗，時にショック。
〔併用〕
1) 気管支喘息に応用する場合には，時に麻杏甘石湯を併用してよいことがある。
2) 気管支喘息の治療にあたっては，基礎治療薬として柴朴湯，半夏厚朴湯等を併用するとよい。
〔病態〕 太陽病期，表虚証。
肺が寒に侵され，その作用が衰えて気虚と共に水滞の症状が現れ，これに加えて表に仮寒証（悪寒），発熱などの表証を呈する。胃部振水音をみることが多い。
〔鑑別〕
1) 苓甘姜味辛夏仁湯：体力低下，貧血，冷え性，心窩部振水音。
2) 麻黄附子細辛湯：体力低下，冷え性，咽痛，全身倦怠感。
3) 香蘇散：体力低下，感冒の初期，胃腸虚弱。
4) 麻杏甘石湯：体力中等度以上，口渇，自然発汗の傾向，身体の熱感。

5）麦門冬湯：体力中等度，激しい乾燥性の咳嗽，のぼせ，咽頭乾燥感と不快感，身体の熱感。

小半夏加茯苓湯（しょうはんげかぶくりょうとう） 金匱要略・痰飲咳嗽病第十二

半夏，生姜，茯苓。

〔目標〕 体力中等度の人を中心に，悪心・嘔吐のある場合に幅広く用いられる。この時，軽度であるが，口渇，尿量減少，めまい，動悸，心窩部振水音を伴うことが多い。本方は，特に強い悪心が持続して嘔吐を繰り返す場合に用いられる。

〔適応〕 体力中等度の次の諸症：妊娠嘔吐（つわり），その他の諸病の嘔吐（急性胃腸炎，湿性胸膜炎，水腫性脚気，蓄膿症），悪心。

〔病態〕 少陽病期・心下痞鞕型，虚証。

心下に水滞があり，気逆を伴う病態で，嘔吐，悪心を主徴とする。半夏は心下の水滞を取り除くことにより，気の上衝を降す（気逆を治す）といわれている。嘔吐に先立ち口渇を覚えることがある。

〔鑑別〕
1）二陳湯：体力中等度，口渇は伴わない。
2）六君子湯：体力中等度以下，心窩部膨満感。
3）半夏瀉心湯：体力中等度，心下痞鞕，胸やけ，下痢傾向。
4）呉茱萸湯：体力低下，心下痞鞕，冷え性。
5）五苓散：体力中等度，嘔吐，口渇，悪心は著しくない。
6）半夏厚朴湯：体力中等度以下，咽頭閉塞感，不安，不眠，呼吸困難。

消風散（しょうふうさん） 和剤局方・巻1・治諸風

石膏，地黄，当帰，蒼朮，防風，木通，知母，甘草，苦参，荊芥，牛蒡子，胡麻，蟬退。

〔目標〕 比較的体力のある人の慢性の皮膚疾患で，患部に熱感があって，多くは湿潤し，掻痒のはなはだしい場合に用いる。
1）頑固な皮疹で，分泌物があって痂皮を形成し，その外観が汚穢で地肌に赤味を帯び，口渇を訴える場合。
2）皮膚の病変が夏季に向かって，増悪する傾向のある場合。

〔適応〕 分泌物が多く，かゆみの強い慢性の皮膚病（湿疹，蕁麻疹，水虫，あせも，皮膚掻痒症）。

〔慎重〕
1）患部に分泌物がなくて乾いている場合。
2）著しく体力の衰えている患者。
3）著しく胃腸虚弱な患者。

〔病態〕 少陽病期・瘀血型，虚実間証。

瘀血型と分類したが正確には血熱の状態である。血熱とは血が熱を帯びた病態で紅斑，血管炎，身体内部の熱感などを呈する。このような病態では当然に血の巡りも障害されるので瘀血型に包括した。半表半裏に血熱があり，表に病変が現れたもので，皮疹の分泌物が多い傾向にある。血虚の症状と口渇を伴う。

〔鑑別〕
1) 越婢加朮湯：体力中等度，顔面紅潮，浮腫傾向，尿量減少，分泌物あり。
2) 十味敗毒湯：体力中等度，化膿傾向，顔色不良，乾燥した皮疹。
3) 温清飲：体力中等度，乾燥した皮疹，皮膚の色素沈着。
4) 白虎加人参湯：体力中等度以上，著しい口渇，尿量の減少はない。
5) 葛根湯：体力中等度以上，急性期で炎症症状の強いもの。

升麻葛根湯（しょうまかっこんとう） 和剤局方・巻2・治傷寒

葛根，芍薬，升麻，甘草，生姜。

〔目標〕 体力のいかんにかかわらず，熱性疾患の初期で，頭痛，発熱，悪寒，身体痛等がある場合に用いる。麻疹の初期に発疹の出現を促進し，経過を順調にする目的で用いられることもある。

〔適応〕 感冒，麻疹（初期）。その他，水痘，インフルエンザ，扁桃炎，蕁麻疹，皮膚炎等

〔病態〕 太陽病期，表虚実間証。
表に病態の主座があり，太陽病期に分類されるが，葛根湯などで現れる表仮寒証は伴わず，表熱の病態を呈するもので，麻疹などウイルス性疾患に伴って現れることが多い。

〔鑑別〕
1) 香蘇散：体力中等度以下，頭痛，発熱，胃腸虚弱，抑うつ傾向。
2) 葛根湯：体力中等度以上，頭痛，肩こり，自然発汗なし，上半身の炎症，鼻炎。
3) 桂枝湯：体力低下，自然発汗あり，鼻閉，鼻汁。
4) 麻黄湯：体力中等度以上，自然発汗なし，咳嗽，喘鳴，筋肉痛。

辛夷清肺湯（しんいせいはいとう） 外科正宗・巻4・鼻痔

石膏，麦門冬，黄芩，細辛，知母，升麻，百合，辛夷，枇杷葉。

〔目標〕 体力中等度，あるいはそれ以上の人で，鼻閉塞，鼻性鼻漏，後鼻漏等の鼻症状のある場合に用いる。局部に熱感及び疼痛を伴うことがある。

〔適応〕 副鼻腔炎，肥厚性鼻炎，慢性鼻炎，鼻ポリープ。

〔副作用〕 稀に間質性肺炎→中止，加療。

〔病態〕 少陽病期・胸内型，虚実間証。
肺と気道に熱があり，津液（水）が枯燥した病態。特に鼻腔，副鼻腔に充血と炎症があるもの。ときに粘稠性の喀痰をみる。口渇，身体の熱感を伴うことが多い。

〔鑑別〕
1) 葛根湯加川芎辛夷：体力中等度以上，頭痛，頭重，項背部のこわばり。
2) 荊芥連翹湯：皮膚浅黒色，手掌足蹠の発汗，腹直筋緊張。
3) 柴胡清肝散：顔面紅潮，頸部リンパ節腫脹，胸脇苦満。

参蘇飲（じんそいん）
和剤局方・巻2・治傷寒

半夏，茯苓，葛根，桔梗，陳皮，大棗，人参，甘草，枳実，蘇葉，生姜，前胡。
〔目標〕 平素より胃腸虚弱な人が感冒等にかかり，数日を経て病気がやや引いた場合に用いられる処方である。この場合，微熱，軽度の頭痛，咳嗽・痰の喀出等があり，心窩部膨満感，時に悪心・嘔吐，不安感等を伴うこともある。
〔適応〕 感冒，上気道炎。その他，気管支炎，気管支喘息等。
〔病態〕 太陽病期，表虚証。
　気虚の病態にあった者が，表に寒を受け太陽病期の症状を呈したものである。気鬱の症状もみられ，胸内苦悶感，不安感，心窩部膨満感を伴うことが多い。
　表の営衛を和し，気虚を改善し，気鬱を除く効能があるので，感冒の急性期が過ぎ，軽い微熱や咳嗽のみが残る場合にも用いられる(調理という)。
〔鑑別〕
1) 葛根湯：体力中等度以上，頭痛，肩こり，自然発汗なし，上半身の炎症，鼻炎。
2) 香蘇散：体力中等度以下，頭痛，発熱，胃腸虚弱，抑うつ傾向。
3) 小柴胡湯：胸脇苦満，腹壁への緊張度は著明ではない。便秘傾向も伴わない。
4) 柴胡桂枝乾姜湯：体力低下，わずかな胸脇苦満，冷えのぼせ，精神症状。

神秘湯（しんぴとう）
外台秘要・巻10・雑療上気欬嗽方

麻黄，杏仁，厚朴，陳皮，甘草，柴胡，蘇葉。
〔目標〕 体力中等度あるいはそれ以上の人が，咳嗽，喘鳴，呼吸困難を訴え，喀痰の少ない場合に用いる。この時，抑うつ気分等の精神神経症状を伴うことが多いが，胃腸は比較的丈夫である。
〔適応〕 気管支喘息，小児喘息，気管支炎。その他，感冒，肺気腫。
〔相互〕
1) 交感神経興奮薬との併用→動悸・頻脈等。
2) 解熱・鎮痛薬との併用→過度の発汗，時にショック。
〔病態〕 少陽病期・胸内型，虚実間〜実証。気道に仮性の寒があり，肺に熱があって，気鬱を伴い，さらに肝の陽気の病的過剰状態を示す病態である。鼻炎症状，喘息，咳嗽と共にのぼせ感，胸内苦悶感，神経過敏などを示す。
〔鑑別〕
1) 麻杏甘石湯：体力中等度以上，感冒後の咳嗽，喘鳴，口渇。
2) 五虎湯：体力中等度以上，小児の咳嗽，激しい咳嗽，口渇，自然発汗。

3) 清肺湯：体力中等度以下，亜急性〜慢性期の咳嗽，色調の濃い痰，時に血痰，咽痛。
4) 麦門冬湯：体力中等度，咽頭乾燥感，発作性の激しい咳嗽。
5) 柴陥湯：体力中等度以上，明らかな胸脇苦満，心下痞鞕，胸痛，弛張熱。
6) 柴朴湯：体力中等度，胸脇苦満，呼吸困難感，咽喉・心窩部の閉塞感。
7) 小青竜湯：体力中等度以下，水様の鼻汁と喀痰，胃腸虚弱。
8) 竹筎温胆湯：体力低下，微熱の持続，不眠，不安，動悸，胸脇苦満。
9) 半夏厚朴湯：体力中等度以下，咽喉閉塞感，不安，不眠，呼吸困難。

真武湯（しんぶとう） 傷寒論・太陽病中篇

茯苓，芍薬，蒼朮，生姜，附子。

〔目標〕 新陳代謝が低下して体力虚弱な人で，全身倦怠感や四肢の冷感，下痢，腹痛等を訴える場合に用いる。
1) 本方の下痢は，裏急後重を伴わない。
2) めまい，身体動揺感，心悸亢進等を伴う場合。

〔適応〕 新陳代謝の沈衰しているものの次の諸症：胃腸疾患，胃腸虚弱症，慢性胃炎，消化不良，胃アトニー症，胃下垂症，ネフローゼ，腹膜炎，脳溢血，脊髄疾患による運動並びに知覚麻痺，神経衰弱，高血圧症，心臓弁膜症，心不全で心悸亢進，半身不随，リウマチ，老人性瘙痒症。

〔慎重〕 自覚的に熱感のある患者，肥満体質。

〔病態〕 少陰病期・裏寒型，虚証。

五臓の陽気(特に脾，腎)が衰え，裏寒と水滞を来した病態。このため全身倦怠，四肢の冷感がみられ，特に裏寒の症状として下痢が，水滞の症状としてめまい感が現れる。腎の陽気の衰えにより中枢神経系の運動知覚の障害がみられる。

〔鑑別〕
1) 人参湯：体力低下，唾液分泌過多，易疲労，冷え，顔色不良，下痢。
2) 小建中湯：易疲労，小児夜尿症，腹直筋の緊張，腹痛。
3) 大建中湯：体力低下，手足・腹の冷え，腹痛，腸の蠕動亢進，鼓腸。

清上防風湯（せいじょうぼうふうとう） 万病回春・巻5・面病

黄芩，桔梗，山梔子，川芎，浜防風，白芷，黄連，甘草，枳実，荊芥，連翹，薄荷。

〔目標〕 比較的体力が充実した人，顔面，頭部の発疹，発赤，化膿しやすい場合。(のぼせ，赤ら顔，頭痛，めまい，眼球結膜の充血)。青年男女。

〔適応〕 尋常性痤瘡，頭部・顔面湿疹，酒皶性痤瘡，その他，慢性中耳炎，慢性副鼻腔炎，慢性結膜炎，頭部・顔面癰・癤・疔等。

〔病態〕 少陽病期・瘀血型，実証。

瘀血型に分類されるが，血熱(血に熱を帯びたもの)が主体で，これを基盤に皮膚症状

が現れた病態。顔面の紅潮，酒皶鼻，上半身に分布する炎症性の皮疹がみられる。
〔鑑別〕
1) 十味敗毒湯：体力中等度，浸出液の少ない皮疹，軽度の胸脇苦満。
2) 消風散：体力中等度以上，湿潤した皮疹，強い瘙痒感，口渇，皮疹は汚穢。
3) 荊芥連翹湯：体力中等度，上半身の炎症，皮膚の色素沈着，手掌の発汗。
4) 越婢加朮湯：体力中等度，赤ら顔，湿潤した皮疹，口渇，尿量減少。
5) 葛根湯：体力中等度以上，頭痛，肩こり，自然発汗なし，上半身の炎症，鼻炎。

清暑益気湯(せいしょえっきとう) 医学六要

蒼朮，人参，麦門冬，黄耆，陳皮，当帰，黄柏，甘草，五味子。
〔目標〕 比較的体力の低下した人で，食欲不振，全身倦怠感を訴える場合に用いる。
1) 軟便，尿量減少，自然発汗，手足の熱感などを伴う場合。
2) いわゆる夏痩せ，夏まけに多用される。
〔適応〕 暑気あたり，暑さによる食欲不振・下痢・全身倦怠，夏痩せ。
〔病態〕 少陽病期・腸型，虚証。
熱暑による発汗と生気の消耗のために気虚と津液の不足を来した病態。遷延化した熱性疾患，外科手術，甲状腺機能亢進症，糖尿病などに伴い気虚と津液の不足を招来したもの。脾と腸の作用の衰えがあり，軟便や下痢がみられることがある。

清心蓮子飲(せいしんれんしいん) 和剤局方・巻5・治痼冷

麦門冬，茯苓，黄芩，車前子，人参，黄耆，甘草，蓮肉，地骨皮。
〔目標〕 比較的体力の低下した人で，軽度の頻尿・残尿感・排尿痛等を目標に，主として慢性の泌尿器疾患に用いられる。
〔適応〕 慢性尿道炎，慢性膀胱炎，膀胱神経症，慢性前立腺炎，前立腺肥大。その他，尿路結石，ネフローゼ。
〔病態〕 少陽病期・心下痞鞕型，虚証。
五臓の陰液(特に脾，腎，心)の衰えがあり，気虚を伴い，抑うつ，眠りが浅い，排尿困難などを呈する。また陰液の不足により仮性の熱候を表す。
炎症は著しいものではなく，神経症的要素が症状を修飾している。
〔鑑別〕
1) 猪苓湯：体力中等度以上，熱性傾向，口渇。貧血傾向はない。
2) 猪苓湯合四物湯：体力中等度，わずかな熱性傾向，貧血傾向，慢性化したもの。
3) 五淋散：体力中等度ないし弱い，冷え性の傾向。慢性に経過するもの。
4) 竜胆瀉肝湯：体力中等度以上，熱性傾向，激しい排尿時痛。
5) 八味地黄丸：体力中等度以下，口渇，足腰の冷え，夜間頻尿。
6) 牛車腎気丸：八味丸の適応病態で，浮腫傾向，夜間尿，腰痛の著しいもの。

清肺湯(せいはいとう)

万病回春・巻2・咳嗽

当帰，麦門冬，茯苓，黄芩，桔梗，杏仁，山梔子，桑白皮，大棗，陳皮，甘草，五味子，生姜，竹筎，天門冬，貝母。

〔目標〕 比較的体力の低下した人で，咳嗽が遷延化し，痰が比較的多く，かつ粘稠で切れにくい場合に用いる。咳は時として激しく血痰を伴うこともある。その他，咽・喉頭痛，嗄声，咽喉頭異常感等を伴うこともある。

〔適応〕 気管支炎，咽・喉頭炎，気管支拡張症，肺気腫，気管支喘息。その他，肺炎，肺結核。

〔副作用〕 稀に間質性肺炎→中止，加療。

〔病態〕 少陽病期・胸内型，虚実間証。
気道の表面に熱と津液(水)の不足があり，肺と脾には水滞と気鬱が併存する病態。粘稠な多量の喀痰があり喀出が困難で，熱性の病態である。軽度の気逆の症状を伴う。

〔鑑別〕　(咳嗽と喀痰)
1) 麦門冬湯：体力中等以下，発作性の咳嗽，咽喉の乾燥感，微熱。
2) 滋陰降火湯：体力低下，高齢者の咳嗽，乾性ラ音，皮膚は浅黒く枯燥，手足のほてり。
3) 滋陰至宝湯：体力低下，色調の濃い喀痰，盗汗，口渇，熱感。
4) 五虎湯：体力中等度以上，小児の咳嗽，喘鳴，咳嗽，口渇。
5) 麻杏甘石湯：体力中等度以上，感冒後の咳嗽，喘鳴，口渇。

(咽痛)
1) 小柴胡湯加桔梗石膏：口苦，口渇，弛張熱，胸脇苦満。
2) 柴胡清肝散：顔面紅潮，頸部リンパ節腫脹，胸脇苦満。
3) 荊芥連翹湯：体力中等度，皮膚浅黒色，手掌足蹠の発汗，腹直筋緊張。
4) 桔梗湯：体力中等度，咽喉の腫脹発赤。
5) 甘草湯：咽喉の腫脹発赤，口腔粘膜のびらん。

川芎茶調散(せんきゅうちゃちょうさん)

和剤局方・巻2・治傷寒

香附子，川芎，荊芥，薄荷，白芷，防風，甘草，羌活，茶葉。

〔目標〕 体力の強弱に関係なく，感冒及び頭痛に用いられる。感冒では頭痛を伴う初期に用いられ，その際，眩暈，鼻閉，鼻声，四肢関節痛または筋肉痛等を伴うことがある。また，血の道症(婦人の月経周期に関連して起こる精神神経症状)の頭痛，筋緊張性頭痛，常習性頭痛等に用いられる。

〔適応〕 感冒，インフルエンザ等の頭痛，片頭痛，血の道症，筋緊張性頭痛。

〔副作用〕
1) 浮腫→直ちに中止。
2) 電解質代謝(長期連用→偽アルドステロン症)→中止。低K血症の結果→ミオパチー。

3) 過敏症(発疹,瘙痒等)。

〔病態〕 太陽病期,虚実間証。
太陽病期の病態はすべて表の気血(営衛)の巡りに失調を来した病態であるが,表が強く寒に侵され,気血の渋滞を呈したものが川芎茶調散の病態である。また軽度の水滞の症状も伴う。

〔鑑別〕
1) 葛根湯:体力中等以上,感冒の初期,頭痛,発汗傾向なし,後頭部のこわばり。
2) 桂枝人参湯:体力低下,頭痛,下痢,心窩部のつかえ感。
3) 呉茱萸湯:体力低下,頭痛,手足の冷え,心窩部のつかえ感。
4) 半夏白朮天麻湯:体力低下,頭痛,抑うつ傾向,心窩部のつかえ感。
5) 五苓散:体力中等度,頭痛,口渇,尿量減少。
6) 加味逍遥散:体力中等度以下,瘀血症候群,頭痛。
7) 釣藤散:体力中等度,頭痛,眼痛,高血圧傾向。
8) 桂枝湯:体力中等以下,感冒の初期,頭痛,自然発汗の傾向。

疎経活血湯(そけいかっけつとう)　　　万病回春・巻5・痛風

芍薬,地黄,川芎,蒼朮,当帰,桃仁,茯苓,牛膝,陳皮,防已,防風,竜胆,甘草,白芷,生姜,威霊仙,羌活。

〔目標〕 体力中等度の人を中心に,特に,腰部より下肢にかけての筋肉,関節などに激しい疼痛のある場合に用いる。この場合,冷えると増悪することが多い。また,一般に浮腫の傾向があり,下腹部の抵抗・圧痛を認め,多くは肌が黒みを帯びた人を目標とする。

〔適応〕 腰痛,神経痛,変形性膝関節症,関節リウマチ。その他,筋肉リウマチ,脳卒中後遺症,痛風,血栓性静脈炎,脚気様症候群などに用いられることがある。

〔病態〕 少陽病期・瘀血型,虚実間〜虚証。
瘀血と血虚を基盤に有するものが風湿に侵された病態。

〔鑑別〕
1) 五積散:体力中等度,冷えのぼせ,腰痛,下肢痛。
2) 当帰湯:体力低下,胸痛,背痛,冷え性。
3) 桂枝茯苓丸:瘀血症候群,体力中等度,のぼせ,便秘傾向なし。
4) 薏苡仁湯:体力中等度以上,関節痛,関節の発赤腫脹,口渇はない。
5) 越婢加朮湯:体力中等度以上,顔面紅潮,身体の熱感,浮腫,口渇。
6) 桂枝加朮附湯:体力低下,関節痛,冷え性,筋の攣縮,尿量減少。

大黄甘草湯(だいおうかんぞうとう)　　　金匱要略・嘔吐噦下痢第十七

大黄,甘草。

〔目標〕 体力中等度の人を中心に習慣性に便秘傾向の強い場合に広く用いられる。

〔適応〕　常習性便秘，急性便秘。
〔病態〕　陽明病期・腸型，虚実間証。
　　裏に熱があり，このため便秘する。ただし熱候は少ない。気虚，気滞，血虚などの症候は一般的には伴わない。
〔鑑別〕
　1）調胃承気湯：体力中等度，便秘，腹部膨満，腹痛。
　2）桃核承気湯：瘀血症候群，体力充実，便秘，のぼせ，精神不安。
　3）潤腸湯：体力中等度以下，高齢者の便秘，皮膚枯燥，脱水傾向。
　4）麻子仁丸：体力中等度以下，高齢者の便秘，虚弱者の便秘。

大黄牡丹皮湯（だいおうぼたんぴとう）　　（金匱要略・瘡癰浸淫病第十八）

　桃仁，牡丹皮，大黄，冬瓜子，芒硝。
〔目標〕　比較的体力の充実した人で，下腹部が緊張し，抵抗・圧痛があり，便秘する人の瘀血（おけつ）に伴う諸症状に用いる。月経困難，過多月経等の月経異常のある場合。
〔適応〕　比較的体力があり，下腹部痛があって，便秘しがちなものの次の諸症：月経不順，月経困難，便秘，痔疾。
〔慎重〕
　1）著しく体力の衰えている患者。
　2）治療上，食塩制限が必要な患者。
〔病態〕　陽明病期・瘀血型，実証。
　　瘀血病態に消化管などの下腹部の炎症の加わったもの。便秘傾向があり，右下腹部に圧痛と抵抗をみることが多い。虫垂炎，クローン病など消化管疾患に応用されるが，その他，特発性脱疽など瘀血と関連する疾患でこの病態が広くみられる。
〔鑑別〕
　1）桃核承気湯：瘀血症候群，体力充実，便秘，のぼせ，精神不安。
　2）通導散：体力充実，瘀血症候群，激しい精神症状，便秘。
　3）女神散：瘀血症候群，体力中等度以上，のぼせ，精神不安，抑うつ，腹部膨満感。
　4）乙字湯：体力中等度，痔疾，便秘，瘀血症候群。
　5）芎帰膠艾湯：体力中等度以下，貧血，出血傾向，手足の冷え，皮膚の荒れ。
　6）桂枝茯苓丸：瘀血症候群，体力中等度，のぼせ，便秘傾向なし。
　7）猪苓湯：体力中等度，頻尿，残尿感，排尿痛，血尿。
　8）腸癰湯：小太郎。

大建中湯（だいけんちゅうとう）　　金匱要略・腹満寒疝宿食病第十

　人参，山椒，乾姜，膠飴。
〔目標〕　体力が低下した人で，手足，腹部が冷え，比較的強い腹痛を訴え，腹部膨満・鼓腸を呈している場合に用いられる。また，腹壁が軟弱で，蠕動不安が認められること

がある。
〔適応〕 過敏性大腸症候群，鼓腸，腹膜癒着による腸管通過障害，尿路結石症，その他，胆石症，慢性腸炎，腹膜炎，慢性膵炎等。
〔病態〕 太陰病期・腸型，虚証。
　　五臓，特に脾の衰えがあり，胃腸が寒に侵され，気血の巡りが高度に障害された病態。このため消化管の蠕動が失調し，ムクムクと蛇が動きまわるような腸の動きを自覚的にも他覚的にも認める。また消化管，Oddi 括約筋，尿管などの痙攣性攣縮をみることもある。腹力は軟弱で腹壁は薄く腸の蠕動を視認することができることが多い。太陰病から少陰病へ移行する寸前の病態である。
〔鑑別〕
　1) 桂枝加芍薬湯：目標は似るが，皮膚の低栄養と易疲労は著しくない。
　2) 小建中湯：易疲労，小児夜尿症，腹直筋の緊張，腹痛。
　3) 当帰建中湯：目標は似るが側腹部痛が明らか。
　4) 黄耆建中湯：目標は似るが易疲労，るい瘦，皮疹をみる。
　5) 当帰四逆加呉茱萸生姜湯：体力中等度以下，四肢の冷感，凍瘡罹患傾向，頭痛，腹痛。
　6) 真武湯：体力低下，全身倦怠，悪寒，下痢，浮腫，足腰の冷え。

大柴胡湯(だいさいことう)　　　　　　傷寒論太陽病中・下篇，金匱要略・腹満寒疝宿食病第十

柴胡，半夏，芍薬，大棗，枳実，生姜，大黄，黄芩。
（メーカーにより大黄を含まないものがある）
〔目標〕 体格・体力ともに充実した人で，胸脇苦満が強く，便秘する場合に用いる。
　1) 悪心・嘔吐，季肋部の苦満感等を伴う場合。
　2) 肩こり，頭痛，頭重，めまい，耳鳴などを伴う場合。
〔適応〕 比較的体力のある人で，便秘がちで，上腹部が張って苦しく，耳鳴，肩こり等伴うものの次の諸症：胆石症，胆嚢炎，黄疸，肝機能障害，高血圧症，脳溢血，蕁麻疹，胃酸過多症，急性胃腸カタル，悪心・嘔吐，食欲不振，痔疾，糖尿病，ノイローゼ，不眠症(以上ツムラのみ適応承認)。比較的体力があり，便秘の傾向のあるものの次の諸症：肥満症，高血圧に伴う肩こり，頭痛，便秘，肩こり，常習便秘，胃炎。
〔慎重〕
　1) 腹部触診上，腹部が軟弱で腹壁に力がない患者。
　2) 著しく体力の衰えている患者。
〔副作用〕
　1) まれに間質性肺炎→中止，加療。
　2) 消化器系(下痢，腹痛，食欲不振等)→減量，又は中止。
〔併用〕
　1) 便秘傾向の著しいものには大黄甘草湯，又は大黄末を併用する。
　2) 黄疸の著しいものは茵蔯蒿湯を併用する。

〔病態〕 少腸病期・胸脇苦満型，実証。
肝の陽気の病的過剰と共に肝の陰液の不足もみられ，加えて軽度の脾の作用の衰えのある病態。胸脇部，腹部に気鬱もある。このため頭痛，肩こり，のぼせ感があり，神経過敏状態がみられる。他覚的には脈力・腹力が充実し，明らかな胸脇苦満がある。

〔鑑別〕
1) 小柴胡湯：大柴胡湯に近似するが，胸脇苦満，腹壁の緊張度は著明ではない。便秘傾向も伴わない。
2) 柴胡加竜骨牡蛎湯：大柴胡湯に似るが，抑うつ傾向，不安，不眠，易怒等の精神症状が著しい。腹大動脈の拍動亢進をみることが多い。
3) 柴胡桂枝湯：体力中等度以下，胸脇苦満，発汗傾向，口苦，易怒性。
4) 防風通聖散：体力充実，肥満，高血圧，胸脇苦満は伴わない。

大柴胡湯去大黄（だいさいことうきょだいおう） （本朝経験）

柴胡，半夏，生姜，黄芩，芍薬，大棗，枳実。
〔目標〕 気力・体力ともに充実した人で，胸脇苦満が強く，疲労感や肩こり，精力減退などを訴える場合に用いる。
〔適応〕 比較的体力のある人で，上腹部が張って苦しく，耳鳴，肩こり等を伴い便秘しない次の諸症：高血圧，動脈硬化，胃腸病，気管支喘息，黄疸，胆石症，胆嚢炎，不眠症，神経衰弱，陰萎，肋膜炎，痔疾，半身不随。
〔病態〕 大柴胡湯より大黄を除いた方剤である。したがって大柴胡湯よりは，やや虚証の方向に位置する。
〔鑑別〕 大柴胡湯に準ずる。

大承気湯（だいじょうきとう） 傷寒論陽明病・少陰病，金匱要略痙・腹満・産後

厚朴，枳実，大黄，芒硝。
〔目標〕 体力の充実した人の腹満，便秘に用いる。腹部は臍を中心に膨満して腹壁の緊張が強く，脈にも力がある。この時，大便は硬くなって秘結し，口渇を伴い，時として不安，不眠，興奮等の神経症状を呈することもある。
〔適応〕 急・慢性便秘，神経症，高血圧，食傷（食あたり）。その他，躁うつ病，統合失調症等に用いられることがある。
〔慎重〕 体力の衰えている人，胃腸の弱い人。
〔病態〕 陽明病期・腸型，実証。
裏に病変の主座があり，便秘，腹部膨満感を呈するもの。裏熱が著しく，このために脳症を併発することもある。気鬱の傾向を伴う。腹力，脈力ともに充実。

〔鑑別〕
1) 三黄瀉心湯：体力中等度以上，のぼせ，精神不安，便秘，心窩部痛。
2) 桃核承気湯：瘀血症候群，体力充実，便秘，のぼせ，精神不安。

3) 大柴胡湯：体力充実，口苦，胸脇苦満，充実した腹壁，便秘。
4) 調胃承気湯：体力中等度，便秘，腹部膨満，腹痛。

大防風湯（だいぼうふうとう）

和剤局方・巻1・治諸風

黄耆，防風，人参，地黄，川芎，羌活，芍薬，甘草，杜仲，蒼朮，牛膝，乾姜，当帰，大棗，附子。

〔適応〕 比較的体力の低下した人で，顔色が悪く，関節の腫脹・疼痛，運動機能障害等があり，一般にこれらの症状が慢性に経過した場合。

〔病態〕 太陰病期・瘀血型，虚証。
脾と腎の作用の衰えがあり，血虚と瘀血を呈すると同時に表が風湿に侵された病態である。このため四肢筋力の低下，筋の萎縮，関節痛などを伴う。冷えの症状もある。

〔鑑別〕
1) 桂枝加朮附湯：体力低下，関節痛，冷え性，筋の攣縮，尿量減少。
2) 桂芍知母湯：体力低下，関節痛，関節変形。

竹茹温胆湯（ちくじょうんたんとう）

万病回春

半夏，柴胡，麦門冬，茯苓，桔梗，枳実，香附子，陳皮，黄連，甘草，生姜，人参，竹茹。

〔目標〕 比較的体力の低下した人で，感冒，流感等の呼吸器症状を伴う疾患に罹患後，咳，痰，微熱等の症状が遷延した場合に用いられる。このとき，軽度の季肋部の苦満感と抵抗・圧痛(胸脇苦満)，不眠，精神不安，軽度の心悸亢進，神経過敏等を伴うことがある。

〔適応〕 感冒，インフルエンザ，上気道炎，気管支炎，肺炎，気管支喘息。その他，不眠症，神経症，心臓神経症に用いられることがある。

〔病態〕 少陽病期・胸内型，虚実間証。
肺に熱があり脾の衰えを伴う病態。肝の陽気の病的過剰と腹部を主とする気鬱があり，咳嗽と共にイライラ，のぼせ感，不眠，腹部膨満感，食欲不振などを呈する。

〔鑑別〕
1) 麦門冬湯：体力中等度以下，発作性の乾性の咳嗽，咽喉乾燥感。
2) 柴陥湯：体力中等度以上，明らかな胸脇苦満，心下痞鞕，胸痛，弛張熱。
3) 滋陰至宝湯：体力低下，色調の濃い喀痰，盗汗，口渇，熱感。
4) 滋陰降火湯：体力低下，老人の咳嗽，粘稠な喀痰，皮膚枯燥，早期に多い咳嗽，手足のほてり。
5) 小青竜湯：体力中等度以下，水様の鼻汁と喀痰，胃腸虚弱。
6) 参蘇飲：体力中等度以下，胃腸虚弱，感冒急性期。
7) 麻杏甘石湯：体力中等度以上，感冒後の咳嗽，喘鳴，口渇。

治頭瘡一方（ぢずそういっぽう） 本朝経験

川芎，蒼朮，連翹，防風，甘草，荊芥，紅花，忍冬，大黄．
〔目標〕 比較的体力のある人，頭部・顔面の皮膚疾患，発赤，丘疹，水疱，結痂，滲出液，瘙痒感，化膿を伴う．主に小児．
〔適応〕 乳児の湿疹，湿疹，アトピー性皮膚炎，癬，癩．
〔病態〕 少陽病期・瘀血型，虚実間証．
便宜的に瘀血型と分類したが，湿熱の状態が加わって皮膚症状が現れている．皮膚の枯燥はなく，炎症機転の明らかな熱性の皮疹を呈する．
〔鑑別〕
1) 消風散：体力中等度以上，湿潤した皮疹，強い瘙痒感，口渇，皮疹は汚穢．
2) 十味敗毒湯：体力中等度，浸出液の少ない皮疹，軽度の胸脇苦満．
3) 清上防風湯：体力中等度以上，上半身の炎症，顔面の紅潮．
4) 温清飲：体力中等度，乾燥した皮疹，浅黒い皮膚．

治打撲一方（ぢだぼくいっぽう） 香川修庵経験方

桂皮，川芎，川骨，甘草，大黄，丁子，樸樕．
〔目標〕 打撲，捻挫などによる患部の腫脹，疼痛に幅広く用いられる．一般に打撲直後よりも，数日以上を経たものに用いることが多い．
〔適応〕 打撲，捻挫，打撲後遺症，慢性腱鞘炎．
〔病態〕 少陽病期・瘀血型，虚実間～実証．
打撲が原因となり皮下出血などの諸種の出血が起こり，瘀血の症状が現れ，また気の流通に支障を来した病態である．
〔鑑別〕
1) 桃核承気湯：瘀血症候群，体力充実，便秘，のぼせ，精神不安．
2) 通導散：体力充実，瘀血症候群，激しい精神症状，便秘．
3) 女神散：瘀血症候群，体力中等度以上，のぼせ，精神不安，抑うつ，腹部膨満感．
4) 桂枝茯苓丸：瘀血症候群，体力中等度，のぼせ，便秘傾向なし．
5) 十味敗毒湯：体力中等度，滲出液の少ない皮疹，軽度の胸脇苦満．
6) 消風散：体力中等度以上，滲出液の多い皮疹，痂皮形成，強い瘙痒感．
7) 清上防風湯：体力中等度以上，顔面及び頭部の皮疹，化膿傾向．
8) 温清飲：体力中等度，皮疹，皮膚枯燥，皮膚の色素沈着．

調胃承気湯（ちょういじょうきとう） 傷寒論・太陽病上・中篇・陽明病

大黄，甘草，芒硝．
〔目標〕 体力中等度の人を中心に，便秘するものに用いられる．この場合，腹壁は比較的厚くて緊張がよく，時に腹痛，腹部の膨満感を伴うこともある．また，熱性疾患の経

過中，口中乾燥感を呈する場合の便秘に頓用されることがある。
〔適応〕　常習性便秘，急性便秘，その他慢性胃腸炎（他剤と併用）。
〔病態〕　陽明病期・腸型，実証。
　　裏に病変の主座があり，便秘，腹部膨満感を呈する。裏熱が著しく，口内乾燥感や時に脳症を伴う。腹力は中等度。
〔鑑別〕
　1) 大黄甘草湯：体力中等度，習慣性便秘，随伴症状に乏しい。
　2) 桃核承気湯：瘀血症候群，体力充実，便秘，のぼせ，精神不安。
　3) 桂枝加芍薬大黄湯：体力低下，腹痛，過敏性腸症候群。
　4) 潤腸湯：体力中等度低下，高齢者の便秘，皮膚枯燥，脱水傾向。
　5) 麻子仁丸：体力中等度以下，高齢者の便秘，虚弱者の便秘。

釣藤散（ちょうとうさん）　　　　　　　　　　　　　　本事方・巻2・頭痛頭暈方

　　石膏，陳皮，麦門冬，半夏，茯苓，人参，防風，甘草，生姜，釣藤鈎，菊花。
〔目標〕　体力中等度あるいはやや低下した中年以降の人で，慢性に経過する頭痛，肩こり，めまいなどを訴える場合に用いる。
　1) 朝方あるいは目ざめ時に頭痛，頭重感のあることが多い。
　2) のぼせ，耳鳴，不眠，眼球結膜の充血などを伴う場合。
〔適応〕　慢性に続く頭重で中年以降，又は高血圧の傾向のあるもの。
〔慎重〕　著しい胃腸虚弱。
〔病態〕　少陽病期・瘀血型，虚証。
　　肝の陽気と陰液とが共に不足しているが，陰液の抑制効果の衰えが強く，このため仮性の肝の陽気の過剰状態がみられる。同時に半表半裏の熱と脾の衰えによる気虚がある。ここでは瘀血型に分類したが，その程度は軽く，また軽度の心下痞鞕を伴うことがある。
〔鑑別〕
　1) 七物降下湯：体力中等度以下，頭重，眼精疲労，胃腸虚弱なし。
　2) 柴胡加竜骨牡蛎湯：体力中等度以上，腹力充実，腹部大動脈の拍動亢進。
　3) 抑肝散加陳皮半夏：体力中等度以下，腹直筋緊張，胸脇苦満，易怒性。
　4) 半夏白朮天麻湯：体力中等度以下，頭重，頭痛，抑うつ傾向，食欲不振，倦怠。
　5) 八味地黄丸：体力中等度以下，口渇，足腰の冷え，夜間頻尿，浮腫，陰萎。
　6) 抑肝散：体力中等度，腹直筋の緊張，易怒性，不安，筋痙攣。

腸癰湯（ちょうようとう）　　　　　　　　　　　　　　　千金方・巻二十三・痔漏

　　薏苡仁，冬瓜子，桃仁，牡丹皮。
〔目標〕　比較的体力がなく，便秘もなく，又，尿が出渋ったり，頻尿，あるいは帯下を伴う場合用いる。

〔適応〕 回盲部の疼痛や腫瘤，月経痛。
〔病態〕 少陽病期～陽明病期の移行期・瘀血型，虚実間証。
回盲部や下腹部の疼痛を伴う炎症症状，子宮内膜症など，骨盤腔内の炎症を推定させる病態。
〔鑑別〕
1) 大黄牡丹皮湯：体力中等以上，回盲部の疼痛，月経痛。

猪苓湯（ちょれいとう）

傷寒論陽明病・少陰病，金匱要略消渇第十三

猪苓，茯苓，沢瀉，阿膠，滑石。
〔目標〕 体質にこだわらず，頻尿，残尿感，排尿痛，血尿等の排尿障害のある場合に用いる。
〔適応〕 尿量減少，小便難，口渇を訴えるものの次の諸症：尿道炎，腎臓炎，腎結石，淋炎，排尿痛，血尿，腰以下の浮腫，残尿感，下痢。※クラシエは尿量減少，小便難，排尿痛，残尿感のみ適応承認。
〔病態〕 陽明病期・水滞型，虚実間証。
裏熱を伴う水滞が下部消化管と尿路にあり，身体の熱感，排尿時痛，手足のほてり，口渇を現す。これに伴って血尿，下痢がみられる。
〔鑑別〕
1) 五苓散：体力中等度，口渇，尿量減少，浮腫，嘔吐，頭痛，二日酔。
2) 八味地黄丸：体力中等度以下，口渇，足腰の冷え，夜間頻尿，浮腫，陰萎。
3) 五淋散：体力中等度以下，慢性尿路感染症，頻尿，残尿感。
4) 竜胆瀉肝湯：体力中等度以上，急性・慢性尿路感染，帯下，陰部瘙痒感。

猪苓湯合四物湯（ちょれいとうごうしもつとう）

地黄，芍薬，川芎，沢瀉，猪苓，当帰，茯苓，阿膠，滑石。
〔目標〕 体力中等度の人を中心に，頻尿，残尿感，排尿痛等を目標として，やや慢性化した泌尿器疾患に用いられる。一般に，顔色は不良で，やや冷え性であるが，胃腸虚弱の傾向はない。時に混濁尿，血・膿尿等を呈したり，口渇，胸苦しさ，不安感等を訴えることが多い。
〔適応〕 慢性膀胱炎，慢性尿道炎，膀胱神経症，慢性前立腺炎，慢性腎炎。その他，上記疾患の急性症並びに前立腺肥大，尿路結石，特発性腎出血，ネフローゼ。
〔病態〕 陽明病期・水滞型，虚証。
裏熱を伴う水滞が下部消化管と尿路にあり，身体の熱感，排尿時痛，手足のほてり，口渇を現す。これに伴って血尿，膿尿があり，かつ皮膚が枯燥し，不安，眠りが浅いなど血虚の症状がみられる病態である。
〔鑑別〕
1) 猪苓湯：体力中等度以上，口渇，熱性傾向あり，貧血傾向はない。

2) 五淋散：体力中等度以下，冷え性の傾向，慢性に経過するもの。
   3) 清心蓮子飲：体力中等度以下，冷え性，胃腸虚弱。神経過敏，口渇。
   4) 八味地黄丸：体力中等度以下，口渇，足腰の冷え，夜間頻尿。
   5) 竜胆瀉肝湯：体力中等度以上，熱性傾向，激しい排尿時痛。
   6) 牛車腎気丸：八味丸の適応病態で，浮腫傾向，夜間尿，腰痛の著しいもの。

通導散（つうどうさん）　　　　　　　　　　　　　　　　　　　　万病回春・巻8・折傷

枳実，大黄，当帰，甘草，紅花，厚朴，陳皮，木通，芒硝，蘇木。
〔目標〕　いわゆる瘀血に対する処方の一つである。
〔適応〕　月経不順，月経困難症，腰痛，便秘，更年期障害，高血圧症とその随伴症状（頭痛，めまい，肩こり等），打撲。その他，不妊症，子宮及び付属器の炎症，子宮筋腫，ヒステリー，不安神経症，痔核等。
〔病態〕　陽明病期・瘀血型，実証。
　典型的な瘀血の病態で，しかも気鬱の症状，裏実・裏熱の症状を伴う。打撲，手術侵襲など急性期の瘀血でこの病態を呈するものが多い。
〔鑑別〕
   1) 防風通聖散：体力充実，肥満，高血圧，胸脇苦満は伴わない。
   2) 桃核承気湯：瘀血症候群，体力充実，便秘，のぼせ，精神不安。
   3) 柴胡加竜牡蛎湯：体力中等度以上，腹力充実，腹部大動脈の拍動亢進。
   4) 大黄牡丹皮湯：体力充実，瘀血症候群，回盲部の圧痛。
   5) 桂枝茯苓丸：瘀血症候群，体力中等度，のぼせ，便秘傾向なし。

桃核承気湯（とうかくじょうきとう）　　　　　　　　　　　　　　　傷寒論・太陽病中篇

桃仁，桂皮，大黄，甘草，芒硝。
〔目標〕　いわゆる瘀血に対する代表的な処方の一つである。瘀血とは漢方の一概念で主として婦人科疾患，出血性疾患等に起こり，静脈系のうっ血，出血等に関連した症候群である。体力が充実した人で，のぼせ，頭痛，めまい，不眠，不安，興奮等の精神神経症状，月経不順，月経困難，便秘等のある場合に用いられる。また，腹部では左腸骨下にしばしば索状の抵抗と顕著な圧痛を認める。
〔適応〕　月経不順，月経困難症，更年期障害，不安神経症，ヒステリー。その他，高血圧症，腰痛，便秘，子宮内膜症，湿疹，痔核など。
〔病態〕　陽明病期・瘀血型，実証。
　陽明病期・腸型と移行する病態で，便秘を呈し，S状結腸付近の擦過痛を認めることが多い。また気逆を伴い，顔面の紅潮，のぼせ感，不安などを示す。
〔鑑別〕
   1) 桂枝茯苓丸：瘀血症候群，体力中等度，のぼせ，便秘傾向なし。
   2) 大黄牡丹皮湯：体力充実，瘀血症候群，回盲部圧痛，便秘。

3) 通導散：体力充実，瘀血症候群，激しい精神症状，便秘。
4) 女神散：瘀血症候群，体力中等度以上，のぼせ，精神不安，抑うつ，腹部膨満感。
5) 乙字湯：体力中等度，痔疾，便秘，瘀血症候群。
6) 当帰芍薬散：瘀血症候群，体力低下，手足の冷え，貧血傾向，腹痛。

当帰飲子（とうきいんし）　　　　　　　　　　　　　　　　　　　　　　　　　　癘瘍機要

当帰，地黄，芍薬，川芎，防風，黄耆，荊芥，甘草，蒺藜子，何首烏。
〔目標〕 比較的体力の低下した人の皮膚疾患で，滲出液はなく，発赤が淡く，皮膚瘙痒感を主訴とするものに用いる。この時，皮膚の乾燥傾向があり，軽度の貧血を認めることがある。一般に高齢者に用いられることが多い。
〔適応〕 湿疹，皮膚搔痒症，慢性蕁麻疹，尋常性痒疹。その他，皮膚炎，尋常性乾癬
〔慎重〕 胃腸虚弱者。
〔病態〕 太陰病期・瘀血型，虚証。瘀血型に分類されるが，血虚と津液（水）の不足も明らかで，これと併わせて表が風に侵され，皮疹，瘙痒を呈している。皮疹は乾燥性で分泌物が少ない。皮膚全体の低栄養状態や軽度の手足の冷えを伴う。
〔鑑別〕
1) 温清飲：体力中等度，皮疹，皮膚枯燥，皮膚の色素沈着。
2) 十味敗毒湯：体力中等度，滲出液の少ない皮疹，軽度の胸脇苦満。
3) 消風散：体力中等度以上，滲出液の多い皮膚，痂皮形成，強い搔痒感。
4) 八味地黄丸：体力中等度以下，口渇，足腰の冷え，夜間頻尿，浮腫，陰萎。

当帰建中湯（とうきけんちゅうとう）　　　　　　　　　　　　　　　　千金方，方彙続貂・産後65

芍薬，桂皮，大棗，当帰，甘草，生姜。
〔目標〕 体力の低下した人で，疲労しやすく，顔色が悪く，手足が冷え，下腹部や腰が痛み，時に性器出血，痔出血等のあるものに用いる。特に，上記症状を持つ婦人の腹痛並びに疼痛の激しいとき，脱肛に用いる。腹部は全体に軟弱で，両側の腹直筋が緊張し，時に下腹部に軽度の抵抗・圧痛を認める。
〔適応〕 慢性胃腸炎，反復性臍疝痛，痔・脱肛，産後の腹痛，月経困難症，開腹術後症候群，病後の体力低下，腰痛。その他，骨盤腹膜炎，坐骨神経痛，遊走腎，潰瘍性大腸炎，性器出血，不妊症，鼻出血等に用いることがある。
〔病態〕 太陰病期・腹直筋攣急型，虚証。
五臓，特に脾の衰えがあり，胃腸の気血の巡りが低下した病態。このため消化管，Oddi括約筋，尿管などの痙攣性攣縮を生じる。気虚と血虚，瘀血の症状を伴う。腹直筋は両側が全長にわたり緊張し，皮膚は浅黒い。
〔鑑別〕
1) 小建中湯：易疲労，小児夜尿症，腹直筋の緊張，腹痛。
2) 黄耆建中湯：目標は似るが易疲労，るい痩，皮疹をみる。

3) 当帰四逆加呉茱萸生姜湯：四肢末梢の冷え，凍瘡罹患傾向。
4) 当帰芍薬散：足腰の冷え，瘀血症候群。
5) 大建中湯：腹痛，腸の蠕動亢進，著しい体力の低下。
6) 十全大補湯：著しい体力の低下，腹痛は伴わない。
7) 芎帰膠艾湯：体力中等度以下，貧血，出血傾向，手足の冷え，皮膚の荒れ。
8) 補中益気湯：体力中等以下，全身倦怠，易疲労，軽度の胸脇苦満。

当帰四逆加呉茱萸生姜湯（とうきしぎゃくかごしゅゆしょうきょうとう）傷寒論・厥陰病

大棗，桂皮，芍薬，当帰，木通，甘草，呉茱萸，細辛，生姜。

〔目標〕 平素より冷え性で体質虚弱な人が，寒冷のため手足が冷えて痛み，下腹部痛や腰痛等を訴える場合に用いる。
1) 頭痛・悪心，嘔吐等を伴う場合。
2) 下腹部や腰痛の開腹術後の不定愁訴。

〔適応〕 手足冷えを感じ，下肢が冷えると下肢又は下腹部が痛くなりやすいものの次の諸症：しもやけ，頭痛，下腹部痛，腰痛。

〔病態〕 太陰病期・腹直筋攣急型，虚証。
表の気血すなわち営衛の巡りが悪化し，四肢の冷えを来した病態で，さらに五臓，特に脾の衰えがあり，胃腸の気血の巡りも低下した病態。気虚，気逆を呈し，軽度の水滞も伴う。肝の陰液も不足の傾向にある。

〔鑑別〕
1) 当帰芍薬散：瘀血症候群，体力低下，手足の冷え，貧血傾向，腹痛。
2) 大建中湯：体力低下，手足・腹の冷え，腹痛，腸の蠕動亢進，鼓腸。
3) 呉茱萸湯：体力低下，頭痛，心窩部不快感，悪心，手足の冷え。
4) 桂枝茯苓丸：瘀血症候群，体力中等度，のぼせ，便秘傾向なし。

当帰芍薬散（とうきしゃくやくさん）金匱要略・婦人妊娠病第二十

芍薬，蒼朮，沢瀉，当帰，茯苓，川芎。

〔目標〕 比較的体力の低下した成人女子に用いられることが多く，一般に冷え性で貧血傾向があり，性周期に伴って軽度の浮腫，腹痛等を呈する場合に用いる。
1) 全身倦怠感，四肢冷感，頭痛，めまい，耳鳴，肩こり，心悸亢進等の症状を訴える場合。
2) 無月経，過多月経，月経困難等，月経異常のある婦人。
3) 妊娠中及び分娩後の諸症。

〔適応〕 筋肉が一体で軟弱で疲労しやすく，腰脚の冷えやすいものの次の諸症：貧血，倦怠感，更年期障害（頭重，頭痛，めまい，肩こり等），月経不順，月経困難，不妊症，動悸，慢性腎炎，妊娠中の諸病（浮腫，習慣性流産，痔，腹痛），脚気，半身不随，心臓弁膜症（以上ツムラのみ適応承認）。比較的体力が乏しく，冷え性で貧血の傾向があ

り疲労しやすく，時に下腹部痛，頭重，めまい，肩こり，耳鳴，動悸などを訴える次の諸症：月経不順，月経異常，月経痛，更年期障害，産前産後あるいは流産による障害（貧血，疲労倦怠，めまい，むくみ），めまい，頭重，肩こり，腰痛，腰脚の冷え性，しもやけ，むくみ，しみ（以上クラシエのみ適応承認）。

〔慎重〕
1) 腹部触診上，腹部が充実し，腹壁に力がある患者。
2) 胃腸虚弱な患者。

〔副作用〕 過敏症（発疹等）→中止。

〔併用〕 貧血，全身倦怠感，胃腸障害のある場合には人参湯を併用してよいことがある。

〔病態〕 太陰病期・瘀血型，虚証。瘀血が主体をなすが，血虚と水滞を伴い，裏の寒証を呈する病態である。頭痛，めまい，肩こりなどは水滞と気血の巡行障害と解釈できるが，肝の陰液の不足とも考えられる。

〔鑑別〕
1) 桂枝茯苓丸：体力中等度，貧血傾向はない。
2) 加味逍遥散：体力中等度，顔面紅潮，精神不安，発汗傾向。
3) 当帰四逆加呉茱萸生姜湯：体力中等度以下，四肢の冷感，凍瘡罹患傾向。頭痛，腹痛。
4) 五積散：体力中等度以下，顔面紅潮，足腰の冷感，関節痛，神経痛。

当帰芍薬散加附子（とうきしゃくやくさんかぶし）

当帰，川芎，芍薬，茯苓，白朮，沢瀉，加工ブシ。

〔適応〕 血色悪く貧血性で足腰が冷えやすく，頭痛，頭重で小便頻数を訴え，時に目眩，肩こり，耳鳴，動悸あるものの次の諸症：婦人の冷え性，月経痛，神経痛，慢性腎炎，更年期障害，妊婦中の障害，産後の肥立不良。

〔慎重〕
1) 胃腸虚弱な患者。
2) 妊婦及び妊娠している可能性のある女性。

〔副作用〕
1) 食欲不振，心窩部不快感，下痢。
2) 発疹・発赤・のぼせ・動悸。

〔病態〕 当帰芍薬散に附子を加えた方剤である。附子は新陳代謝を賦活し，温熱産生を促し，痛みを止める。したがって，当帰芍薬散より冷えが一層明らかで，痛みを伴う病態である。

〔鑑別〕 当帰芍薬散に加工ブシ末を加えたものである。冷え性の改善効果が強化されている。鑑別は当帰芍薬散に準ずる。

当帰湯（とうきとう）

千金方

当帰，半夏，桂皮，厚朴，芍薬，人参，黄耆，山椒，甘草，乾姜．

〔目標〕 比較的体力の低下した冷え性の人で，胸腹部から背部にかけて持続性の鈍痛あるいは発作性の疼痛を訴える場合に用いる．この時，腹部膨満感，腹痛，鼓腸を伴うこともある．これらの症状はしばしば寒冷により誘発される．

〔適応〕 肋間神経痛，心臓神経症，過敏大腸症，慢性膵炎，狭心症．その他，慢性胃腸炎，胃・十二指腸潰瘍等に用いられることもある．

〔病態〕 太陰病期・気滞型，虚証．
気虚と血虚を基盤に胸腹部の気滞を生じた病態．五臓と表が寒に侵された状態でもあり，寒冷刺激により気滞の症状が悪化するのが特徴的である．

〔鑑別〕
1) 疎経活血湯：体力中等度，腰部から下肢の神経痛，筋肉痛，瘀血．
2) 二朮湯：体力中等度，肩関節痛，上腕痛．
3) 五積散：体力中等度，冷えのぼせ，腰痛，下肢痛．
4) 人参湯：体力低下，唾液分泌過多，易疲労，冷え，顔色不良，下痢．
5) 芍薬甘草湯：体力中等度，筋の過緊張を伴う痛み．
6) 桂枝加朮附湯：体力低下，関節痛，冷え性，筋の攣縮，尿量減少．
7) 大建中湯：体力低下，手足，腹の冷え，腹痛，腸の蠕動亢進，鼓腸．
8) 柴胡桂枝湯：体力中等度以下，胸脇苦満，発汗傾向，口苦，易怒性．

二朮湯（にじゅつとう）

万病回春・巻5・臂痛

半夏，蒼朮，黄芩，香附子，陳皮，白朮，茯苓，甘草，生姜，威霊仙，天南星，和羌活．

〔目標〕 体力中等度の人を中心に，肩や上腕の痛みに用いられる．

〔適応〕 頸肩腕症候群，肩甲関節周囲炎（五十肩），上腕神経痛，肩こり．

〔病態〕 少陽病期・水滞型，虚証．
風湿に侵されて関節に腫脹，疼痛が生じたもので，気鬱と水滞を伴い，脾胃の衰えのみられる病態．関節の熱感は少なく，寒冷により疼痛の増悪をみる．

〔鑑別〕
1) 葛根湯：体力中等度以上，頭痛，肩こり，自然発汗なし，上半身の炎症，鼻炎．
2) 桂枝加朮附湯：体力低下，関節痛，冷え性，筋の攣縮，尿量減少．
3) 大柴胡湯：体力充実，口苦，胸脇苦満，充実した腹壁，便秘．

二陳湯（にちんとう）

和剤局方・巻4・治痰飲

半夏，茯苓，陳皮，甘草，生姜．

〔目標〕 体力中等度の人を中心に，胃部不快感及び重圧感のある場合に用いられる．この

時，めまい，動悸，悪心・嘔吐，頭痛等を伴うことがある。心窩部に振水音を認めることが多い。本方は単独でも用いられるが，また，胃腸症状を除く目的でしばしば他の処方と併用される。

〔適応〕 急性胃炎，慢性胃炎。その他，悪阻，胃下垂症，胃アトニー症。
〔病態〕 太陰病期・心下痞鞕型，虚証。
　　太陰病期に位置づけたが，少陽病期から太陰病期への移行期に位置し，心下に水滞のある病態である。脾の作用不全と共に気逆，気鬱の症状を伴う。他覚所見として，軽度の心下痞鞕，胃部振水音，上熱下寒の傾向をみる。

〔鑑別〕
　1) 小半夏加茯苓湯：体力中等度，悪心・嘔吐，めまい。
　2) 五苓散：体力中等度，口渇，尿量減少，浮腫，嘔吐，頭痛，二日酔。
　3) 六君子湯：体力中等度以下，易疲労，痩せ，全身倦怠感，顔色不良。
　4) 半夏瀉心湯：体力中等度，心窩部膨満感，胸やけ，下痢，腹中雷鳴，神経症の傾向。

女神散（にょしんさん）
和剤局方・巻7・治咽喉口歯

香附子，川芎，蒼朮，当帰，黄芩，桂皮，人参，檳榔子，黄連，甘草，丁子，木香。

〔目標〕 体力中等度あるいはそれ以上の人で，のぼせとめまい，頭痛，頭重感，動悸，腰痛，不眠，不安等の精神神経症状は概して慢性で訴えは多彩である。産前・産後や流産後あるいは月経異常のある婦人に適用されることが多いが，男性にもしばしば適用される。

〔適応〕 血の道症（婦人の月経周期に関連して起こる精神神経症状），更年期障害，神経症（いわゆる神経質を含む），自律神経失調症（情緒不安を含む）。

〔病態〕 少陽病期・瘀血型，虚実間証。
　　気虚，気鬱を伴う瘀血病態で，心と肝の陽気の病的過剰状態がある。軽度の血虚の症状も伴う。心下痞鞕と下腹部の所々の圧痛を伴うことが多い。

〔鑑別〕
　1) 加味逍遙散：瘀血症候群，体力中等度，胸脇苦満，不安，不眠。
　2) 桂枝茯苓丸：瘀血症候群，体力中等度，のぼせ，便秘傾向なし。
　3) 桃核承気湯：瘀血症候群，体力充実，便秘，のぼせ，精神不安。
　4) 温清飲：体力中等度，皮疹，皮膚枯燥，皮膚の色素沈着。
　5) 通導散：体力充実，瘀血症候群，激しい精神症状，便秘。
　6) 当帰芍薬散：瘀血症候群，体力低下，手足の冷え，貧血傾向，腹痛。

人参湯（にんじんとう）
傷寒論・金匱要略

人参，乾姜，甘草，蒼朮。

〔禁忌〕
1) アルドステロン症。
2) ミオパチー。
3) 低K血症。

〔目標〕 比較的体力の低下した冷え性の人で，食欲不振，胃部停滞感，下痢等，胃腸機能が低下している場合に用いる。
1) 胃腸虚弱，倦怠感，尿が希薄で量が多い，口中に薄い唾液がたまる等の症状を伴う場合。
2) 腹部が軟弱無力で振水音のある場合。

〔適応〕 体質虚弱の人，あるいは虚弱により体力低下した人の次の諸症：急性・慢性胃腸カタル，胃アトニー症，胃拡張，悪阻，萎縮腎（以上ツムラのみ適応承認）。手足等が冷えやすく，尿量が多いものの次の諸症：胃腸虚弱，胃アトニー，下痢，嘔吐，胃痛（以上クラシエのみ適応承認）。

〔相互〕 フロセミド，エタクリン酸，サイアザイド系利尿薬→血清K値の低下。

〔病態〕 太陰病期・心下痞鞕型，虚証。
脾が寒に侵され機能不全に陥った病態。他覚所見としては舌は淡白紅でやや腫大し，湿潤した白苔がある。腹力は軟弱で，明らかな心下痞鞕があり，ときに胃部振水音をみる。気虚に軽度の気鬱があり，胸内苦悶感を現すことがある。

〔鑑別〕
1) 安中散：体力中等度以下，心窩部痛。腹中雷鳴はない。
2) 真武湯：体力低下，全身倦怠，悪寒，下痢，浮腫，足腰の冷え。
3) 桂枝人参湯：体力低下，胃腸虚弱，下痢，頭痛，冷え性。
4) 茯苓飲：体力中等度以下，胃部振水音，動悸，尿量減少。

人参養栄湯（にんじんようえいとう）

和剤局方・巻5・治癰冷

地黄，当帰，白朮，茯苓，人参，桂皮，遠志，芍薬，陳皮，黄耆，甘草，五味子。

〔目標〕 消耗性疾患に罹患し，あるいは外科的手術後，体力低下が著しい場合に用いられる。更に，生来体質虚弱で種々の愁訴のある場合にも用いられる。この場合，全身倦怠感，動悸，盗汗，咳嗽，下痢，健忘等を伴うことが多い。

〔適応〕 慢性疾患及び術後の全身衰弱・体力低下，諸種重傷疾患及び諸種感染症による全身衰弱・体力低下（急性増悪期及び急性期を除く），虚弱体質，慢性胃腸炎，貧血

〔相互〕 〔検査値への影響〕本剤投与により，血中1.5AG（1,5-アンヒドロ-D-グルシトール）の増加あり。

〔病態〕 太陰病期・腹直筋攣急型，虚証。
脾胃の衰えを主体とする気虚と血虚が著しく，肺と心に仮性の陽気の過剰がみられる病態。このため動悸，咳嗽，微熱など偽似少陽病の病態を時に呈することがある。

〔鑑別〕
1) 補中益気湯：体力中等度以下，全身倦怠，易疲労，軽度の胸脇苦満。

2) 黄耆建中湯：目標は似るが易疲労，るい痩，皮疹をみる。
3) 十全大補湯：体力低下，易疲労，倦怠，貧血，皮膚の荒れ，術後。
4) 炙甘草湯：体力低下，動悸，息切れ，不整脈，皮膚枯燥，易疲労，るい痩。
5) 桂枝加竜骨牡蛎湯：体力低下，神経症，陰萎，遺精，易疲労，盗汗。
6) 帰脾湯：体力低下，易疲労，貧血，下血，吐血，血小板減少。
7) 柴胡桂枝乾姜湯：体力低下，わずかな胸脇苦満，冷えのぼせ，精神症状。

排膿散及湯（はいのうさんきゅうとう） 華岡青州

桔梗，甘草，枳実，芍薬，生姜，大棗。
〔目標〕 体力中等度の人を中心に，主として皮膚，粘膜の化膿性疾患に用いる。発症の初期，中期，及び化膿の遷延，再燃時，いずれの場合にも消炎，排膿の効果がある。
〔適応〕 副鼻腔炎，鼻炎，中耳炎，歯槽膿漏，歯齦炎，麦粒腫，癤，癰。その他，化膿性リンパ腺炎，瘰疽，乳腺炎，肛門周囲膿瘍，創傷の化膿等。
〔相互〕 フロセミド，エタクリン酸又はサイアザイド系利尿薬との併用→血清K値の低下。
〔病態〕 少陽病期・胸内型，虚実間証。
半表半裏の熱とともに化膿性の皮疹が現れた病態。炎症機転が十分に発揮されず化膿が遷延化したものでこの病症を呈するものが多い。
〔鑑別〕
1) 葛根湯：急性の化膿，後頭部の凝り，体力中等度以上。
2) 十味敗毒湯：小化膿巣，胸脇苦満，皮膚の色素沈着，体力中等度。
3) 清上防風湯：頭部，顔面の化膿。赤ら顔，体力充実。
4) 大黄牡丹皮湯：尿路，消化管，肛門周囲の化膿。便秘。体力中等度以上。
5) 乙字湯：肛門周囲の化膿。便秘。体力中等度。
6) 十全大補湯：慢性化した化膿。体力低下，貧血。
7) 小柴胡湯加桔梗石膏：扁桃腺炎。頸部リンパ節腫脹。

麦門冬湯（ばくもんどうとう） 金匱要略・肺痿肺癰咳嗽上気病第七

麦門冬，半夏，大棗，甘草，人参，粳米。
〔目標〕 体力中等度もしくはそれ以下の人の激しい咳嗽で，発作性に咳が頻発して顔面紅潮する場合に用いる。
1) 粘稠で切れにくい痰を伴う場合。
2) 咽喉の乾燥感や違和感のある場合。
3) 妊娠時や老人の咳嗽。
〔適応〕 痰の切れにくい咳，気管支炎，気管支喘息。
〔併用〕
1) 扁桃腺，咽喉炎等の著しい場合には桔梗湯，甘草湯等を併用する。

2) 咽喉の違和感，閉塞感を伴う場合には半夏厚朴湯を併用してよいことがある。
〔病態〕 少陽病期・胸内型，虚証。
　肺に熱があり，気道が乾燥した病態であり，このため咽喉の乾燥感，粘稠な喀痰を伴う。咽喉部の絞扼感，痙攣性の咳嗽，発作に伴う顔面の紅潮を示すことが多い。また心窩部のつかえ感，軽度の口渇がときにある。皮膚は枯燥し，自汗の傾向はない。
〔鑑別〕
　1) 半夏厚朴湯：咽頭の異物感と閉塞感。不安感。
　2) 麻杏甘石湯：体力中等度以上，喘鳴，咳嗽，口渇。
　3) 竹筎温胆湯：体力低下，微熱の持続，不眠，不安，動悸，胸脇苦満。
　4) 柴朴湯：体力中等度，咽頭の異物感と閉塞感，胸脇苦満。
　5) 柴陥湯：体力中等度以上，明らかな胸脇苦満，心下痞鞕，胸痛，腫脹熱。
　6) 神秘湯：体力中等度以上，呼吸困難，抑うつ傾向。
　7) 五虎湯：小児の咳嗽，悪寒発熱なく，激しい咳嗽，口渇，自然発汗の傾向。
　8) 滋陰降火湯：高齢者の咳嗽，乾性の咳嗽，微熱，皮膚浅黒く，枯燥。

八味地黄丸（はちみじおうがん）

金匱要略・中風歴節病第五

地黄，山茱萸，山薬，沢瀉，茯苓，牡丹皮，桂皮，附子。
〔目標〕 中年以降特に高齢者に頻用され，腰部及び下肢の脱力感・冷え・しびれ等があり，排尿の異常(特に夜間の頻尿)を訴える場合に用いる。
　1) 上腹部に比べて下腹部が軟弱無力の場合。
　2) 多尿，頻尿，乏尿，排尿痛等を伴う場合。
　3) 疲労倦怠感，腰痛，口渇等を伴う場合。
〔適応〕 慢性腎炎，糖尿病，陰萎，坐骨神経痛，腰痛，脚気，膀胱カタル，前立腺肥大，高血圧，浮腫，更年期障害，老人性湿疹，高齢者のかすみ目，五十肩，肩こり。
〔慎重〕
　1) 自覚的に熱感のある患者，又は肥満体質の患者。
　2) 著しく胃腸虚弱な患者。
〔副作用〕
　1) 過敏症(発疹，瘙痒等)→中止。
　2) 消化器(胃部不快感，便秘，下痢等)→減量又は中止。
〔併用〕
　1) 人参湯との併用により消化器系の副作用が軽減する。
　2) 各種疾患(気管支喘息，膠原病等)の基盤に本方の適応する病態が存在することが多い。従って他の方剤を主とし，本方を従として用いる。
〔病態〕 太陰病期・水滞型，虚証。
　腎の陽気と陰液が共に不足した病態である。小腹不仁(臍下の正中部の腹壁が軟弱無力となり，知覚が低下する)があり，四肢の冷えと軽度の浮腫傾向がみられる。

〔鑑別〕
1) 牛車腎気丸：八味丸の適応病態で，浮腫傾向，夜間尿，腰痛の著しいもの。
2) 六味丸：八味丸の適応病態に似るが四肢の冷えがなく，皮膚が枯燥傾向にあるもの。
3) 真武湯：手足の冷え，浮腫傾向，尿量減少，口渇や排尿障害は著しくない。
4) 猪苓湯：体力中等度，頻尿，残尿感，排尿痛，血尿，冷えはない。
5) 五苓散：体力中等度，口渇，尿量減少，浮腫，冷えはない。
6) 小建中湯：体力低下，手足のほてり，頻尿あるいは多尿，虚弱体質。
7) 桂枝加竜骨牡蛎湯：体力低下，陰萎，遺精，神経症的傾向。

半夏厚朴湯（はんげこうぼくとう） 金匱要略・婦人雑病第二十二

半夏，茯苓，厚朴，蘇葉，生姜。

〔目標〕 体力中等度以下の人で，顔色が優れず，神経症の傾向があり，咽喉が塞がる感じ（いわゆるヒステリー球）を訴える場合に用いる。
1) 気分がふさぎ，不眠，動悸，精神不安等を訴える場合。
2) 呼吸困難，咳嗽，胸痛等を伴う場合。
3) 心窩部の振水音を伴う場合。

〔適応〕 気分がふさいで，咽喉，食道部に異物感があり，時に動悸，めまい，嘔気等を伴う次の諸症：不安神経症，神経性胃炎，悪阻，咳，しわがれ声，神経性食道狭窄症，不眠症。※クラシエは神経性食道狭窄症，不眠症，適応未承認。

〔併用〕
1) 嗄声には麦門冬湯，桔梗湯等を併用する。
2) 気管支喘息の基礎治療薬として，小柴胡湯，柴胡桂枝乾姜湯等の柴胡剤と併用する。

〔病態〕 少陽病期・胸内型，虚実間症。
咽喉部の気鬱があり，また脾胃に水滞を伴う病態である。軽度の気逆もみられる。これらの病態を基盤にして梅核気（声門〜鎖骨上窩に異物が貼りついた感じ）があり，呼吸困難，抑うつ傾向，悪心，嘔吐などを呈する。梅核気はヒステリー球に相当する。

〔鑑別〕
1) 甘麦大棗湯：体力中等度以下，ヒステリー傾向。
2) 加味帰脾湯：体力低下，貧血，抑うつ傾向，易疲労。
3) 半夏瀉心湯：体力中等度，心窩部痛，腹鳴，下痢傾向。
4) 苓桂朮甘湯：体力中等度以下，めまい，立ちくらみ，動悸，心窩部振水音。
5) 柴胡桂枝乾姜湯：体力中等度以下，頭部の発汗，口渇，胸脇苦満，腹部大動脈の拍動亢進。
6) 桂枝加竜骨牡蛎湯：体力低下，易驚性，焦燥感，自然発汗の傾向，腹部大動脈の拍動亢進。
7) 柴胡加竜骨牡蛎湯：体力中等度以上，腹力充実，腹部大動脈の拍動亢進。

8) 加味逍遥散：体力中等度以下，発作性の顔面紅潮，胸脇苦満，臍傍の圧痛。
9) 抑肝散加陳皮半夏：体力中等度以下，腹直筋緊張，胸脇苦満，易怒性。

半夏瀉心湯（はんげしゃしんとう） 傷寒論・金匱要略

半夏，黄芩，甘草，大棗，人参，黄連，乾姜。

〔目標〕 体力中等度の人で，心窩部の膨満感，腹中雷鳴があり，悪心・嘔吐，下痢等を訴える場合に用いる。
1) 食欲不振，軽度の上腹部痛等を伴う場合。
2) 不安・不眠等の精神神経症状を伴う場合。

〔適応〕 みぞおちがつかえ，時に悪心・嘔吐があり食欲不振で腹が鳴って軟便または下痢の傾向のあるものの次の諸症：急・慢性胃腸カタル，発酵性下痢，消化不良，胃下垂，神経性胃炎，胃弱，二日酔い，げっぷ，胸やけ，口内炎，神経症。

〔副作用〕 稀に間質性肺炎→中止，加療。

〔相互〕 フロセミド，エタクリン酸，サイアザイド系利尿薬→血清K値の低下。

〔病態〕 少陽病期・心下痞鞕型，虚実間証。
胃の表層に熱があり，脾は寒に侵された病態であり，加えて軽度の心の陽気の過剰状態がみられる。他覚所見としては心下痞鞕が明らかで，グル音の亢進がみられる。

〔鑑別〕
1) 安中散：体力中等度以下，心窩部痛。腹中雷鳴はない。
2) 平胃散：体力中等度。心窩部痛は著しくない。
3) 茯苓飲：体力中等度以下，胃部振水音，動悸，尿量減少。
4) 六君子湯：体力中等度以下，易疲労，瘦せ，全身倦怠感，顔色不良。
5) 人参湯：体力低下，唾液分泌過多，易疲労，冷え，顔色不良，下痢。
6) 黄連解毒湯：体力中等度以上，のぼせ，精神不安，身体の熱感，出血傾向。
7) 三黄瀉心湯：体力中等度以上，のぼせ，精神不安，便秘，心窩部痛。
8) 黄連湯：体力中等度以上，上腹部痛，悪心・嘔吐，顔面紅潮，下肢の冷え。

半夏白朮天麻湯（はんげびゃくじゅつてんまとう） 万病回春・巻5・頭痛

陳皮，半夏，白朮，茯苓，黄耆，沢瀉，人参，黄柏，生姜，天麻，麦芽，乾姜。

〔目標〕 比較的体力の低下した胃腸虚弱な人が，冷え性で，持続性のあまり激しくない頭痛，頭重感，めまい等を訴える場合に用いる。
1) 悪心・嘔吐，食欲不振，全身倦怠感等を伴う場合。
2) 腹部が軟弱で下肢が冷え，心窩部に振水音を認める場合。

〔適応〕 胃腸虚弱で，心窩部に振水音を認める場合。胃腸虚弱で下肢が冷え，めまい，頭重等がある者。

〔慎重〕 著しく虚弱。

〔併用〕
1) 頭痛の治療にあたっては，エルゴタミン製剤，鎮痛薬等を適宜併用してよいが，用量を漸減する方向で併用することが望ましい。
2) 抗うつ薬の併用により，効果増強。

〔病態〕 太陰病期・心下痞鞕型，虚証。
心窩部に水滞があり，このため脾の機能不全が生じ，また気が下降できずに上逆し頭痛，めまい，嘔吐を来した病態。頭痛は頭に物をかぶせられたような感じ(頭冒感)として訴えられることが多い。また脾の不全のため食後に異常な眠気を催す症状もよく現れる。腹力は軟弱で胃部振水音を認めるが，心下痞鞕は軽度である。

〔鑑別〕
1) 呉茱萸湯：体力低下，頭痛，心窩部不快感，悪心，手足の冷え。
2) 五苓散：体力中等度，口渇，尿量減少，浮腫，嘔吐，頭痛，二日酔。
3) 釣藤散：体力中等度以下，高血圧，頭痛，眼痛。
4) 葛根湯：体力中等度以上，頭痛，肩こり。
5) 柴胡加竜骨牡蛎湯：体力中等度以上，腹力充実，腹部大動脈の拍動亢進。
6) 加味逍遙散：瘀血症候群，体力中等度，胸脇苦満，不安，不眠。
7) 抑肝散加陳皮半夏：体力中等度以下，腹直筋緊張，胸脇苦満，易怒性。

白虎加人参湯（びゃっこかにんじんとう） 傷寒論太陽病・上・下篇・陽明病，金匱要略

石膏，知母，甘草，人参，粳米。

〔目標〕 比較的体力がある人で，急性症では激しい口渇や発汗，身体的灼熱感などを伴って高熱を発する場合に用いる。慢性症では，口渇，局所的灼熱感，のぼせ，発疹，皮膚掻痒感，時として尿量の増加，発汗等を呈する場合に用いる。

〔適応〕 喉の渇きとほてりのあるもの。

〔病態〕 陽明病期・裏熱型，実証。
裏熱を主体に全身にくまなく熱があり，このため津液が不足した状態に陥ったもの。血熱(血が熱を帯び，紅斑，皮疹，血管炎など)の状態を示すこともある。
著しい口渇があり，舌は乾燥した白苔を被る。尿量の減少はない。

〔鑑別〕 （口渇について）
1) 五苓散：体力中等度，口渇と共に尿量減少がある。身体の熱感には乏しい。
2) 八味地黄丸：体力中等度以下，口渇，足腰の冷え，夜間頻尿。
3) 牛車腎気丸：体力中等度以下，口渇，足腰の冷え，足腰の疼痛，浮腫。
　（皮膚掻痒感について）
1) 消風散：体力充実，湿潤した皮疹，皮疹は汚穢，痂皮形成，苔癬化。
2) 温清飲：体力中等度，乾燥した皮疹，浅黒い皮膚。口渇は伴わない。

茯苓飲(ぶくりょういん)　　　金匱要略・痰飲咳嗽病第十二

　　茯苓, 蒼朮, 陳皮, 人参, 枳実, 生姜.
〔**目標**〕　体力中等度又はそれよりやや低下した人で, 胃部膨満感, 心窩部振水音, 胸やけ, 悪心等がある場合に用いる. その他, 食欲不振, 胃部疼痛, 心悸亢進, 尿利減少等を伴うことがある.
〔**適応**〕　急性・慢性胃炎, 胃下垂症, 胃アトニー, 神経性胃炎.
〔**病態**〕　少陽病期・心下痞鞕型, 虚証.
　　胸郭内から心下に水滞があり, 気血の停滞を併発した病態である. 軽度胃熱の症状(胸やけ, 噯気)があることから少陽病期としたが, 病態は太陰病期への移行期にあると考えてよい. 神経性胃炎のようなストレスによる胃腸障害でこの病態がよくみられる.
〔**鑑別**〕
　1) 六君子湯：体力中等度以下, 易疲労, 痩せ, 全身倦怠感, 顔色不良.
　2) 四君子湯：体力低下, 全身倦怠, 易疲労, 胃部不快感, 下痢.
　3) 人参湯：体力低下, 唾液分泌過多, 易疲労, 冷え, 顔色不良, 下痢.
　4) 安中散：体力中等度以下, 心窩部痛, 腹中雷鳴はない.
　5) 半夏瀉心湯：体力中等度, 心窩部膨満感, 胸やけ, 下痢, 腹中雷鳴, 神経症の傾向.

茯苓飲合半夏厚朴湯(ぶくりょういんごうはんげこうぼくとう)　　　本朝経験

　　半夏, 茯苓, 蒼朮, 厚朴, 陳皮, 人参, 蘇葉, 枳実, 生姜.
〔**目標**〕　体力中等度あるいはやや低下した人で, 抑うつ症状を呈し, 咽喉部の異物感, 胃部膨満感を訴え, 心窩部振水音を認める場合に用いられる. この時, めまい, 動悸, 悪心, 胸やけ等を伴うことがある.
〔**適応**〕　咽・喉頭神経症, 神経性胃炎, 急・慢性胃炎, 胃アトニー, 胃下垂症, 食道神経症, 不安神経症. その他, 悪阻, 嗄声など.
〔**病態**〕　少陽病期・心下痞鞕型, 虚証.
　　胸郭内から心下に水滞があり, 気血の停滞を併発し, 特に気のうっ滞が咽喉部で著しい病態. このため咽喉部の異物感, 抑うつ傾向が主徴となる.
〔**鑑別**〕
　1) 半夏厚朴湯：咽喉閉塞感, 明らかな胃腸症状は伴わない.
　2) 柴朴湯：咽喉閉塞感, 胸脇苦満, 口苦, 食欲不振.
　3) 茯苓飲：悪心, 胸やけ, 尿量減少, 咽喉の閉塞感は伴わない.
　4) 半夏瀉心湯：悪心, 胸やけ, 下痢傾向, 咽喉の閉塞感は伴わない.
　5) 帰脾湯：体力低下, 貧血, 動悸, 不眠, 咽喉の閉塞感は伴わない.

附子理中湯（ぶしりちゅうとう） 　　　　　　　　　　　　　　　　　　　　　直指方

人参，甘草，白朮，乾姜，加工ブシ．
〔適応〕　胃腸虚弱で血色悪く，顔に生気なく，尿量多く手足に冷感あり，下痢の傾向あり，しばしば吐き気，目眩，頭重，胃痛を訴えるものの次の諸症：慢性の胃腸カタル，胃アトニー症．
〔慎重〕　妊婦又は妊娠していると思われる婦人．
〔副作用〕
　1）電解質代謝（長期連用→偽アルドステロン症）→中止　低 K 血症の結果→ミオパチー．
　2）発疹・発赤・のぼせ，動悸．
〔相互〕　フロセミド，エタクリン酸又はサイアザイド系利尿薬との併用→血清 K 値の低下．
〔病態〕　太陰病期・心下痞鞕型，虚証．
　人参湯に附子を加えた方剤である．したがって人参湯の病態に準ずるが，冷え症状が明らかである．
〔鑑別〕　人参湯に加工ブシ末を加えたものである．消化管の血流改善作用が強化されている．鑑別は人参湯に準ずる．

平胃散（へいいさん） 　　　　　　　　　　　　　　　　　　　　　　和剤局方・巻3・治一切気

蒼朮，厚朴，陳皮，大棗，甘草，生姜．
〔目標〕　体力中等度の人が，心窩部不快感，腹部膨満感等の消化器症状を訴える場合に用いる．一般に，食欲不振，食後の腹鳴，下痢等を伴い，心窩部振水音を認めることが多い．
〔適応〕　急・慢性胃炎，胃アトニー症，胃下垂症，急性腸炎．
〔病態〕　少陽病期・心下痞鞕型，虚証．
　心下部の水滞があって，脾の作用不全を来し，併わせて腹部を主とする気鬱を伴う病態．少陽病期から太陰病期への移行期に位置する．他覚的所見としては軽度の心下痞鞕，腹部の鼓音，グル音の亢進，心窩部振水音をみる．
〔鑑別〕
　1）半夏瀉心湯：体力中等度，心窩部膨満感，胸やけ，下痢，腹中雷鳴，神経症の傾向．
　2）茯苓飲：体力中等度以下，胃部振水音，動悸，尿量減少．
　3）安中散：体力中等度以下，心窩部痛．腹中雷鳴はない．
　4）人参湯：体力低下，唾液分泌過多，易疲労，冷え，顔色不良，下痢．
　5）六君子湯：体力中等度以下，易疲労，瘦せ，全身倦怠感，顔色不良．
　6）胃苓湯：体力中等度，水様性下痢，嘔吐，腹部膨満，尿量減少．
　7）柴胡桂枝湯：体力中等度以下，胸脇苦満，発汗傾向，口苦，易怒性．

防已黄耆湯（ぼういおうぎとう）

金匱要略・痙湿暍病第二

黄耆，防已，大棗，甘草，生姜，蒼朮。

〔目標〕 比較的体力が低下し色白で筋肉軟らかく，いわゆる水ぶとり体質の人が，全身倦怠感，多汗傾向を訴える場合に用いる。浮腫，尿量減少，関節(特に膝関節)の腫脹・疼痛等を伴う場合(中年以降の女性の肥満者で，運動不足のものに多い)。

〔適応〕 色白で筋肉軟らかく水ぶとりの体質で疲れやすく，汗が多く，小便不利で下肢に浮腫を来し，膝関節の腫痛するものの次の諸症：腎炎，ネフローゼ，妊娠腎，陰嚢水腫，肥満症，関節炎，癰，癤，筋炎，浮腫，皮膚病，多汗症，月経不順(以上ツムラのみ適応承認)。色白で疲れやすく汗のかきやすい傾向のある次の諸症：肥満症(筋肉のしまりのない，いわゆる水ぶとり)，関節痛，むくみ(以上クラシエのみ適応承認)。

〔病態〕 太陰病期・水滞型，虚証。気虚に水滞を伴う病態。水滞は皮膚，関節型である。一応は太陰病期に分類されるが，営衛の衰えがあり，病変の主座は表にある特異な病態である。発汗傾向，悪風，頭部の発汗などと共に下肢浮腫，膝関節痛，身体の重だるさ，軽度の口渇と尿量減少を伴う。

〔鑑別〕
1) 越婢加朮湯：体力中等度以上，顔面の紅潮，口渇，尿量減少。
2) 桂枝加朮附湯：体力中等度以下，筋の攣縮，下肢の冷え。
3) 防風通聖散：体力中等度以上，肥満，顔面紅潮，充実した腹力，便秘傾向。
4) 薏苡仁湯：体力中等度以上，患部の熱感あり，口渇を伴わない。
5) 麻杏薏甘湯：体力中等度，急性関節炎，関節の発赤，腫脹，口渇はない。
6) 大柴胡湯：体力充実，口苦，胸脇苦満，充実した腹壁，便秘。

防風通聖散（ぼうふうつうしょうさん）

宣明論・巻3・風門

黄芩・甘草，桔梗，石膏，白朮，大黄，荊芥，山梔子，芍薬，川芎，当帰，薄荷，防風，麻黄，連翹，生姜，滑石，芒硝。

〔目標〕 体力が充実しているいわゆる卒中体質で，症状としては，便秘がちで，肥満し，腹は臍を中心に膨満かつ充実しており，俗にいう太鼓腹を目標とする。

〔適応〕 高血圧症とその随伴症状(動悸，肩こり，のぼせなど)，肥満症，常習性便秘。

〔相互〕
1) 交感神経興奮薬との併用→動悸・頻脈等。
2) 解熱・鎮痛薬との併用→過度の発汗，時にショック。

〔病態〕 陽明病期・裏熱型，実証。
裏熱を主体とするが，半表半裏にも表にも裏にも熱があり，表実証，半表半裏実証，裏実証を呈する病態である。この種の病態を基盤として皮膚の炎症などがみられる。腹力，脈力ともに充実し，顔面は紅潮がある。自汗傾向は少なく，胸脇苦満や臍傍の圧痛は伴わない。

〔鑑別〕
1) 大柴胡湯：体力充実，口苦，胸脇苦満，充実した腹壁，便秘。
2) 桃核承気湯：瘀血症候群，体力充実，便秘，のぼせ，精神不安。
3) 大黄牡丹皮湯：体力充実，瘀血症候群，回盲部圧痛，便秘。
4) 通導散：体力充実，瘀血症候群，激しい精神症状，便秘。
5) 女神散：瘀血症候群，体力中等度以上，のぼせ，精神不安，抑うつ，腹部膨満感。
6) 防已黄耆湯：体力中等度以下，関節痛，浮腫，のぼせ，水ぶとり，多汗。

炮附子末（ほうぶしまつ）

ホウブシ

〔目標〕
1) 本剤は，加味薬として用いるもので，強心，鎮痛，利尿作用があり，新陳代謝機能の衰えたもの，冷えて痛むもの，水瀉性の下痢のある場合に加味する。
2) 適応する者は，次の体質的傾向をもつ　①脈が沈遅で力がない　②四肢，腰や膝が冷える。寒がりで寒冷を嫌う　③顔色青白く，唇の色も淡白　④尿量多く，泥状便で回数も多い　⑤下肢に浮腫がある。嗜眠，自汗がある。

〔適応〕　強心，鎮痛，利尿。
〔副作用〕　稀に発疹，のぼせ，動悸，下痢。
〔相互〕　強心配糖体との併用により増強。
〔併用〕　加工ブシ末と同じ。
〔鑑別〕　加工ブシ末とほぼ同様の効果。

補中益気湯（ほちゅうえっきとう）　　　　弁惑論・巻中・飲食労倦論

黄耆，蒼朮，人参，当帰，柴胡，大棗，陳皮，甘草，升麻，生姜。

〔目標〕　諸種の原因（虚弱体質・結核症等の慢性疾患，貧血症，外科手術後等）によって全身倦怠，食欲不振，咳嗽，微熱，盗汗，動悸，不安等の症状が持続的に存在する場合に用いられる。この場合しばしば言語，眼勢に力がないことがある。

〔適応〕　病後の体力低下，食欲不振，夏瘦せ，感冒・慢性気管支炎（こじれて症状の長びくもの），結核症（陳旧性・老人性結核）。その他，内臓下垂症，脳卒中後遺症，陰萎，痔核，脱肛。

〔病態〕　少陽病期，心下痞鞕型，虚証。
微熱のあることから少陽病期に一応は分類されるが，気虚の症状が著しく，限りなく太陰病期に近い位置にある。脾の衰えが主体となっており，これに加えて表の衛気の不足，半表半裏の熱がある。脾の衰えを反映して脱力，筋の萎縮，内臓下垂がみられる。

〔鑑別〕
1) 麻黄湯：自然発汗を伴わず，咳嗽，喘息，筋痛を示すもの。

2) 桂枝湯：自然発汗の傾向のあるもの。
  3) 香蘇散：胃腸虚弱なもの。
  4) 小青竜湯：自然発汗，胃腸虚弱，水様の鼻汁を伴うもの。
  5) 麻黄附子細辛湯：悪寒，蒼白な顔貌で熱感に乏しいもの。
  6) 柴胡桂枝乾姜湯：体力低下，わずかな胸脇苦満，冷えのぼせ，精神症状。
  7) 十全大補湯：体力低下，易疲労，倦怠，貧血，皮膚の荒れ，術後。
  8) 六君子湯：体力中等度以下，易疲労，痩せ，全身倦怠感，顔色不良。
  9) 帰脾湯：体力低下，易疲労，貧血，下血，吐血，血小板・白血球減少。
 10) 小柴胡湯：大柴胡湯に近似するが，胸脇苦満，腹壁の緊張度は著明でない。便秘傾向も伴わない。

麻黄湯（まおうとう） 傷寒論・太陽病中篇・陽明病

杏仁，麻黄，桂皮，甘草。

〔目標〕 平素から丈夫で体力充実した人の熱性疾患の初期で，頭重，発熱，悪寒，腰痛，四肢の関節痛等があり，自然発汗のない場合に用いる。
  1) 喘鳴，咳嗽等を伴う場合。
  2) 乳幼児の感冒で，鼻閉塞のある場合。

〔適応〕 悪寒，発熱，頭痛，腰痛，自然に汗が出ないものの次の諸症：感冒，インフルエンザ（初期のもの），関節リウマチ，喘息，乳児の鼻閉塞，哺乳困難（以上ツムラのみ適応承認）。
かぜのひきはじめで，寒けがして発熱，頭痛があり，身体のふしぶしが痛い場合の次の諸症：感冒，鼻かぜ（以上クラシエのみ適応承認）。

〔慎重〕
  1) 発汗傾向が著しく，あるいは，既に強く発汗し脈の弱いとき。
  2) 著しく体力の衰えている場合。
  3) 著しく胃腸虚弱。
  4) 狭心症，心筋梗塞など循環器系の障害又は既往歴。

〔相互〕
  1) 交感神経興奮薬→動悸頻脈等。
  2) 解熱・鎮痛薬→過度の発汗。

〔病態〕 太陽病期，表実証。
表に外乱因子が加わり，悪寒，発熱を来した太陽病期の病態で，脈は浮，数，緊。自然発汗の傾向がない。関節痛，腰痛，喘鳴，咳嗽，鼻出血を伴うことが多い。

〔鑑別〕 （感冒について）
  1) 葛根湯：後頭部・背筋の凝り。発汗傾向なし。腰痛・筋肉痛は伴わない。
  2) 桂枝湯：体力低下，鼻炎症状，発汗傾向。
  3) 小青竜湯：鼻炎症状，特に水様の鼻汁，喀痰。心窩部振水音。
  4) 麻黄附子細辛湯：全身倦怠感，四肢・背部の冷えと寒け，咽痛。

5) 麻杏甘石湯：体力中等度以上，喘鳴，咳嗽，口渇。
6) 麻杏薏甘湯：体力中等度，急性関節炎，関節腫脹，口渇はない。

麻黄附子細辛湯（まおうぶしさいしんとう）

傷寒論・少陰病

麻黄，細辛，附子。

〔目標〕 体力の低下した人の，悪寒を伴う発熱に用いる。この場合，発熱は顕著でないが，全身倦怠，無気力等があり，脈は沈んで細く力がないのが特徴である。また，頭痛，咳嗽，水様鼻漏，手足の冷え・痛み等を呈することもある。従って高齢者や虚弱者の感冒にしばしば応用される。

〔適応〕 無気力感，全身倦怠感等を伴う場合 頭痛，咳嗽，水様性鼻汁，手足の冷え，痛み等を伴う場合。

〔慎重〕 体力の充実した人で熱感のあるもの。

〔副作用〕 過敏症，自律神経系(不眠，発汗，頻脈，動悸，全身脱力感，精神興奮)，肝障害(AST・ALT・γ-GTPの上昇)，消化器(口渇，食欲不振，胃部不快感，悪心・嘔吐，泌尿器(排尿障害)，のぼせ，しびれ。

〔相互〕
1) 交感神経興奮薬との併用→動悸・頻脈等。
2) 解熱・鎮痛薬→過度の発汗（時にショック）。

〔病態〕 少陰病期・表寒型，虚実間～虚証。
五臓の陽気の衰えを基盤として表寒証が主徴として現れた病態。直中（じきちゅう）の少陰といわれ，高齢者など五臓の陽気が衰えていたものが感冒に罹患すると太陽病期ではなく，この病症を呈する。悪寒が著しく，全身倦怠，嗜眠など気虚の症状を示す。

〔鑑別〕
1) 真武湯：体力中等度以下，全身倦怠感，悪寒，下痢，浮腫，微熱。
2) 小青竜湯：体力中等度以下，食欲不振，発熱，著しい悪寒や全身倦怠感は伴わない。
3) 桂枝湯：体力低下，自然発汗あり，鼻閉・鼻汁。

麻杏甘石湯（まきょうかんせきとう）

傷寒論・太陽病中・下篇

石膏，杏仁，麻黄，甘草。

〔目標〕 比較的体力のある人で，咳嗽が強く，口渇や自然発汗があり，熱感，喘息，呼吸困難等を訴える場合に用いられる。せき痰は粘稠でやや切れにくいことが多い。本方は発作時の頓服のほか，長期間の服用も行われている。また小児には特によく用いられる。

〔適応〕 気管支喘息，喘息性気管支炎。その他，感冒，気管支炎，肺炎，百日咳など。

〔付-3〕方剤一覧A

〔相互〕
1) 交感神経興奮薬との併用→動悸頻脈等。
2) 解熱・鎮痛薬との併用→過度の発汗。

〔病態〕 少陽病期・胸内型，実証。
肺に熱があり，喘息，咳嗽と喀痰を主徴とする病態で，口渇と自汗（ねばる汗）があり，身体の熱感を示すもの。

〔鑑別〕
1) 五虎湯：小児の咳嗽，悪感発熱なく，激しい咳嗽，口渇，自然発汗の傾向。
2) 麦門冬湯：咽喉乾燥感，著しい口渇はない。
3) 麻黄湯：感染の初期，発熱，関節痛，著しい口渇はない。
4) 小青竜湯：水様の鼻汁，喀痰，著しい口渇はない。
5) 小柴胡湯加桔梗石膏：亜急性期の咳嗽，胸脇苦満，咽痛。
6) 清肺湯：体力中等度以下，亜急性～慢性期の咳嗽，色調の濃い痰，時に血痰，咽痛。
7) 竹筎温胆湯：体力低下，微熱の持続，不眠，不安，動悸，胸脇苦満。
8) 滋陰降火湯：体力低下，高齢者の咳嗽，乾性ラ音，皮膚は浅黒く枯燥，手足のほてり。
9) 神秘湯：体力中等度以上，呼吸困難，抑うつ傾向。

麻杏薏甘湯（まきょうよくかんとう）

金匱要略・痙湿暍病第二

薏苡仁，麻黄，杏仁，甘草。

〔目標〕 比較的体力のある人で，関節の腫脹・疼痛，あるいは筋肉痛のある場合用いる。一般に腫脹，疼痛共に軽度で発汗傾向，浮腫を伴うことがある。又，疣贅，肌荒れ等の皮膚疾患にも用いられる。

〔適応〕 関節痛，筋肉痛，疣贅，乾性脂漏。その他，関節痛，筋肉リウマチ，関節リウマチ，進行性手掌角化症，汗疱状白癬，顔面白癬等。

〔相互〕
1) 交感神経興奮薬との併用→動悸・頻脈等。
2) 解熱・鎮痛薬との併用→過度の発汗，時にショック。

〔病態〕 少陽病期・水滞型，虚実間証。
太陽病期から少陽病期への移行期の病態で，皮膚と関節を主に水滞がみられ，関節の腫脹，熱感がみられる。尿量の減少を伴うことが多い。

〔鑑別〕
1) 麻黄湯：自然発汗なし，咳嗽，喘鳴，筋肉痛。
2) 越婢加朮湯：体力中等度以上，顔面紅潮，身体の熱感，浮腫，口渇。
3) 桂枝加朮附湯：体力低下，関節痛，冷え性，筋の攣縮，尿量減少。
4) 薏苡仁湯：体力中等度以上，関節痛，関節の発赤腫脹，口渇はない。
5) 防已黄耆湯：体力中等度以下，関節痛，浮腫，のぼせ，水ぶとり。

麻子仁丸(ましにんがん)　　　　　　　　　　　　　　　　　　傷寒論・陽明病

大黄，枳実，杏仁，厚朴，芍薬，麻子仁．
〔目標〕　体力中等度ないしやや低下した人の習慣性便秘に用いられる．高齢者や病後の虚弱者の便秘にもしばしば用いられる．大便は硬く塊状を呈することが多い．
〔適応〕　常習性便秘．その他，急性便秘等．
〔病態〕　太陰病期・腸型，虚実間証．
　脾の陰液が不足し，胃腸の働きが衰えた麻痺性の便秘．腹中の気滞を伴い腹部膨満感を伴う．便は乾燥して硬い．
〔鑑別〕
1) 潤腸湯：体力中等度以下，高齢者の便秘，皮膚枯燥，脱水傾向．
2) 桂枝加芍薬大黄湯：体力低下，腹痛，過敏性腸症候群．
3) 調胃承気湯：体力中等度，便秘，腹部膨満，腹痛．
4) 大黄甘草湯：体力中等度，慢慢性便秘，随伴症状は乏しい．

木防已湯(もくぼういとう)　　　　　　　　　　　　　　　　　金匱要略・痰飲咳嗽病第十二

石膏，防已，桂皮，人参．
〔目標〕　比較的体力の低下した人が，心窩部がつかえて硬く，呼吸困難，浮腫，動悸等を訴える場合に用いる．口渇，尿量減少等を伴う場合．
〔適応〕　顔色がさえず，咳を伴う呼吸困難があり，心臓下部に緊張圧重感があるものの心臓，あるいは，腎臓に基づく疾患，浮腫，心臓性喘息．
〔慎重〕　脈が弱く著しく体力が衰えている場合．
〔病態〕　少陽病期・胸内型，実証．
　胸内を主に水滞を来し，このために呼吸困難，咳嗽などを呈する．したがって水滞型との移行型とするのが正しい．半表半裏の熱証があり，口渇を伴う．脈力，腹力ともに充実し，心下部の広汎な抵抗(心下痞堅)をみる．
〔鑑別〕
1) 五苓散：体力中等度，口渇，尿量減少，浮腫，嘔吐，頭痛，二日酔．
2) 炙甘草湯：体力低下，動悸，息切れ，不整脈，皮膚枯燥，易疲労，るい痩．
3) 柴胡加竜骨牡蛎湯：体力中等度以上，腹力充実，腹部大動脈の拍動亢進．
4) 苓桂朮甘湯：体力低下，息切れ，動悸，起立性低血圧，のぼせ，下肢の冷え，尿量減少．
5) 人参湯：体力低下，唾液分泌過多，易疲労，冷え，顔色不良，下痢．
6) 越婢加朮湯：体力中等度以上，顔面紅潮，身体の熱感，浮腫，口渇．
7) 柴胡桂枝乾姜湯：体力低下，わずかな胸脇苦満，冷えのぼせ，精神症状．

ヨクイニンエキス

ヨクイニン．
〔目標〕 体力のいかんにかかわらず疣贅の治療に用いられる．
〔注意〕
1) 本剤投与により，皮疹脱落に先立って，発赤，瘙痒等が，しばしば一時的に発現することが認められる．
2) 青年性扁平疣贅で，色調が赤褐色を帯び，滲出性の感じを与えるものほどよく反応し，健常皮膚に近く，乾燥した外観のものほど抗療性である．この場合，麻杏薏甘湯を用いるとよい場合がある．

〔適応〕 青年性扁平疣贅，尋常性疣贅．

薏苡仁湯（よくいにんとう）

明医指掌

薏苡仁，蒼朮，当帰，麻黄，桂皮，芍薬，甘草．

〔目標〕 体力中等度以上の人で，四肢の関節・筋肉の疼痛・腫脹がある場合に用いられる処方である．この場合，患部の熱感，腫脹，疼痛が比較的慢性に経過するものを目標とする．
〔適応〕 変形性関節症，関節リウマチ．その他，種々の原因による関節痛み・筋肉痛．
〔相互〕
1) 交感神経興奮薬→動悸・頻脈等．
2) 解熱・鎮痛薬との併用過度の発汗．

〔病態〕 少陽病期・水滞型，虚実間証．
太陽病期と少陽病期の移行期で，皮膚と関節に熱性の水滞があり，軽度の血虚の症状を伴う．口渇を伴うことはない．

〔鑑別〕
1) 越婢加朮湯：体力中等度以上，顔面の紅潮，口渇．
2) 桂枝加朮附湯：体力中等度以下，筋の攣縮，下肢の冷え．
3) 防風通聖散：体力中等度以上，肥満，顔面紅潮，充実した腹力，便秘傾向．
4) 防已黄耆湯：体力中等度以下，水ぶとり，浮腫傾向．
5) 麻黄薏甘湯：体力中等度，急性関節炎，関節の発赤と腫脹，口渇はない．

抑肝散（よくかんさん）

保嬰撮要

蒼朮，茯苓，川芎，当帰，柴胡，甘草，釣藤鈎．

〔目標〕 体力中等度の人が，神経過敏で興奮しやすく，怒りやすい，イライラする，眠れない等，神経興奮状態を訴える場合に用いる．そのほか，眼瞼・顔面・手足の痙攣等を訴えることもある．小児では，落ち着きがない，ひきつけを起こす，泣きわめくなどの症状を呈する．腹部症状としては，左腹直筋が緊張していることが多い．

〔適応〕 神経症（いわゆる小児疳症を含む），不眠症，夜啼症。その他，ヒステリー，更年期障害，チック病，眼瞼痙攣，脳出血後遺症など。
〔慎重〕 胃腸虚弱者（胃腸障害）。
〔病態〕 少陽病期・胸脇苦満型，虚証。
　肝の陽気と陰液が共に不足しているが，陰液の抑制効果の衰えが強く，このため仮性の肝の陽気の過剰状態がみられる病態である。気虚と血虚の症状を軽度に伴う。腹力は中等度ないしやや弱く，左側の腹直筋が攣急していることが多いが，心窩部から臍にかけての正中部の攣急をみることもある。臍上悸のあることも少なくない。
〔鑑別〕
　1) 抑肝散加陳皮半夏：本方の目標が備わり，胃腸の虚弱なもの。
　2) 柴胡加竜骨牡蛎湯：体力中等度以上，抑うつ傾向，胸脇苦満，便秘。
　3) 柴胡桂枝湯：体力中等度以下，発汗傾向，顔面紅潮，胸脇苦満。
　4) 四逆散：体力中等度，胸脇苦満，両側の腹直筋の過緊張。
　5) 半夏厚朴湯：体力中等度，咽喉部の閉塞感，不安，不眠。
　6) 甘麦大棗湯：体力中等度以下，ヒステリー症状。
　7) 加味逍遥散：体力中等度以下，発作性の顔面紅潮，胸脇苦満，臍傍の圧痛。

抑肝散加陳皮半夏（よくかんさんかちんぴはんげ）　　　　　　　　　　本朝経験

半夏，蒼朮，茯苓，川芎，陳皮，当帰，柴胡，甘草，釣藤鈎。
〔目標〕 抑肝散を用いるべき状態よりも体力が低下した場合に用いられる処方である。すなわち，比較的体力のない人が，神経過敏で興奮しやすく，怒りやすい，イライラする，眠れない等の症状を訴えることもある。そのほか眼瞼・顔面・手足の痙攣等を訴えることもある。小児では，落ち着きがない，ひきつけを起こす，泣きわめく等の症状を呈する。腹部症状としては抑肝散の腹部所見と似て，更に腹部大動脈の拍動が強く触知されることが多い。
〔適応〕 神経症（いわゆる小児疳症を含む），不眠症，夜啼症。その他，ヒステリー，更年期障害，チック病，眼瞼痙攣，脳出血後遺症。
〔病態〕 抑肝散の病態に加えて，脾の衰えと気鬱を伴うもの。
〔鑑別〕
　1) 抑肝散：体力中等度，腹直筋の緊張，易怒性，不安，筋痙攣。
　2) 柴胡加竜骨牡蛎湯：体力中等度以上，腹力充実，腹大動脈の拍動亢進。
　3) 加味逍遥散：体力中等度以下，発作性の顔面紅潮，胸脇苦満，臍傍の圧痛。
　4) 半夏厚朴湯：体力中等度以下，咽喉閉塞感，不安，不眠。
　5) 甘麦大棗湯：体力中等度以下，ヒステリー症状，不眠，不安，夜泣き。

六君子湯（りっくんしとう）　　　　　　　　　　医学正伝・巻3・飽逆

人参，半夏，茯苓，大棗，陳皮，甘草，生姜，蒼朮。

〔目標〕 比較的体力の低下した人が胃腸機能が低下して，食欲不振，心窩部の膨満感等を訴える場合に用いる．
 1）全身倦怠感，手足の冷え等を伴う場合．
 2）腹壁の緊張が弱く，心窩部に振水音を認める場合．

〔適応〕 胃腸の弱いもので，食欲がなく，みぞおちがつかえ，疲れやすく，貧血性で手足が冷えやすいものの次の諸症：胃炎，胃アトニー，胃下垂，消化不良，食欲不振，胃痛，嘔吐．

〔病態〕 太陰病期・心下痞鞕型，虚証．
 脾の陽気が衰え，全身性に気虚の症状のみられるもので，心下の水滞，軽度の気逆を伴う病態．他覚的所見としては，腹力が軟弱で胃部振水音をみる．

〔鑑別〕
 1）四君子湯：体力低下，全身倦怠，易疲労，胃部不快感，下痢．
 2）人参湯：体力低下，唾液分泌過多，易疲労，冷え，顔色不良，下痢．
 3）茯苓飲：体力中等度以下，胃部振水音，動悸，尿量減少．
 4）半夏瀉心湯：体力中等度，心窩部膨満感，胸やけ，下痢，腹中雷鳴，神経症の傾向．
 5）補中益気湯：体力中等度以下，全身倦怠，易疲労，軽度の胸脇苦満．
 6）五苓散：体力中等度，口渇，尿量減少，浮腫，嘔吐，頭痛，二日酔．

立効散（りっこうさん） 衆方規矩

細辛，升麻，防風，甘草，竜胆．

〔目標〕 一般に，歯痛，歯齦痛および口腔内の腫脹・疼痛に用いられる．

〔適応〕 歯牙痛，抜歯後の疼痛，歯齦炎．その他，歯根膜炎，舌痛，口内炎・舌咽神経痛，三叉神経痛．

〔病態〕 少陽病期・胸内型，虚実間証．
 歯根膜，口腔粘膜など表～半表半裏に熱があり，気血が巡らず疼痛を来した病態．太陽病期から少陽病期への移行期に位置する病態である．

〔鑑別〕
 1）葛根湯：体力中等度以上，頭痛，肩こり，自然発汗，上半身の炎症，鼻炎．
 2）三黄瀉心湯：体力中等度以上，のぼせ，精神不安，便秘，心下部痛．
 3）黄連解毒湯：体力中等度以上，のぼせ，精神不安，身体の熱感，出血傾向．
 4）調胃承気湯：体力中等度，便秘，腹部膨満，腹痛．
 5）桃核承気湯：瘀血症候群，体力充実，便秘，のぼせ，精神不安．

竜胆瀉肝湯（りゅうたんしゃかんとう） 薛立斎十六種

地黄，当帰，木通，黄芩，車前子，沢瀉，甘草，山梔子，竜胆．

〔目標〕 比較的体力のある人で，排尿痛，頻尿，帯下等を目標として，急性あるいは慢性

の泌尿器・生殖疾患に用いられる。この時に，混濁尿，血・膿尿等を呈し，時に陰部の搔痒感を伴うことがある。
〔適応〕 尿道炎，膀胱炎，前立腺炎，陰部搔痒感症，膀胱神経症。その他，バルトリン腺炎，子宮内膜炎，トリコモナス腟炎，精巣炎，鼠径部リンパ腺炎，陰部湿疹等。
〔慎重〕 体力低下，胃腸虚弱。
〔病態〕 陽明病期・水滞型，実～虚実間証。
　尿路と下部消化管を主とした裏熱を帯びた水滞があり，排尿痛，排尿障害などの症状を呈する。併わせて，心と肝の陽気の病的過剰状態があり，イライラ感，のぼせ感，易怒性，攻擊性などの精神症状を現す。
〔鑑別〕
　1) 猪苓湯：体力中等度以上，浮腫，身体，手足の熱感，口渴，竜胆瀉肝湯より一般に症状が軽い。
　2) 五淋散：体力中等度ないし弱い。冷え性の傾向，慢性に経過するもの。
　3) 清心蓮子飲：体力低下，胃腸虚弱，冷え性，神経過敏，口渴。
　4) 八味地黄丸：体力中等度以下，軽度の排尿痛，陰部搔痒感，足腰の冷え，夜間頻尿。
　5) 牛車腎気丸：体力中等度以下，八味地黄丸に比し，浮腫傾向があり，足腰の冷えと痛みがより著しい。
　6) 当帰芍薬散：瘀血症候群，体力低下，手足の冷え，貧血傾向，腹痛。

苓甘姜味辛夏仁湯（りょうかんきょうみしんげにんとう）　金匱要略・痰飲咳嗽病第十二

杏仁，甘草，半夏，細辛，茯苓，乾姜，五味子。
〔目標〕 体力の低下した人で，冷え性で顔色が悪い人の喘鳴，咳嗽，喀痰，水様鼻汁（漏）などに用いられる。この際，疲労感，動悸，息切れ，浮腫等を認めることがある。腹部は軟弱で（腹壁の緊張力がはなはだ弱く），振水音の認められることが多い。また，麻黄薬服用で，胃障害等のみられるものによい。
〔適応〕 胃腸虚弱で，麻黄薬の服用により胃障害等を呈する場合　疲労倦怠感，動悸，息切れ，浮腫などを伴う場合　腹部が軟弱で，心窩部に振水音を認める場合。
〔病態〕 少陽病期・胸内型，虚証。
　脾が寒に侵され，その作用が衰え，気虚と共に水滞の症状も伴う。これに加えて肺には寒があり，気逆と咳嗽がみられる。少陽病期に分類はされるが，太陰病期へ移行しつつある病態と考えられる。胃部振水音を高頻度で認める。
〔鑑別〕
　1) 小青竜湯：使用目標は近似するが足腰の冷えは伴わない。
　2) 麻杏甘石湯：体力中等度以上，喘鳴，咳嗽，口渴。
　3) 麦門冬湯：体力中等度，咽喉乾燥感，発作性の激しい咳嗽。

苓姜朮甘湯（りょうきょうじゅつかんとう）

金匱要略・五臓風寒積聚病第十一

茯苓，白朮，甘草，乾姜．

〔目標〕 比較的体力の低下した人で，主として腰部，時に下肢にかけて冷感が著しく，疼痛を伴い，頻尿のある場合に用いる．この時，口渇は伴わず，下半身がはれぼったい感じがあり，腹壁は一般に軟らかく，心窩部に腹部大動脈の拍動亢進を認め，尿の色は清澄であることが多い．

〔適応〕 腰痛，腰部冷感，神経痛（特に坐骨神経痛），夜尿症，膀胱神経症，頻尿．

〔病態〕 太陰病期・水滞型，虚証．
脾が寒に侵され，腎の陽気の衰えも加わり，気虚と水滞を生じた病態．腰部の重だるさ，下肢の冷え，口渇を伴わない頻尿が三主徴である．

〔鑑別〕
1) 真武湯：体力低下，全身倦怠，悪寒，下痢，浮腫，足腰の冷え．
2) 当帰四逆加呉茱萸生姜湯：体力中等度以下，四肢の冷感，凍瘡罹患傾向，頭痛，腹痛．
3) 当帰芍薬散：瘀血症候群，体力低下，手足の冷え，貧血傾向，腹痛．
4) 八味地黄丸：体力中等度以下，口渇，足腰の冷え，夜間頻尿，浮腫，陰萎．
5) 桂枝加朮附湯：体力低下，関節痛，冷え性，筋の攣縮，尿量減少．
6) 五積散：体力中等度以下，顔面紅潮，足腰の冷感，関節痛，神経痛．

苓桂朮甘湯（りょうけいじゅつかんとう）

傷寒論・太陽病中篇・金匱要略・痰飲咳嗽病

茯苓，桂皮，甘草，蒼朮．

〔目標〕 比較的体力の低下した人で，めまい，身体動揺感，たちくらみ等を訴える場合に用いる．
1) 息切れ，心悸亢進，頭痛，のぼせ，尿量減少等を伴う場合．
2) 心窩部に振水音を認める場合．

〔適応〕 めまい，ふらつきがあり，または動悸があり尿量が減少するものの次の諸症：神経質，ノイローゼ，めまい，動悸，息切れ，頭痛．

〔併用〕 起立性低血圧に対しては
1) エルゴタミン製剤の併用により効果増強．
2) 人参湯あるいは半夏白朮天麻湯を併用するとよい例がある．

〔病態〕 少陽病期・水滞型，虚証．
脾胃に水滞があり，心の陽気が衰え，気逆を伴った病態．胃部振水音，両側腹直筋の軽度の緊張，臍上悸，上熱下寒を呈する．起立性低血圧，神経症，頭痛，尿量の減少がみられるが，口渇は伴わない．

〔鑑別〕
1) 炙甘草湯：体力低下，動悸，息切れ，不整脈，皮膚枯燥，易疲労，るい痩．
2) 半夏白朮天麻湯：体力中等度以下，頭重，頭痛，抑うつ傾向，食欲不振，倦怠．

3) 五苓散：体力中等度，口渇，尿量減少，浮腫，嘔吐，頭痛，二日酔。
4) 真武湯：体力低下，全身倦怠，悪寒，下痢，浮腫，足腰の冷え。

六味丸（ろくみがん） 小児薬証直訣

地黄，山茱萸，山薬，沢瀉，茯苓，牡丹皮。

〔**目標**〕 比較的体力の低下した人で，漢方のいわゆる腎虚の症状に用いられる。その症状は，すなわち疲労感，下半身のしびれ感，尿量減少または多尿，夜間尿，遺尿，残尿感，陰萎，遺精，腰痛などのいくつかが複合した場合である。一般に，上腹部に比べ下腹部が軟弱である。但しこの場合，冷え及び浮腫は比較的軽度である。小児においては，上記のほかに喘息症状を呈することがある。

〔**適応**〕 腎炎，ネフローゼ，腰痛，膀胱炎，膀胱神経症，気管支喘息，小児喘息，高血圧症，脳卒中後遺症，白内障，糖尿病。その他，夜尿症，陰萎，前立腺肥大，皮膚瘙痒症に用いられることもある。

〔**慎重**〕 胃腸虚弱者。

〔**病態**〕 太陰病期・水滞型，虚証。
　水滞型に一応は分類したが，尿量減少，多尿など水分代謝の障害はあるが，浮腫傾向はなく，皮膚は枯燥していることが多い。腎の陰液の不足がある病態である。このため四肢の煩熱（ほてり）を呈する。小腹不仁がみられる。

〔**鑑別**〕
1) 八味地黄丸：体力中等度以下，口渇，足腰の冷え，夜間頻尿，浮腫，陰萎。
2) 五苓散：体力中等度，口渇，尿量減少，浮腫，嘔吐，頭痛，二日酔。
3) 猪苓湯：体力中等度，頻尿，残尿感，排尿痛，血尿。
4) 清心蓮子飲：体力低下，胃腸虚弱，冷え性，排尿痛。
5) 桂枝加竜骨牡蛎湯：体力低下，神経症，陰萎，遺精，易疲労，盗汗。

[付]

〔4〕方剤一覧 B （五十音順）

（保険薬価基準未収載方剤）

4 方剤一覧 B （五十音順）

右帰飲（うきいん）
附子，肉桂，熟地黄，山茱萸，山薬，枸杞子，杜仲，炙甘草，茯苓．
〔目標〕 五臓論の腎の陽気の衰えたもので，易疲労，腹痛，腰痛，下肢の冷え，陰萎を示すもの．
〔応用〕 諸種の老人性の退行性疾患，多発性神経炎，骨粗鬆症，腎障害，老人性白内障，インポテンス．

烏頭桂枝湯（うずけいしとう）
烏頭，桂皮，生姜，大棗，芍薬，甘草．
〔目標〕 少陰病期・表寒型・実証．激しい腹痛・関節痛で，四肢の冷えを認めるもの．烏頭湯に比べて気虚の症状が相対的に強く，腹直筋の攣急・発汗傾向がある．
〔応用〕 腹部疝痛，三叉神経痛，関節リウマチ，坐骨神経痛，中枢性・末梢性の運動麻痺・知覚障害．

烏頭湯（うずとう）
麻黄，芍薬，黄耆，甘草，烏頭．
〔目標〕 少陰病期・表寒型・実証．激しい胸痛・腹痛・関節痛で，四肢の冷えを認めるもの．
〔応用〕 三叉神経痛，関節リウマチ，坐骨神経痛，腹部疝痛，中枢性・末梢性の運動麻痺・知覚障害．

烏薬順気散（うやくじゅんきさん）
麻黄，烏薬，陳皮，川芎，白殭蚕，白芷，枳殻，桔梗，乾姜，甘草，大棗，生姜．
〔目標〕 太陽病期－少陽病期・虚実間証．表証（頭痛，四肢のしびれ）があり，気鬱の症状を伴うもの．
〔応用〕 脳血管障害による運動麻痺・知覚障害，顔面神経麻痺，小脳性運動失調症，多発性神経炎，抑うつ傾向．

越婢加半夏湯（えっぴかはんげとう）
麻黄，石膏，生姜，大棗，甘草，半夏．
〔目標〕 太陽病期・実証．喘鳴，咳嗽があり，顔面の紅潮，口渇，身体内部の熱感を示すもの．咳嗽はいわゆる痙攣性咳嗽の様相を示し，連続して激しく咳込むことが多く，嘔吐を伴うことがある．
〔応用〕 気管支炎，気管支喘息，慢性呼吸不全．

延年半夏湯（えんねんはんげとう）

半夏，柴胡，鼈甲，桔梗，呉茱萸，枳実，檳榔子，人参，生姜。

〔目標〕 少陽病期・心下痞鞕型・虚実間証。肩甲間部痛，肩こり，心窩部痛があり，下肢の冷え，痃癖（患者を立位にさせて心窩部に圧を加えると激しい痛みを訴える）を伴うもの。

〔応用〕 肋間神経痛，胃炎，常習性頭痛，肩こり，慢性膵炎。

黄耆桂枝五物湯（おうぎけいしごもつとう）

黄耆，芍薬，桂皮，大棗，生姜。

〔目標〕 太陰病期・虚証。気血の不足があって身体や四肢の知覚障害，運動麻痺を示すもの。皮膚の瘙痒・蟻走感を伴うこともある。

〔応用〕 SMON，多発性硬化症，脊髄障害，多発性神経炎，顔面神経麻痺，代謝性神経障害，湿疹，小児ストロフルス，滲出性中耳炎。

黄連阿膠湯（おうれんあきょうとう）

黄連，黄芩，芍薬，阿膠，鶏子黄。

〔目標〕 少陰病期・血虚型・虚証。血虚の症状があり，動悸，胸内苦悶感，不眠を示すもの。膿血便，血痰，血尿などを伴うことがある。また，皮膚の枯燥を伴う瘙痒症を見ることもある。

〔応用〕 不眠症，高血圧性心疾患，腸炎，尿道炎，不正性器出血，尋常性乾癬，湿疹，老人性皮膚瘙痒症，化膿性皮膚疾患。

解急蜀椒湯（かいきゅうしょくしょうとう）

粳米，半夏，人参，蜀椒，乾姜，甘草，附子，大棗，膠飴。

〔目標〕 太陰病期－少陰病期・実証。腹部が冷えて，疝痛性の腹痛がみられ，腸管の蠕動亢進，あるいはイレウス様症状，嘔吐を示すもの。

〔応用〕 急性腸炎，諸種のイレウス。

葛根黄連黄芩湯（かっこんおうれんおうごんとう）

葛根，甘草，黄連，黄芩。

〔目標〕 太陽病期－少陽病期・腸型・実証。下痢で発熱，項背のこり，胃部不快感，喘鳴を示すもの。

〔応用〕 急性胃腸炎，感冒性下痢症，気管支喘息。

乾姜人参半夏丸（かんきょうにんじんはんげがん）

乾姜，人参，半夏。

〔目標〕 太陰病期・心下痞鞕型・虚証。激しい悪心・嘔吐，明らかな心下痞鞕，衰弱傾向を示すもの。

〔応用〕 悪阻，制癌剤の投与に伴う悪心・嘔吐，吃逆。

甘草乾姜湯(かんぞうかんきょうとう)

甘草, 乾姜.

〔目標〕 太陰病期・虚証。五臓論でいう肺が冷え, このために泡沫状の喀痰, 喘鳴, 尿量の増加, 精神不穏を示すもの。

〔応用〕 気管支喘息, 気管支炎, 慢性呼吸不全, 夜尿症, アレルギー性鼻炎。

甘草瀉心湯(かんぞうしゃしんとう)

半夏, 甘草, 黄芩, 人参, 大棗, 乾姜, 黄連.

〔目標〕 少陽病期・心下痞鞕型・虚証。下痢, グル音の亢進, 舌尖が赤く・白苔があり, 悪心, 嘔吐, 胸やけ, 精神不穏を示すもの。

〔応用〕 胃炎, 腸炎, 過敏性腸症候群, 不安神経症, アフタ性口内炎, ベーチェット病。

甘草附子湯(かんぞうぶしとう)

甘草, 白朮, 桂皮, 附子.

〔目標〕 少陰病期・表寒型・虚証。悪寒が特に首の周囲で著しく, 関節痛, 筋肉痛, 精神不穏, 尿量減少を示すもの。軽度の発汗傾向・浮腫傾向を伴うことが多い。

〔応用〕 感冒, 関節リウマチ, 坐骨神経痛, 肋間神経痛, 多発性神経炎。

帰耆建中湯(きぎけんちゅうとう)

桂皮, 芍薬, 大棗, 生姜, 甘草, 膠飴, 黄耆, 当帰.

〔目標〕 太陰病期・腹直筋攣急型・虚証。気血がともに虚したもので, 易感染性, 腹痛, 貧血, 皮膚の枯燥を示すもの。また, 諸種の化膿創や膿瘍などが遷延化したもの。

〔応用〕 虚弱体質, アトピー性皮膚炎, 慢性中耳炎, 膿瘍, 過敏性腸症候群。

枳朮湯(きじゅつとう)

枳実, 白朮.

〔目標〕 少陽病期−太陰病期・水滞型・虚実間証。悪心, 嘔吐, 胸内苦悶感, 心窩部の支え感, 心下痞鞕を示すもの。抑うつ傾向を伴うことが多い。

〔応用〕 狭心症, 肋間神経痛, 慢性胃炎, 常習性頭痛, 不安神経症, 気管支喘息, 過敏性腸症候群。

枳縮二陳湯(きしゅくにちんとう)

枳実, 縮砂, 半夏, 茯苓, 陳皮, 香附子, 厚朴, 延胡索, 茴香, 木香, 草豆蔲, 乾姜, 甘草.

〔目標〕 少陽病期−太陰病期・虚実間証で気鬱を伴うもの。胸部から背部にかけて激しく痛み, 胃部振水音, 悪心, 嘔吐, めまい感を示すもの。抑うつ状態, 頭痛, 頭重を伴うことが多い。

〔応用〕 狭心症, 肋間神経痛, 慢性胃炎, 常習性頭痛, 不安神経症, 気管支喘息, 過敏性腸症候群, 坐骨神経痛。

橘皮枳実生姜湯(きっぴきじつしょうきょうとう)
　橘皮，枳実，生姜．
〔目標〕　少陽病期－太陰病期・虚実間証．胸腹部の気鬱が明らかで，胸内苦悶感，腹部膨満感を示すもの．
〔応用〕　狭心症，肋間神経痛，気管支喘息，抑うつ状態，不安神経症，肩こり．

下瘀血湯(げおけつとう)
　大黄，桃仁，䗪虫．
〔目標〕　陽明病期・瘀血型・実証．赤ら顔でのぼせ傾向があり，月経障害，下腹部の深部（腰椎前面付近の圧痛），精神不穏，下腹部痛を示すもの．
〔応用〕　月経障害，血の道症，妊婦の腹痛，腰痛，坐骨神経痛，常習性頭痛，不安神経症，常習性便秘．

桂姜棗草黄辛附湯(けいきょうそうそうおうしんぶとう)
　桂皮，生姜，大棗，甘草，麻黄，細辛，附子．
〔目標〕　少陰病期・表寒型・虚証．感冒の初期で，悪寒が強く，頭痛，喘鳴，咳嗽，関節痛を示すもの．あるいは，抑うつ状態があり，心下の異常（円盤状の腹壁筋の異常緊張が胸骨剣状突起と臍の中間にみられる）がみられ，腰痛を伴うもの．
〔応用〕　高齢者や虚弱者の感冒，感冒症状が遷延化し喘鳴や胸苦しさが除かれないもの，気管支喘息，腰痛症，坐骨神経痛，不安神経症，抑うつ状態．

桂枝加附子湯(けいしかぶしとう)
　桂皮，芍薬，大棗，生姜，甘草，附子．
〔目標〕　太陰病期・水滞型・虚証．急性感染症の初期に発汗剤を用い，発汗が過度になったために四肢の筋肉が攣急し，尿量が減少し，悪寒を示すもの．
〔応用〕　関節リウマチ，中枢神経性・末梢神経性運動麻痺，肩関節周囲炎，中耳炎，副鼻腔炎，痔．

桂枝去桂加茯苓白朮湯(けいしきょけいかぶくりょうびゃくじゅつとう)
　芍薬，大棗，生姜，茯苓，白朮，甘草．
〔目標〕　太陰病期・水滞型・虚証．蒼白な顔色で，頭痛，頭重感，背筋のこり，心窩部のつかえ感を示すもの．尿量の減少，下痢，胃部振水音を伴うことが多い．
〔応用〕　常習性頭痛，慢性胃炎，抑うつ状態．

桂枝二越婢一湯(けいしにえっぴいっとう)
　桂皮，芍薬，甘草，麻黄，生姜，大棗，石膏．
〔目標〕　太陽病期・虚実間証．脈が浮・数，顔面の紅潮，口渇，発汗傾向を伴うもの．咽喉部痛，関節痛および筋肉痛をみることが多い．
〔応用〕　感冒，インフルエンザ，関節リウマチ，肩関節周囲炎，ベーチェット病，湿疹．

桂枝二越婢一湯加朮附（けいしにえっぴいっとうかじゅつぶ）
　桂皮，芍薬，甘草，麻黄，生姜，大棗，石膏，蒼朮，附子。
〔目標〕　体力がやや衰えたもので，顔面の紅潮，下肢の冷感，口渇，発汗傾向を伴う関節痛および筋肉痛。朝のこわばり，浮腫，関節液の貯留，尿量減少をみる。
〔応用〕　関節リウマチ，肩関節周囲炎，ベーチェット病，湿疹。

厚朴三物湯（こうぼくさんもつとう）
　厚朴，枳実，大黄。
〔目標〕　陽明病期・腸型・実証。熱性傾向があり，精神不穏などの精神症状，明らかな腹部膨満感，便秘を示すもの。
〔応用〕　急性感染症で稽留熱・便秘・発汗を示すもの，急性腸炎，肺炎，脳炎，うつ状態。

厚朴七物湯（こうぼくしちもつとう）
　厚朴，甘草，大黄，大棗，枳実，桂皮，生姜。
〔目標〕　太陰病期・気鬱型・虚実間証。陽明病期から太陰病期への移行型。腹部膨満し，悪心，嘔吐，便秘，頭痛があり，わずかに熱性の傾向を示すもの。
〔応用〕　常習性便秘。過敏性腸症候群。腹部外科手術後の腸管麻痺。脳血管障害に伴う腸管麻痺。

厚朴生姜半夏甘草人参湯（こうぼくしょうきょうはんげかんぞうにんじんとう）
　厚朴，半夏，人参，甘草，生姜。
〔目標〕　太陰病期・気鬱型・虚証。気血が衰え，腹部膨満し，悪心，嘔吐，便秘を示すもの。
〔応用〕　神経性無食欲症。麻痺性イレウス。過敏性腸症候群。腹部外科手術後の腸管麻痺。脳血管障害に伴う腸管麻痺。

杞菊地黄丸（こきくじおうがん）
　熟地黄，山茱萸，山薬，牡丹皮，茯苓，沢瀉，菊花，枸杞子。
〔目標〕　五臓論の腎の陰液の衰えたもので，視力低下，目の乾燥感，めまい感，腰脚の筋力低下，口内乾燥を示すもの。
〔応用〕　諸種の老人性の退行性疾患，多発性神経炎，骨粗鬆症，腎障害，老人性白内障，シェーグレン症候群。

柴胡加芒硝湯（さいこかぼうしょうとう）
　柴胡，半夏，生姜，黄芩，大棗，人参，甘草，芒硝。
〔目標〕　少陽病期・胸脇苦満型・実証。感染による高体温，便秘を示すもの。
〔応用〕　感染症の亜急性期，慢性肝炎，気管支炎，腸炎。

柴胡疎肝湯(さいこそかんとう)
柴胡，芍薬，枳実，甘草，香附子，川芎，青皮。
〔目標〕 少陽病期・胸脇苦満型・虚実間証で腹部に気鬱を伴うもの。胸脇苦満，両側腹直筋の緊張，腹部膨満感を示す。
〔応用〕 肋間神経痛，過敏性腸症候群，慢性肝炎，慢性膵炎。

左帰飲(さきいん)
熟地黄，山薬，山茱萸，枸杞子，茯苓，炙甘草。
〔目標〕 五臓論の腎の陰液の衰えたもので，腰脚の筋力低下，口内乾燥，盗汗，口渇，皮膚枯燥を示すもの。
〔応用〕 諸種の老人性の退行性疾患，多発性神経炎，骨粗鬆症，腎障害，老人性白内障，老人性腟炎。

四逆加人参湯(しぎゃくかにんじんとう)
甘草，乾姜，附子，人参。
〔目標〕 少陰病期・裏寒型・虚証。不消化の下痢，尿量減少，血圧低下，四肢の冷えを示すもの。あるいは全身倦怠感を訴えるもの。四逆湯よりも一層気虚の状態が明らかなもの。
〔応用〕 諸種の下痢性疾患でpre-shock状態に陥ったもの，耐寒能の衰えたもの。

四逆湯(しぎゃくとう)
甘草，乾姜，附子。
〔目標〕 少陰病期・裏寒型・虚証。不消化の下痢，尿量減少，血圧低下，四肢の冷えを示すもの。あるいは全身倦怠感を訴えるもの。
〔応用〕 諸種の下痢性疾患でpre-shock状態に陥ったもの。耐寒能の衰えたもの。

梔子豉湯(まししとう)
山梔子，香豉。
〔目標〕 少陽病期・胸内型・虚証で，胸内苦悶感，不眠，精神不穏，微熱を示すもの。
〔応用〕 不安神経症，肝炎，食道炎，口内炎，不眠症，湿疹。

十棗湯(じゅっそうとう)
大棗，芫花，甘遂，大戟。
〔目標〕 少陽病期・水滞型・実証。胸郭内に水滞があり，胸痛，心窩部痛，呼吸困難，心窩部の腹壁筋の緊張(心下鞕満)を示すもの。
〔応用〕 狭心症，心筋梗塞，急性膵炎，胃疝痛。

小承気湯(しょうじょうきとう)
大黄，枳実，厚朴．
〔目標〕 陽明病期・腸型・実証．熱性傾向があり，精神不穏などの精神症状，腹部膨満感，便秘を示すもの．
〔応用〕 急性感染症で稽留熱・便秘・発汗を示すもの，急性腸炎，肺炎，脳炎，うつ状態．

清熱補気湯(せいねつほきとう)
人参，当帰，芍薬，麦門冬，白朮，茯苓，升麻，五味子，玄参，甘草．
〔目標〕 少陽病期・虚証で気虚証があり，胃に仮性の熱のあるもの．
〔応用〕 アフタ性口内炎，舌炎．

赤丸(せきがん)
茯苓，半夏，烏頭，細辛．
〔目標〕 少陰病期・表寒型・虚証．全身の著しい冷え，さむけ，全身倦怠感．
〔応用〕 諸種の疾患で末梢循環不全，代謝低下状態に陥ったもの，あるいは全身倦怠を強く訴えるもの．

蘇子降気湯(そしこうきとう)
蘇子，半夏，陳皮，厚朴，前胡，桂皮，当帰，大棗，生姜，甘草．
〔目標〕 少陽病期・胸内型・虚実間証で気逆を伴い，呼吸困難，胃腸虚弱，下肢の冷えを示すもの．
〔応用〕 気管支喘息，気管支炎，慢性呼吸不全，口中びらん．

大烏頭煎(だいうずせん)
烏頭．
〔目標〕 少陰病期・表寒型・実証．諸種の疾患に伴い激痛や疝痛を示すもの．
〔応用〕 三叉神経痛，狭心痛，肋間神経痛，腸疝痛，胆石症，尿路結石，坐骨神経痛，腰痛，関節リウマチ．

大黄䗪虫丸(だいおうしゃちゅうがん)
大黄，黄芩，甘草，桃仁，杏仁，芍薬，乾地黄，乾漆，䗪虫，水蛭，䗪虫，蠐螬．
〔目標〕 少陰病期－太陰病期・瘀血型・虚証．下腹部の深部(椎体近傍)に圧痛があり，月経障害などの瘀血の症候を示し，併せて腹部膨満感，皮膚の低栄養状態のみられるもの．ときに，痔出血，不正器官出血，健忘，頭痛などを伴う．
〔応用〕 月経障害，各種の消耗性疾患，慢性肝炎，肝硬変症，慢性呼吸不全，動脈硬化症，悪性腫瘍．

大黄附子湯(だいおうぶしとう)

大黄，附子，細辛。
〔目標〕 太陰病期・実証。腹部疝痛もしくは側胸部痛，腰痛があり，冷えを認めるもの。
〔応用〕 腸疝痛，胆石症，尿路結石，坐骨神経痛，腰痛，関節リウマチ。

大青竜湯(だいせいりゅうとう)

麻黄，杏仁，桂枝，生姜，大棗，甘草，石膏。
〔目標〕 太陽病期・実証。脈が充実し，口渇，咳嗽，精神不穏，関節痛，筋肉痛を示すもの。
〔応用〕 感冒，インフルエンザ，麻疹，湿疹。

沢瀉湯(たくしゃとう)

沢瀉，白朮。
〔目標〕 少陽病期・水滞型・虚実間－虚証。真性のめまい，めまい感があり，尿量が減少するもの。
〔応用〕 メニエール病，メニエール症候群，突発性難聴，小脳性運動失調症，脳底動脈循環不全症。

肘後方・奔豚湯(ちゅうごほう・ほんとんとう)

呉茱萸，桂皮，半夏，生姜，人参，甘草。
〔目標〕 少陽病期－太陰病期・虚証で気逆を伴うもの。気逆は激しく，発作性の不快感が腹部から胸や喉に突き上げて，頭痛や動悸を来すもの(奔豚気病)。心下痞鞕，心窩部振水音を伴う。
〔応用〕 奔豚気病，不安神経症，更年期障害，腹部疝痛。

通脈四逆湯(つうみゃくしぎゃくとう)

甘草，乾姜，附子。
〔目標〕 四逆湯の乾姜を増量した方剤。厥陰病期・虚証で，不消化の下痢，精神不穏，尿量減少，血圧低下，四肢の冷えを示すもの。
〔応用〕 諸種の下痢性疾患で pre-shock 状態に陥ったもの，あるいは全身倦怠を強く訴えるもの。

抵当湯(ていとうとう)

水蛭，虻虫，桃仁，大黄。
〔目標〕 陽明病期・瘀血型・実証。下腹部全体が堅く張っており(小腹鞕満)，月経障害，便秘，精神不穏などの瘀血の症候を示すもの。
〔応用〕 精神疾患，記憶障害，月経前緊張症，子宮筋腫，子宮内膜症，慢性肝炎，肝硬変症，常習性頭痛。

桃花湯(とうかとう)
赤石脂，粳米，乾姜．
〔目標〕 少陰病期・裏寒型・虚実間証．熱候のない下痢，粘液血便，腹痛があり，尿量の減少するもの．
〔応用〕 細菌性腸炎，痔疾．

白虎湯(びゃっことう)
知母，粳米，石膏，甘草．
〔目標〕 陽明病期・裏熱型・実証．高体温，激しい口渇があり，精神不穏を示すもの．口渇は激しいが，尿量の減少は一般には伴わない．
〔応用〕 中枢性高体温症，感冒，関節リウマチなどの膠原病．

白虎加桂枝湯(びゃっこかけいしとう)
知母，粳米，石膏，甘草，桂皮．
〔目標〕 陽明病期・裏熱型・実証．高体温，激しい口渇があり，気逆を伴うもの．頭痛，めまい感，精神不穏，関節痛を示すことが多い．
〔応用〕 中枢性高体温症，感冒，関節リウマチなどの膠原病．

白通湯(びゃくつうとう)
葱白，乾姜，附子．
〔目標〕 少陰病期・裏寒型・虚証．下痢が激しく，脈が微弱なもの．四肢の冷えは明らかでないことが多く，肛門の灼熱感は伴わない．
〔応用〕 急性腸炎，膵炎．

茯苓杏仁甘草湯(ぶくりょうきょうにんかんぞうとう)
茯苓，杏仁，甘草．
〔目標〕 少陽病期・胸内型・虚証．胸痛，呼吸困難，背部痛があり，心窩部の腹壁筋が異常に緊張しているもの(心下痞堅)．
〔応用〕 気管支喘息，慢性呼吸不全，狭心症，心臓神経症，肋間神経痛．

茯苓四逆湯(ぶくりょうしぎゃくとう)
甘草，乾姜，附子，人参，茯苓．
〔目標〕 厥陰病期・虚証で，精神不穏，心窩部不快感，尿量減少，四肢の冷えを示すもの．全身倦怠感が著しく，耐寒性の低下したもの．
〔応用〕 諸種の疾患でpre-shock状態に陥ったもの，あるいは全身倦怠を強く訴えるもの．

茯苓沢瀉湯（ぶくりょうたくしゃとう）
茯苓，沢瀉，白朮，生姜，桂皮，甘草。
〔目標〕 少陽病期・心下痞鞕型・虚証で気逆を伴う。胃部に停滞感があり，口渇が明らかで，水を飲むと嘔吐するもの。のぼせ，めまい感，頭痛，動悸を伴うことが多い。
〔応用〕 胃腸虚弱，Junctional dyspepsia，つわり，小児の吐乳。

附子粳米湯（ぶしこうべいとう）
附子，粳米，半夏，大棗，甘草。
〔目標〕 少陰病期・裏寒型・実証−虚実間証。腹中が冷えて，グル音の亢進があり，疝痛を示すもの。
〔応用〕 腸疝痛，胆石症，膵炎。

附子瀉心湯（ぶししゃしんとう）
大黄，黄連，黄芩，附子。
〔目標〕 三黄瀉心湯に附子が加わった方剤。顔面紅潮・精神不穏・頭痛など肝・心の陽気のたかぶりがあり，しかも心窩部の膨満感があって悪寒するもの。
〔応用〕 脳血管障害，常習性頭痛，高血圧症，抑うつ状態。

附子湯（ぶしとう）
附子，茯苓，芍薬，白朮，人参。
〔目標〕 少陰病期・表寒型・虚証で水滞を兼ねるもの。背部の悪寒が明らかで，四肢が冷え，関節痛，軽度の浮腫を伴うことが多い。
〔応用〕 虚弱者や高齢者の感冒，神経痛，関節リウマチ。

分消湯（ぶんしょうとう）
蒼朮，茯苓，陳皮，厚朴，香附子，猪苓，沢瀉，枳実，大腹皮，縮砂，木香，生姜，灯心草。
〔目標〕 気鬱を伴う実証の浮腫・腹水を目標とする。腹部膨満感，尿量減少，便秘を伴うことが多い。
〔応用〕 腹水，胸水，慢性腎炎，ネフローゼ症候群，浮腫。

分心気飲（ぶんしんきいん）
桂皮，芍薬，木通，半夏，甘草，大棗，灯心草，生姜，桑白皮，青皮，陳皮，大腹皮，羌活，茯苓，紫蘇葉。
〔目標〕 気鬱の証で抑うつ傾向，頭重感，食欲不振，腹部膨満感，腰痛などを示すもの。
〔応用〕 神経症，抑うつ状態，神経性無食欲症，浮腫，腹水，咳嗽，神経痛。

防已茯苓湯(ぼういぶくりょうとう)

防已,黄耆,桂皮,茯苓,甘草。
〔目標〕 少陽病期-太陰病期・水滞型・虚証で気逆を伴う。四肢の浮腫。筋の線維束性攣縮。
〔応用〕 腎炎,ネフローゼ症候群,心不全,筋萎縮症。

麻黄附子甘草湯(まおうぶしかんぞうとう)

麻黄,附子,甘草。
〔目標〕 少陰病期・表寒型・虚実間証。背部の悪寒,咽喉部痛,喘鳴,咳嗽。
〔応用〕 虚弱者および老人の感冒,気管支炎,気管支喘息。

射干麻黄湯(やかんまおうとう)

射干,麻黄,生姜,五味子,細辛,紫苑,款冬花,大棗,半夏。
〔目標〕 少陽病期・胸内型・虚実間証。喘鳴と咳嗽があり,肺に熱のあるもの。頭痛・頭重・希薄な喀痰を伴うことが多い。
〔応用〕 気管支喘息,気管支炎。

薏苡附子敗醤散(よくいぶしはいしょうさん)

薏苡仁,附子,敗醤根。
〔目標〕 太陰病期の瘀血で回盲部の圧痛があり,皮膚の低栄養状態のあるもの。下肢の冷えを伴う。
〔応用〕 瘀血に関連する月経障害,腸炎,子宮内膜症,手掌角化症,関節炎。

六鬱湯(りくうつとう)

香附子,川芎,蒼朮,陳皮,半夏,茯苓,山梔子,縮砂,甘草。
〔目標〕 気鬱を主とした病態。
〔応用〕 抑うつ状態。

良枳湯(りょうきとう)

茯苓,半夏,桂皮,大棗,枳実,甘草,良姜。
〔目標〕 苓桂甘棗湯に半夏・枳実・良姜の加わったもので,気逆に加えて腹部に気鬱と水滞があり,このため,発作性の動悸,腹痛,嘔吐などを来すもの。
〔応用〕 奔豚気病,反復性・発作性の腹痛。

苓桂甘棗湯(りょうけいかんそうとう)

茯苓,桂皮,大棗,甘草。
〔目標〕 気逆が激しく,発作性の不快感が腹部から胸や喉に突き上げて,動悸を来すもの。
〔応用〕 奔豚気病。不安神経症。更年期障害。

苓桂味甘湯（りょうけいみかんとう）

茯苓，桂皮，五味子，甘草。

〔**目標**〕 咳嗽があって動悸・息切れのあるもの。気逆があり，顔面の紅潮・下肢の冷えを見る。

〔**応用**〕 感冒で解熱後に咳の続くもの，慢性気管支炎，気管支喘息，奔豚気病。

[付]

〔5〕富山大学附属病院和漢診療科 健康調査表

この健康調査表は，診療上重要な資料となりますので，下記の通り該当するものに丸印をつけて下さい。

例）疲れやすい　　　0　1　2　3　4

0……いいえ
1……ほんの少し
2……すこし
3……かなり
4……非常に

5 富山大学附属病院和漢診療科健康調査表

1
1. 疲れやすい ……………………………………… 0　1　2　3　4
2. 翌朝疲れが残る ………………………………… 0　1　2　3　4
3. 何となく気分がすぐれない …………………… 0　1　2　3　4
4. 気力がない ……………………………………… 0　1　2　3　4
5. 体全体が重い …………………………………… 0　1　2　3　4
6. 足腰が重い ……………………………………… 0　1　2　3　4
7. 物事に驚きやすい ……………………………… 0　1　2　3　4
8. 物忘れする ……………………………………… 0　1　2　3　4
9. 気分がイライラする …………………………… 0　1　2　3　4
10. 何となく気が落着かない ……………………… 0　1　2　3　4
11. 些細なことが気になる ………………………… 0　1　2　3　4
12. 怒りっぽい ……………………………………… 0　1　2　3　4
13. 集中力がない …………………………………… 0　1　2　3　4
14. 風邪をひきやすい ……………………………… 0　1　2　3　4
15. 性欲が減退した ………………………………… 0　1　2　3　4
16. 乗物酔いをする ………………………………… 0　1　2　3　4
17. 爪がもろい ……………………………………… 0　1　2　3　4
18. 腰や膝に力がない ……………………………… 0　1　2　3　4
19. 動くのがおっくうである ……………………… 0　1　2　3　4
　　　肩がこる（右）………………………………… 0　1　2　3　4
　　　〃　　（左）………………………………… 0　1　2　3　4

2 便通についてお聞きします
20. 硬い便がでる …………………………………… 0　1　2　3　4
21. 兎の糞のような便がでる ……………………… 0　1　2　3　4
22. 毎日便がでるがスッキリしない ……………… 0　1　2　3　4
23. 便秘する ………………………………………… 0　1　2　3　4
24. 軟い便がでる …………………………………… 0　1　2　3　4
25. 下痢する ………………………………………… 0　1　2　3　4
26. 下痢と便秘が交互にくる ……………………… 0　1　2　3　4
27. 最近黒い便が出たことがある ………………… 0　1　2　3　4
28. 最近便に赤い血の混ったことがある ………… 0　1　2　3　4
29. 最近便に粘液が混ってでたことがある ……… 0　1　2　3　4
30. 最近便が細くなった …………………………… 0　1　2　3　4

3 小便についてお聞きします
　31．尿の回数が多い …………………………………… 0　1　2　3　4
　32．尿の量，回数とも少ない ……………………… 0　1　2　3　4
　33．尿がうまく出切らない ………………………… 0　1　2　3　4
　34．尿がでるとき痛みがある ……………………… 0　1　2　3　4
　35．尿をもらすことがある ………………………… 0　1　2　3　4
　36．夜フトンに入ってから小便に起きることがある … 0　1　2　3　4
　37．尿を出そうとしてから出るまでに時間がかかる … 0　1　2　3　4
　38．うすい尿が出る ………………………………… 0　1　2　3　4

4 食欲についてお聞きします
　39．食欲がない ……………………………………… 0　1　2　3　4
　40．食欲はないがなんとかたべている …………… 0　1　2　3　4
　41．食欲はあるがたべられない …………………… 0　1　2　3　4
　42．食欲がありすぎてついたべすぎる …………… 0　1　2　3　4
　43．物の味がわからない …………………………… 0　1　2　3　4
　44．物が苦く感じられる …………………………… 0　1　2　3　4
　45．甘い物が欲しい ………………………………… 0　1　2　3　4

5 睡眠についてお聞きします
　46．よくねむれない ………………………………… 0　1　2　3　4
　47．ねつきが悪い …………………………………… 0　1　2　3　4
　48．ねむりが浅い …………………………………… 0　1　2　3　4
　49．よく夢をみる …………………………………… 0　1　2　3　4
　50．食後すぐねむくなる …………………………… 0　1　2　3　4
　51．ねむ気がいつもある …………………………… 0　1　2　3　4
　52．朝はやく目がさめてしまう …………………… 0　1　2　3　4
　53．寝おきが悪い …………………………………… 0　1　2　3　4

6 発汗についてお聞きします
　54．汗をかきやすい ………………………………… 0　1　2　3　4
　55．汗がサラッとしている ………………………… 0　1　2　3　4
　56．汗がネバル ……………………………………… 0　1　2　3　4
　57．汗をあまりかかない …………………………… 0　1　2　3　4
　58．特に首から上にかく …………………………… 0　1　2　3　4
　59．寝汗をかく ……………………………………… 0　1　2　3　4
　60．発作的に汗をかく ……………………………… 0　1　2　3　4
　61．手のひらに汗をかく …………………………… 0　1　2　3　4

7 発熱・悪寒についてお聞きします
　62．暑がりである …………………………………… 0　1　2　3　4
　63．寒がりである …………………………………… 0　1　2　3　4
　64．体全体に寒気がする …………………………… 0　1　2　3　4

- 65. 背すじが寒いことがある …………………………… 0 1 2 3 4
- 66. 腰のまわりが寒いことがある ……………………… 0 1 2 3 4
- 67. 腰から下が冷える …………………………………… 0 1 2 3 4
- 68. 手足が冷える ………………………………………… 0 1 2 3 4
- 69. しもやけができる …………………………………… 0 1 2 3 4
- 70. 冷房はきらいである ………………………………… 0 1 2 3 4
- 71. 冬は電気毛布，カイロなどが必要 ………………… 0 1 2 3 4
- 72. 体に熱感がある ……………………………………… 0 1 2 3 4
- 73. 上半身，ことに顔面にのぼせがくる ……………… 0 1 2 3 4
- 74. 体，ことに背中が急にあつくなったり寒くなったりする… 0 1 2 3 4
- 75. 夕方になると熱っぽくなる ………………………… 0 1 2 3 4
- 76. 手のひらがほてる …………………………………… 0 1 2 3 4
- 77. 足のうらがほてる …………………………………… 0 1 2 3 4
- 78. 熱い風呂が好き ……………………………………… 0 1 2 3 4
- 79. ぬるい風呂が好き …………………………………… 0 1 2 3 4
- 80. 衣服をぬいだり，風にあたると寒けがする ……… 0 1 2 3 4

⑧ 口舌についてお聞きします
- 81. 口がねばる …………………………………………… 0 1 2 3 4
- 82. 唾液が口の中にたまる ……………………………… 0 1 2 3 4
- 83. 唾液が少く，口が乾燥しやすい …………………… 0 1 2 3 4
- 84. 冷たい水が好きでよく飲む ………………………… 0 1 2 3 4
- 85. 湯茶が好きでよく飲む ……………………………… 0 1 2 3 4
- 86. 口舌がよく荒れる，口内炎ができる ……………… 0 1 2 3 4
- 87. 口角がよく荒れる …………………………………… 0 1 2 3 4
- 88. 口唇が荒れる ………………………………………… 0 1 2 3 4
- 89. ロレツがまわりにくい ……………………………… 0 1 2 3 4
- 90. 口臭がある …………………………………………… 0 1 2 3 4
- 91. うすい痰が出る ……………………………………… 0 1 2 3 4

⑨ 頭についてお聞きします
- 92. ズキズキと脈うつような頭痛が発作的におこる … 0 1 2 3 4
- 93. 発作の前に予感がある ……………………………… 0 1 2 3 4
- 94. しめつけられるようなキリキリとした頭痛がする … 0 1 2 3 4
- 95. 頭に重しをのせられたような頭痛がする ………… 0 1 2 3 4
- 96. 頭痛はほとんど毎日ある …………………………… 0 1 2 3 4
- 97. 頭痛のない日は全く痛みがなくスッキリしている … 0 1 2 3 4
- 98. コメカミや頭頂部に頭痛がおこる ………………… 0 1 2 3 4
- 99. 前額部(ひたい)に頭痛がおこる …………………… 0 1 2 3 4
- 100. 後頭部に頭痛がおこる ……………………………… 0 1 2 3 4
- 101. 首が凝る ……………………………………………… 0 1 2 3 4

102. 頭痛と生理に関係がある …………………………… 0　1　2　3　4
103. 頭痛薬をのまずにいられない ………………………… 0　1　2　3　4
104. 頭痛がおこる時は, 肩がつよく凝る ………………… 0　1　2　3　4
105. 頭に何かかぶせられたような重たさがある ………… 0　1　2　3　4
106. 目の奥がいたむことがある …………………………… 0　1　2　3　4
107. 頭痛に伴ってはき気や嘔吐がある …………………… 0　1　2　3　4
108. 朝方に痛むことが多い ………………………………… 0　1　2　3　4
109. 夕方痛むことが多い …………………………………… 0　1　2　3　4
110. 天候に左右される ……………………………………… 0　1　2　3　4
111. 人混みに出ると痛む …………………………………… 0　1　2　3　4

10 顔・目についてお聞きします

112. 瞼(まぶた)がはれることがある ……………………… 0　1　2　3　4
113. 目が疲れる ……………………………………………… 0　1　2　3　4
114. まぶしい ………………………………………………… 0　1　2　3　4
115. 目がゴロゴロする ……………………………………… 0　1　2　3　4
116. 眼がかゆい ……………………………………………… 0　1　2　3　4
117. 眼がカスム ……………………………………………… 0　1　2　3　4
118. 視力が低下した ………………………………………… 0　1　2　3　4
119. 目が充血する …………………………………………… 0　1　2　3　4
120. 目の乾燥感がある ……………………………………… 0　1　2　3　4
121. 目がくらむことがある ………………………………… 0　1　2　3　4
122. 目やにが出る …………………………………………… 0　1　2　3　4
123. 黒い蚊のようなものが飛ぶ …………………………… 0　1　2　3　4
124. 顔にシミが目立つようになった ……………………… 0　1　2　3　4
125. 顔に吹出物がでやすい ………………………………… 0　1　2　3　4
126. 顔の色が人よりも青白いと思う ……………………… 0　1　2　3　4
127. いつも赤ら顔だと自分で思う ………………………… 0　1　2　3　4

11 耳・鼻についてお聞きします

128. めがまわることがある ………………………………… 0　1　2　3　4
129. よく立ちくらみする …………………………………… 0　1　2　3　4
130. 耳なりがすることがある ……………………………… 0　1　2　3　4
131. 耳が聞こえにくい ……………………………………… 0　1　2　3　4
132. よく鼻血がでる ………………………………………… 0　1　2　3　4
133. よく鼻水がでる ………………………………………… 0　1　2　3　4
134. よく鼻づまりする ……………………………………… 0　1　2　3　4
135. においがわからない …………………………………… 0　1　2　3　4
136. くしゃみがでる ………………………………………… 0　1　2　3　4
137. 食べた物がのどにつかえる感じがする ……………… 0　1　2　3　4
138. 物にむせやすい ………………………………………… 0　1　2　3　4

- 139. のどや鼻がなんとなくスッキリしない ……………………… 0　1　2　3　4
- 140. のどがよく痛む ……………………………………………… 0　1　2　3　4
- 141. 声がカスレる ………………………………………………… 0　1　2　3　4

12 胸についてお聞きします
- 142. よくセキがでる ……………………………………………… 0　1　2　3　4
- 143. よく痰(たん)がでる …………………………………………… 0　1　2　3　4
- 144. 息切れがする ………………………………………………… 0　1　2　3　4
- 145. 動悸(どうき)がする …………………………………………… 0　1　2　3　4
- 146. 脈が乱れる …………………………………………………… 0　1　2　3　4
- 147. 胸のおくが痛むことがある ………………………………… 0　1　2　3　4
- 148. ヒューヒューゼーゼーという ……………………………… 0　1　2　3　4
- 149. 胸がつまったりモヤモヤしたりする ……………………… 0　1　2　3　4
- 150. 何となくタメイキをつきたくなる ………………………… 0　1　2　3　4
- 151. 胸がモヤモヤしてねつけないことがある ………………… 0　1　2　3　4
- 152. 胸のわきがキューッといたむことがある ………………… 0　1　2　3　4
- 153. 腹から何かがつき上げてきて，動悸(どうき)と不安におそわれることがある ……………… 0　1　2　3　4

13 腹についてお聞きします
- 154. よく嘔気(はきけ)がする ……………………………………… 0　1　2　3　4
- 155. 朝，歯をみがく時ムカツクことがある …………………… 0　1　2　3　4
- 156. ゲップがでる ………………………………………………… 0　1　2　3　4
- 157. 胸やけしやすい ……………………………………………… 0　1　2　3　4
- 158. 胃液が口に上ることがある ………………………………… 0　1　2　3　4
- 159. みぞおちの重苦しい感じがある …………………………… 0　1　2　3　4
- 160. みぞおちが痛むことがある ………………………………… 0　1　2　3　4
- 161. 胸のあたりから肋骨弓(あばら骨の下)にかけて重苦しい感じがある ……………… 0　1　2　3　4
- 162. 腹のはることがある ………………………………………… 0　1　2　3　4
- 163. どことなく腹が痛む ………………………………………… 0　1　2　3　4
- 164. 臍(へそ)のまわりが痛む ……………………………………… 0　1　2　3　4
- 165. 下腹が痛む …………………………………………………… 0　1　2　3　4
- 166. 左のわき腹が痛むことがある ……………………………… 0　1　2　3　4
- 167. 右のわき腹が痛むことがある ……………………………… 0　1　2　3　4
- 168. 腹がゴロゴログーグーなることがある …………………… 0　1　2　3　4
- 169. ガスがよく出る方だと思う ………………………………… 0　1　2　3　4
- 170. 背中がはることがある ……………………………………… 0　1　2　3　4
- 171. 痔の気がある ………………………………………………… 0　1　2　3　4

14 皮膚についてお聞きします
- 172. よく湿疹(しっしん)が出る …………………………………… 0　1　2　3　4

173.	ジンマシンになりやすい	0 1 2 3 4
174.	化膿(かのう)しやすい	0 1 2 3 4
175.	おできや吹出物ができやすい	0 1 2 3 4
176.	すぐ物にかぶれる	0 1 2 3 4
177.	皮膚がカサカサになる	0 1 2 3 4
178.	シミがふえた	0 1 2 3 4
179.	皮膚(ひふ)が痒(かゆ)いことがある	0 1 2 3 4
180.	冬には赤ぎれになる	0 1 2 3 4
181.	すぐアザになる	0 1 2 3 4
182.	毛髪につやがない	0 1 2 3 4
183.	毛がよく抜ける	0 1 2 3 4

15 関節・四肢についてお聞きします

184.	関節の痛みがある	0 1 2 3 4
185.	関節がはれたり,熱をもつことがある	0 1 2 3 4
186.	関節の痛みと生理とが関係ありそうだ	0 1 2 3 4
187.	足がむくむことがある	0 1 2 3 4
188.	季節の変り目に関節の痛むことがある	0 1 2 3 4
189.	朝,手のこわばることがある	0 1 2 3 4
190.	関節に水がたまることがある	0 1 2 3 4
191.	膝が痛んで正座しにくい	0 1 2 3 4
192.	体の半身が動きにくい,力が入らない	0 1 2 3 4
193.	体の半身がしびれる	0 1 2 3 4
194.	体全体がこわばって動きにくい	0 1 2 3 4
195.	体がフラついて歩きにくい	0 1 2 3 4
196.	物につまずきやすい	0 1 2 3 4
197.	手が震(ふる)える	0 1 2 3 4
198.	筋肉がピクピク動くことがある	0 1 2 3 4
199.	かぜをひいたり熱がでると関節が痛む	0 1 2 3 4
200.	よくコムラガエリする	0 1 2 3 4
201.	手足の先がシビレる	0 1 2 3 4
202.	手が冷えると手指が白くなったり紫に変ることがある	0 1 2 3 4

16 月経についてお聞きします

203.	すでに閉経した	0 はい 1 いいえ
204.	手術したのでない	0 はい 1 いいえ
205.	順調である	0 はい 1 いいえ
206.	周期が1週間以上ズレる	0 はい 1 いいえ
207.	2〜3日しかない	0 はい 1 いいえ
208.	生理の期間が1週間以上つづく	0 はい 1 いいえ
209.	中絶したことがある(回数でお答え下さい)	0 1 2 3 4

210. 流産したことがある（　　〃　　）…………………　0　1　2　3　4
211. おりものがある ……………………………………　0　1　2　3　4
212. 生理血にかたまりがある ……………………………　0　1　2　3　4
213. 生理痛があり，休養やクスリの服用を必要とする …………　0　1　2　3　4

INDEX

事項索引

あ行

アトニー症状，内臓の　17
アトピー性皮膚炎　230
胃腸虚弱　35
胃部振水音　220
陰液　10
陰証　122
茵蔯蒿湯，肝炎　159
陰の病態　101, 249
陰陽状態　98
陰陽と虚実の関係　109
陰陽二元論　98
陰陽の診断基準　101
衛気　9
営血　9
易怒性　112
越婢湯　114
延年半夏湯，胃癌術後の肩甲間部痛　138
黄耆　119
嘔逆　31
黄連阿膠湯　186
　——，不眠症に　185
瘀血　49
　——の診断基準　51
　——の治療方剤　52
瘀血症候群　251
瘀血スコア　51
悪風　124
温補　108

か行

滑　210
褐苔・黒苔　203
葛根黄連黄芩湯，食中毒　148
葛根湯　127
　——，帯状疱疹に　130
葛根湯証　126

滑脈　210
加味逍遙散　158
　——，のぼせ症　53
　——，皮膚蟻走感　53
間歇性跛行　242
肝，五臓の　74
寒証　115
寒熱　111
　——の診断　115
肝の異常の治療方剤　76
肝の亢ぶり　112
気鬱　22
　——の診断基準　24
　——の治療方剤　24
気鬱スコア　24
気管支喘息　25
気逆　31
　——の診断基準　33
気逆スコア　33
気虚　16
　——の診断基準　17
　——の治療方剤　18
気虚スコア　17
気血水　5
黄苔　203
偽性アルドステロン症　253
気の概念　5
芎帰膠艾湯　43
　——，月経不順　41
胸脇苦満　142, 218, 251
鏡面舌　202
虚実　102
　——の診断基準　105
　——の成立過程　106
　——の治療原則　108
　——の病態　102
虚実間の病態　106
虚弱児　238
虚脈　208
緊の脈　209
グル音　60, 204

373

桂枝加朮附湯，関節リウマチに　175
桂枝加竜骨牡蛎湯　31
桂枝湯　125
桂枝湯証　125
桂枝茯苓丸　50
　──，月経痛　49
　──，前脊髄動脈症候群に　146
桂枝麻黄各半湯　128
啓脾湯，軟便　83
桂麻各半湯証　128
頸腕症候群　231
けつ　5
厥陰病期　122, 189
厥逆　31
血虚　41
　──の診断基準　43
　──の治療方剤　44
血虚スコア　43
厥冷　31
解表　125
解表剤　131
弦の脈　209
痃癖　216
洪　209
口訣　224
香蘇散　23
　──，腹痛発作に　22
後天の気　5
厚朴生姜半夏甘草人参湯，麻痺性イレウスに　177
五行説　8
五虎湯　114
牛車腎気丸
　──，性欲の減退　92
　──，腰痛　92
五臓　7
　──の作用　10
五苓散，大後頭神経痛　149

さ 行

柴胡桂枝乾姜湯
　──，アレルギー性鼻炎　143
　──，慢性肝炎に　111
柴胡桂枝湯
　──，網膜色素変性症に　141

──，常習性頭痛　27
臍上悸　33, 62, 218
柴朴湯，気管支喘息　25
三黄瀉心湯
　──，肩こり　79
　──，高血圧　79
　──，糖尿病　79
滋陰降火湯，咳嗽　89
自覚症状の聴取　206
四逆湯　115
　──，下痢に　114
四肢厥冷　206
七情　11
実脈　208
シーハン症候群　192
しぶり腹　148
瀉　108
渋（しゅう）の脈　210
証　3, 224
少陰病期　122, 181
少陰病期・血虚型　185
少陰病期・表寒型　181
　──の治療方剤　182
少陰病期・裏寒型　183
　──の治療方剤　184
正気　107
小建中湯　19
　──，腹痛，夜尿症　169
小柴胡湯，間質性肺炎　145
浄・膩（じ）　203
小青竜湯　114, 129
小青竜湯証　129
上熱下寒　111, 116
証の決定　226
小の脈　209
小腹拘急　221
小腹不仁　17, 93, 220
少陽病期　122, 250
　──，胸脇苦満型の治療方剤　143
少陽病期・瘀血型　146
少陽病期・胸脇苦満型　141
少陽病期・胸内型　132
　──の治療方剤　134
少陽病期・心下痞鞕型　136
　──の治療方剤　138
少陽病期・水滞型　149

―― の治療方剤　150
少陽病期・腸型　148
　―― の治療方剤　149
触診　206
津液　5
心下硬（鞕）　217
心下支結　36, 216, 222, 245
心下痞鞕　216
心窩部拍水音　214, 220
真寒仮熱　116
真寒表仮熱　122
心，五臓の　79
腎，五臓の　92
診察法　196
診断，寒熱の　115
診断基準
　――, 陰陽の　101
　――, 瘀血　51
　――, 気鬱の　24
　――, 気逆の　33
　――, 気虚の　17
　――, 虚実の　105
　――, 血虚の　43
　――, 水滞の　62
診断，太陽病期の　130
真熱表仮寒　122
心の異常の治療方剤　81
腎の異常の治療方剤　93
真武湯
　――, 感冒性下痢症に　185
　――, 下痢に　183
　――, めまい感　69
水逆　31
水滞　60
　―― の診断基準　62
　―― の治療方剤　63
水滞スコア　62
数脈　209
頭痛　120
　――, 慢性　240
正中芯　221
清熱法　152
清熱補気湯　29
　――, アフタ性口内炎　84
　――, ベーチェット病　28
咳逆上気　31

舌質　200
切診　206
舌診　199
舌苔　202
潜証　193
先天の気　5
腠理　9
疎経活血湯
　――, 視床梗塞後遺症　54
　――, 多発性関節痛　45

た行

大黄牡丹皮湯
　――, 肩こり　119
　――, 頭痛　119
大建中湯，腹部膨満感に　104
大承気湯，多発性関節痛　156
大の脈　209
太陰病期　122
太陰病期・瘀血型　172
　―― の治療方剤　173
太陰病期・気滞型　177
　―― の治療方剤　179
太陰病期・心下痞鞕型　165
　―― の治療方剤　167
太陰病期・水滞型　175
　―― の治療方剤　176
太陰病期・腹直筋攣急型　169
　―― の治療方剤　170
太陽病期　122, 124, 249
　―― の診断　130
他剤との併用　254
多発性関節痛　45
淡白紅舌　200
ダンピング症候群　37
地図状舌　202
遅脈　209
腸型　148
治療方剤
　――, 瘀血の　52
　――, 肝の異常の　76
　――, 気鬱の　24
　――, 気虚の　18
　――, 血虚の　44
　――, 少陰病期，表寒型　182

治療方剤
　——, 少陰病期・裏寒型の　184
　——, 少陽病期, 胸脇苦満型　143
　——, 少陽病期・胸内型の　134
　——, 少陽病期・心下痞鞕型の　138
　——, 少陽病期・水滞型　150
　——, 少陽病期・腸型　149
　——, 心の異常の　81
　——, 腎の異常の　93
　——, 水滞の　63
　——, 太陰病期・瘀血型　173
　——, 太陰病期・気滞型　179
　——, 太陰病期・心下痞鞕型　167
　——, 太陰病期・水滞型　176
　——, 太陰病期・腹直筋攣急型　170
　——, 肺の異常の　90
　——, 脾の異常の　86
　——, 陽明病期・瘀血型　159
　——, 陽明病期・水滞型　160
　——, 陽明病期・腸型　157
　——, 陽明病期・裏熱型　154
沈脈　208
抵抗・圧痛　221
桃核承気湯, 筋力低下　157
当帰飲子, 尋常性乾癬　45
当帰芍薬散
　——, 月経不順　172
　——, 不妊症　54

な行

乳糖不耐症　254
人参湯　166
　——, つかえ感, 胸内苦悶感　165
熱厥　152
熱証　115
ネフローゼ症候群　234

は行

肺, 五臓の　88
肺の異常の治療方剤　90
麦門冬湯, 咳嗽発作　132
白苔　203
八味地黄丸, 気管支喘息　25
発汗, 病的な　7

半夏瀉心湯, 糖尿病性下痢症　136
半表半裏　117
　——, 寒証　116
　——, 熱証　116
反復性上気道炎　238
脾　85
　——, 五臓の　83
　——の異常の治療方剤　86
冷えのぼせ　33
非定型抗酸菌症　236
皮膚の甲錯　207
白虎加桂枝湯, 頭痛に　153
白虎加人参湯
　——, 感冒　155
　——, 中枢性高体温症　154
表仮寒証　116
表寒証　116
表虚実間証　124
表虚証　118, 124
表実証　124
病的機転　11
表熱証　116
表裏　117
病歴の聴取　205
風, 病的機転の風　11
副作用　252, 254
腹診　210
腹中雷鳴　60
腹壁のトーヌス　215
茯苓四逆湯, 慢性閉塞性肺疾患に　189
腹力　215
浮腫　207
浮数緊の脈　209
扶正祛邪　85, 108
浮脈　207
聞診　203
併病　193
防已黄耆湯
　——, 異常発汗に　118
　——, 心肥大　65
　——, 膝関節痛　65
方証相対　225
望診　196
補中益気湯
　——, 胃腸虚弱　35
　——, 軽度肝機能障害　16

——, 全身倦怠感　16
奔豚気　31
奔豚湯
　——, 頭痛　37
　——, 右肩甲間部痛　37

ま行

麻黄湯　128
麻黄湯証　127
麻黄配合方剤　253
麻黄附子細辛湯, アレルギー性鼻炎　88
麻黄附子細辛湯, 感冒に　181
麻杏甘石湯, 咳嗽に　113
慢性頭痛　240
水　5
脈診　207
脈診ダイアグラム　211
木防已湯, 呼吸困難　67
問診　205

や行

薬剤性肝障害　253
陽気　10
陽証　122
陽の病態　248
腰背部の冷え　206
陽明病期　122
陽明病期・瘀血型　157
　——　の治療方剤　159
陽明病期・水滞型の治療方剤　160
陽明病期・腸型　156
　——　の治療方剤　157
陽明病期・裏熱型　153
　——　の治療方剤　154
薏苡仁湯, 多発性関節痛　45
薏苡附子敗醬散, 関節リウマチ　56
抑うつ気分　24
抑うつ傾向　24
抑肝散　76
　——, 右側胸部痛　74
　——, チック様症状　74

ら行

裏寒　115
裏寒証　116
理気剤　215
裏急後重　148
立位診　222, 245
裏熱証　116
良枳湯　36
　——, 胃腸虚弱　35
苓桂甘棗湯合呉茱萸湯, 疼痛発作　68
苓桂朮甘湯　31, 62
　——, 起立性低血圧　61
　——, 全身倦怠感　61

わ行

和漢診療学　2

INDEX (SYMPTOM & CASE)

疾患・症例別索引　「臨床の眼」掲載事項

BPSD　145
C 型慢性肝炎　144
COPD　20
Fisher 症候群　161
IBS　170
MCI　77
MRSA 感染　20
neuropathy　180
POEMS 症候群　188

あ行

悪性腫瘍　194
アトピー性喘息　30
アトピー性皮膚炎　20, 21, 144, 161
アフタ性口内炎　39, 161, 168
アルツハイマー型認知症
　48, 77, 87, 145
アレルギー性鼻炎　186
胃癌　20
胃食道逆流症　87
インフルエンザ　21, 90, 131, 183
うつ　30, 59, 194
エンドトキシンショック　194
黄苔　203
黄疸　150
嘔吐　150
嘔吐下痢症　70

か行

咳嗽　135, 180
潰瘍性大腸炎　188
化学療法に伴う副反応　21
下肢深部静脈血栓症　58
下肢閉塞性動脈硬化症　58
かぜ症候群　91, 131, 135, 182, 183
過敏性腸症候群　170
下腹部圧痛　162
花粉症　91
肝癌　187

肝硬変　144, 171, 187, 194
間質性肺炎　194
感染症　194
気管支炎　90, 113, 131
気管支喘息　30, 135
胸水貯溜　188
起立性調節障害　151, 171
起立性低血圧　70
緊張型頭痛　167, 168
憩室炎　163
軽度認知機能障害　77
月経困難症　29, 171, 174
月経前症候群　161
血小板減少　168
血小板減少性紫斑病　187
結石　162
結節性紅斑　161
結腸症　163
下痢　188
口腔内異常感症　40
口腔粘膜潰瘍　140
高血圧　81, 144
膠原病　170
高テストステロン血症　171
喉頭アレルギー　182
後頭部痛　149
更年期障害　77
更年期症状　39
高プロラクチン血症　171
誤嚥性肺炎　29, 135
骨髄異形成症候群　187
骨量減少　39

さ行

シェーグレン症候群　91
子宮筋腫　174
子宮内発育遅延　174
子宮内膜症　163
歯周病　140
視床痛　145, 180

湿疹　163
十二指腸閉塞症　72
上室性期外収縮　140
掌蹠膿疱症　82, 187
小腸潰瘍　82
小児感染症　21, 186
褥瘡　171
徐脈　82
自律神経機能不全　186
尋常性乾癬　162
蕁麻疹　162
膵炎　144
膵臓癌　187
膵島炎　168
頭痛　145, 167, 186
脊髄小脳変性症　186
舌痛症　30, 40, 162, 180
線維筋痛症　161
遷延性咳嗽　135
全身倦怠　187
前立腺炎　162

た行

体感幻覚症　180
大腸癌　20
打撲　161
胆管炎　187
胆管癌　162
男性不妊症　77
短腸症候群　187
胆嚢炎　187
知覚異常　180
知覚神経障害　180
虫垂炎　161, 162
直性脊椎炎　183
手湿疹　163
疼痛　144, 177, 183
糖尿病　58, 70, 168, 172

な行

尿失禁　177
認知症　135
脳血管障害　58
脳卒中　48

脳卒中後尿閉　162

は行

肺癌　20, 139
排尿障害　162
排卵障害　59
排卵痛　162
パーキンソン病　40
白血病　140
鼻アレルギー　182
ハンチントン病　77, 145
皮膚疾患　163
皮膚瘙痒　81
皮膚搔痒症　174
肥満症　21
腹部痛　144
浮腫　150
不妊症　174
不眠　59, 82
ふらつき　187
変形性膝関節症　71, 82
片頭痛　39, 167

ま行

慢性咳嗽　91
慢性腎不全　194
慢性頭痛　39, 167
慢性疼痛性疾患　58
慢性動脈閉塞症　170
慢性疲労症候群　187
眩暈　151
網膜色素変性症　141

や行

痒疹　188
腰痛症　177
抑うつ　161, 171, 187

ら行

レイノー現象　170
レビー小体型認知症　77

INDEX（PRESCRIPTION）

方剤別索引　「臨床の眼」掲載事項

・各方剤の解説は，267頁以降の「方剤一覧」（五十音順）を参照されたい。

あ行

茵陳蒿湯　162
茵陳五苓散　150
烏頭桂枝湯　180,183
烏頭湯　183
温清飲　47
越婢加半夏湯　134
黄耆桂枝五物湯　180
黄耆建中湯　171
黄連阿膠湯　188
黄連解毒湯　47,81,82,174
黄連湯　39,40,140

か行

葛根湯　131,177
加味逍遥散　59
加味逍遙散　77
甘草乾姜湯　194
甘草瀉心湯　140
橘皮枳実生姜湯　180
帰脾湯　21,48,87
駆瘀血薬　57
桂枝加桂湯　39
桂枝加芍薬湯　170,172
桂枝加朮附湯　177
桂枝加附子湯　183
桂枝加苓朮附湯　180
桂枝人参湯　168
桂枝茯苓丸　57-59,163
桂皮　131
香蘇散　30
牛車腎気丸　94
呉茱萸湯　39,167,168
五苓散　47,70,150

さ行

柴胡加竜骨牡蛎湯　77,144
柴胡桂枝乾姜湯　144
柴胡桂枝湯　144
柴胡清肝湯　77
柴朴湯　30,135
柴苓湯　70,71,144
三黄瀉心湯　39,82,140
酸棗仁湯　82
四逆加人参湯　187,194
四逆散　144
四逆湯　187,194
七物降下湯　39,47,48
四物湯　47
炙甘草湯　82
芍薬甘草湯　171
修治附子末　177
十全大補湯　47
小建中湯　21,171
小柴胡湯　70,144
小青竜湯　90,91,131
小半夏加茯苓湯　140
真武湯　186,187
清肺湯　135
川芎茶調散　40
蒼朮柴苓湯　71
疎経活血湯　48

た行

大黄牡丹皮湯　161,162
大建中湯　180
大柴胡湯　77
大承気湯　161
大桃花湯　188
大防風湯　174
沢瀉湯　151
治打撲一方　57

釣藤散　39, 77, 78
腸癰湯　163
猪苓湯　162
抵当湯　163
桃核承気湯　161
当帰飲子　174
当帰四逆加呉茱萸生姜湯　170
当帰芍薬散　58, 59, 170, 174, 187

な行

二陳湯　140
女神散　39
人参湯　168
人参養栄湯　48

は行

麦門冬湯　91, 135
八味地黄丸　94, 95
半夏厚朴湯　29, 135
半夏瀉心湯　139, 140
白朮柴苓湯　71
白虎加人参湯　161
白虎湯加味方　161
茯苓飲　21, 71, 72

茯苓四逆湯　187, 194
附子粳米湯　188
附子湯　183
防已黄耆湯　39, 71
補気健中湯　150
補中益気湯　20, 78

ま行

麻黄湯　131
麻黄附子細辛湯　90, 91, 182, 183

や行

薏苡仁湯　48
抑肝散　77, 145
抑肝散加陳皮半夏　144, 145

ら行

六君子湯　86
竜胆瀉肝湯　162
苓姜朮甘湯　177
苓桂朮甘湯　151
六味丸　94